Version bilingue sino-française

TRAITÉ D'ACUPUNCTURE ET MOXIBUSTION

Version bilingue sino-française

TRAITÉ D'ACUPUNCTURE ET MOXIBUSTION

汉法对照

| Auteur 主编 |

ZHAO Jingsheng 赵京生

| Co-auteurs 副主编 |

LIU Yueguang 刘跃光   HU Kui 胡葵

| Traducteurs 翻译 |

Jean-Claude DUBOIS 柯罗德   Anita BUI 阿妮塔·布依   ZHANG Wei 张伟

PMPH ÉDITION MÉDICALE DU PEUPLE

·Beijing 北京·

Ce livre est publié par la maison d'Édition Médicale du Peuple (PMPH) en collaboration avec l'Académie Internationale de la Culture de la Médecine Traditionnelle et du Management de la Santé (ITCHM, Suisse).

http://www.pmph.com

Titre de l'ouvrage : Traité d'Acupuncture et Moxibustion (*version bilingue sino-française*)
中国针灸（汉法对照）

Contact : No. 19, Pan Jia Yuan Nan Li, Chaoyang, Beijing 100021, P. R. Chine, Tél. : +86 10 59787413, Courriel : tcy@pmph.com

Avertissement

Cet ouvrage a des objectifs éducatifs et de référence uniquement. Du fait de la possibilité d'erreur humaine ou de modifications dans la science médicale, ni l'auteur, ni le rédacteur, ni l'éditeur, ni toute autre personne impliquée de près ou de loin dans la préparation ou la publication de cet ouvrage, ne peuvent garantir que le travail d'information contenue ci-dessus est en tous points précis ou complet.

Les thérapies médicales et les techniques de traitement présentées dans ce livre sont proposées uniquement en des objectifs de référence. L'éditeur n'assumera aucune responsabilité si les lecteurs souhaitent mettre en pratique les thérapies ou les techniques médicales contenues dans cet ouvrage.

Il est de la responsabilité des lecteurs de comprendre et d'adhérer aux lois et aux règlements du pays où ils demeurent, concernant la pratique de ces techniques et de ces méthodes. Les auteurs, les rédacteurs et les éditeurs déclinent toute responsabilité pour tous passifs, pertes, blessures ou préjudices encourus, en conséquence directe ou indirecte, de l'utilisation et de l'application du contenu de cet ouvrage.

Première édition : 2021
ISBN : 978-7-117-29742-4
Catalogue dans les Données de Publication :
Un catalogue pour cet ouvrage est proposé par
CIP-Database Chine.
Imprimé en R.P. de Chine

ISBN 978-7-117-29742-4

Éditeur d'acquisition RAO Hongmei
Éditeur responsable RAO Hongmei
Design du livre YIN Yan   LIU Xi

AVANT-PROPOS

Cet ouvrage est la traduction d'un « Traité d'Acupuncture et Moxibustion» inclus dans une Collection consacrée aux différents aspects de la Médecine traditionnelle chinoise et compilée par l'équipe enseignante de l'Université de Médecine Traditionnelle Chinoise de Nanjing.

Une version bilingue sino-anglaise de ce livre fut établie en 2002 par l'Université de Médecine Traditionnelle Chinoise de Shanghai. Sa visée était essentiellement pédagogique. Elle se voulait accessible aux étudiants en médecine en même temps qu'utile à des professionnels de santé confirmés qui pourraient y trouver de nombreuses et précieuses informations pratiques. Sa forme bilingue avait pour but de sensibiliser un très large public et de favoriser ainsi l'essor de la Médecine Traditionnelle Chinoise à l'étranger. Ce fut un franc succès puisqu'il fut réimprimé cinq fois jusqu'en 2011.

- M. ZHAO Jingsheng en fut le rédacteur en chef et l'auteur de l'introduction, des chapitres 3, 4 et 5 (§ 8-10), de l'agencement général du texte et de sa relecture.

- M. LIU Yueguang rédigea les chapitres 1 et 2 (§ 1 : 1-6), le chapitre 5 (§ 1-7) avec leurs illustrations.

- Mme HU Kui se chargea du chapitre 2 (§ 1 : 7-12), du chapitre 5 (§ 11-14) et de leurs illustrations.

Nous proposons aujourd'hui une version franco-chinoise de ce livre, destinée au corps médical francophone. Elle permettra au lecteur d'entrer directement en contact avec la médecine traditionnelle chinoise, en premier lieu avec son vocabulaire propre, sa méthode, ses règles diagnostiques, ses principes et procédés de traitement qui en font toute autre chose qu'une simple « technique thérapeutique ». Le texte bilingue donne en outre accès, par touches successives, aux Classiques médicaux de la tradition chinoise. De son côté, l'expert chinois y trouvera la terminologie adoptée au XXIème siècle par les Acupuncteurs occidentaux, ce qui lui permettra d'ajuster au mieux son enseignement et sa pratique auprès des patients francophones.

Ce livre combine étroitement deux théories : celle des Méridiens (Jing Luo) et celle des Organes-Entrailles (Zang Fu). La première constitue la base de l'Acupuncture-Moxibustion clairement établie dès l'Antiquité : trajets et fonctions des « Méridiens », localisations et effets thérapeutiques des points d'acupuncture. La seconde commande surtout la Nosologie selon l'organisation particulière des Zang Fu. Soixante-dix pathologies classées en quatorze chapitres et introduites par des notions de physiopathologie occidentale déroulent ainsi un plan précis : physiopathologie et étiopathogénie énergétiques, description précise des syndromes différentiels, clé du diagnostique à la chinoise, puis leur thérapeutique par les Aiguilles et les Moxas, complétée d'auriculo-puncture, d'applications de ventouses ou autres procédés annexes, chaque fois accompagnées d'illustrations cliniques.

La traduction est un exercice difficile, surtout venant du chinois. La mise en regard bilingue des textes redouble la difficulté, obligeant à quelques acrobaties ou simplifications. Nous espérons que le lecteur ne nous en tiendra par rigueur lorsqu'il les repérera ici ou là. Il voudra bien considérer qu'une telle entreprise, plutôt rare dans le monde francophone de l'acupuncture, est une première dans son genre. Nous souhaitons que ce livre devienne un manuel de base utile à tous ceux qui seront amenés à pratiquer ou qui pratiquent déjà cet Art merveilleux des Aiguilles et des Moxas, en adéquation avec les connaissances de la médecine moderne, mais dans le meilleur esprit de la médecine chinoise traditionnelle.

Dr Jean-Claude DUBOIS   Pr ZHAO Jingsheng
Dr Anita BUI   Pr ZHANG Wei
Le 30, mai 2020

前言

本书翻译自南京中医药大学主编的《（英汉对照）实用中医文库》之《中国针灸》（主编赵京生）。中英文对照版于2002年由上海中医药大学翻译出版，既可作为医学生学习中医的教材，也可为医务工作者提供丰富而实用的临床参考信息。双语对照的形式旨在让中医为更广泛的受众知晓从而推动中医在海外的发展。该书颇受好评，截至2011年共五次印刷。

主编赵京生先生负责绪论、第三章、第四章、第五章的第八～十节的编写，并负责制订编写大纲、全书中文稿的修订和统稿等工作；

刘跃光先生负责第一章、第二章第一节的一～六和第二节、第五章的第一～七节，并完成配图工作；

胡葵女士负责第二章第一节的七～十二和第三节、第五章的第十一～十四节的编写，并完成配图工作。

现在我们将本书做成中法文对照版本，呈现给讲法语的医学界人士，本书可使读者走近中医，用汉语专业术语学习中医。针灸由于其完整的理论、辨证方法、治疗原则及独特疗法使得它不是一门"简单的医术"。汉法双语对照可使法语读者循序渐进接触原文，不再对中医古典著作望而却步；而中国的针灸专业人士也能从中找到21世纪当代西方针灸医师们所使用的相应术语，更好地开展针灸教学以及针对讲法语病人的临床治疗。

本书将针灸学的基础理论经络理论与藏象理论有机结合：经穴部分介绍了经脉循行、腧穴定位及其主治功效和插图；治疗篇中以脏腑理论为指导，70个病种根据科别分为14个章节，每一病种按照西医概述、中医病因病机、辨证分型及治疗方法（针灸疗法、电针、拔罐及其他疗法和临床相关说明）的大纲条理清晰地逐一介绍。

翻译是一门艰难的艺术，中文的翻译尤其如此，双语对照更增加了难度，需要翻译技巧有时又需简化处理，书中或有瑕疵，敬请读者谅解。双语对照著作在法语针灸界尚属凤毛麟角甚至是独一无二的。我们希望这本书将成为所有正在或即将从事针灸这门精彩艺术的医者们的基础用书，以帮助他们用最正宗的中医思维来指导实践。

赵京生　　Jean-Claude DUBOIS

张　伟　　Anita BUI

2020年5月30日

Table des matières

目录

Introduction

绪
言

Introduction à l'Acupuncture-moxibustion

针灸学简介

L'Acupuncture-Moxibustion est une des méthodes thérapeutiques de la médecine traditionnelle chinoise (MTC). Depuis plusieurs millénaires elle a contribué à la bonne santé du peuple chinois.

Tout au long de ces siècles, les médecins ont accumulé une riche expérience clinique, ont su en dégager des principes d'action et ériger des théories qui font de cette discipline une spécialité à part entière.

Cette science des aiguilles et des moxas répond aux bases théoriques de la MTC. Elle repose principalement sur l'étude du système des Méridiens, c'est-à-dire des vaisseaux principaux et collatéraux ainsi que sur la connaissance précise des points d'acupuncture et de leurs indications. Son efficacité est liée à la stimulation judicieuse de ces acupoints. Elle régule les fonctions du corps, exerce des effets prophylactiques et curatifs. Pour ces raisons elle dépasse les frontières de la Chine et se trouve désormais pratiquée dans de nombreux pays du monde où elle tend à s'intégrer aux systèmes de santé publique.

针灸是一种传统中医疗法。数千年来对华人的健康贡献良多。

经过多少个世纪，医生们积累了丰富的临床经验，他们整理出治疗的原则并建立一套完整独立的专业理论。

针灸学建立在传统的中医基础理论上，其原则在于对经络系统的研究，也就是对经络以及针灸穴位及其功效的精确了解和临床应用。其疗效在于对穴位的正确刺激。针灸能调节身体的功能，且有预防、治疗疾病的作用。基于这些原因，针灸这门科学已走出中国在世界上许多国家得到应用，并有趋势被纳入公共卫生系统加以应用。

Bref rappel historique

针灸学发展简史

Pour bien connaître une science il faut en connaître l'histoire, disait Auguste Comte. À plus forte raison pour cette science unique qu'est l'Acupuncture. Un bref rappel historique ne sera donc pas inutile.

Des textes chinois anciens datant du VIe siècle avant notre ère mentionnent déjà « le traitement

法国哲学家奥古斯特·孔德说：学习一门科学，需要了解它的历史。了解针灸学的形成，发展过程，有助于对这门学科的学习，掌握和研究。

在公元前6世纪以来的中国古代的文献中，就有"以砭石治病"和用艾治病的记载。

des maladies au moyen de poinçons de pierre » et l'usage de moxas. Les plus anciens instruments de puncture furent donc en pierre. Dans le *Huang Di Nei Jing, Classique Interne de l'Empereur Jaune*, écrit il y a plus de 2 000 ans, ainsi que dans des documents sur soie découverts à notre époque dans des tombes, comme dans d'autres Classiques, on parle d'« aiguilles de pierre ». Au cours des années 60 du XXᵉ siècle, une de ces aiguilles fut retrouvée lors de fouilles archéologiques dans le Nord de la Chine. Avec le développement de la métallurgie, les aiguilles furent progressivement fabriquées en bronze, en fer, en or et en argent. Le *Huang Di Nei Jing* mentionne « Neuf Aiguilles » dont l'existence fut confirmée aussi par des fouilles archéologiques. Quant au matériau utilisé pour confectionner les moxas il fut à l'origine à base de plantes très diverses et ce n'est que progressivement que l'expérience fit privilégier les feuilles d'armoise.

De l'expérience empirique des aiguilles et des moxas surgirent bientôt des règles d'utilisation qui, après maintes recherches, conduisirent à l'établissement d'un corpus de connaissances rationnelles comme le concept de Méridiens. Au cours des années 70 du siècle dernier, des rouleaux de soie furent découverts à Mawangdui, ville de Changsha, province du Hunan dans des tombes datant de la dynastie des Han de l'Ouest. Parmi eux, deux traités où sont décrits 11 Méridiens respectivement dénommés « 11 Méridiens de Pied et de Main pour la Moxibustion » et « 11 Méridiens Yin et Yang pour la Moxibustion ». Ces textes font partie de la théorie des Méridiens et des Vaisseaux collatéraux, ils nous viennent ainsi de ces époques lointaines.

Le *Huang Di Nei Jing* rédigé sous la dynastie des Han contient un grand nombre de descriptions systématiques concernant les Méridiens, les points, les techniques de puncture et de moxibustion, les indications thérapeutiques, la prophylaxie, les règles et principes de traitement par les aiguilles, les procédés d'examen et de diagnostic. Cet ouvrage est le socle de l'Acupuncture, il joua un rôle déterminant dans sa constitution et son développement.

针刺工具的前身是砭石。成书于2 000多年前的中医经典著作《黄帝内经》，近代考古发现的医学简帛书，以及中国文化典籍中，都有用称为"砭石"的石制针具治病的记载。20世纪60年代曾在中国北方的一个新石器时代遗址中出土一枚石针。冶金技术发明后，逐渐出现了铜针、铁针、金针和银针等金属针具。《黄帝内经》中记载有"九针"，其实物亦经考古发现。灸疗治病的材料，曾用过多种植物的枝叶，经过反复实践后选用艾叶作为灸治的主要材料。

在以针刺，艾灸治病的实践中，人们发现了某些治疗规律，并进而有意识地加以探索，逐渐形成认识，如经络的概念等。20世纪70年代在湖南长沙马王堆西汉古墓中出土的医学帛书中，有两种记载十一条经脉的书，分别命名为"足臂十一脉灸经"，"阴阳十一脉灸经"，反映了经络理论的早期面貌。

成书于汉代的《黄帝内经》，对经络、腧穴、刺灸方法、适应病证、注意事项、针灸治疗思想、原则、原理，以及诊察和辨证方法等，有丰富而较为系统的论述，奠定了针灸理论的基础，在针灸学术的形成、发展中一直起着指导性的作用。

Le *Zhen Jiu Jia Yi Jing, Classique ordonné de l'Acupuncture*, écrit par Huangfu Mi, sous la dynastie des Jin, est une compilation et un réordonnancement du *Huang Di Nei Jing* et du *Ming Tang Kong Xue Zhen Jiu Zhi Yao*, ce dernier ouvrage n'étant pas parvenu jusqu'à nous. Il localise 349 points dont il donne les indications thérapeutiques et la technique de puncture ainsi que des procédés pour traiter un très grand nombre de troubles morbides.

Sun Simiao (581-682), grand médecin de la dynastie Tang, exposa dans son *Qian Jin Fang, Prescriptions valant mille pièces d'or*, la façon de trouver les points Ashi, des procédés de moxibustion pour renforcer la santé et prévenir les maladies et il dessina des planches en couleurs des Méridiens. Son livre contient aussi un très grand nombre de recettes thérapeutiques par acupuncture et moxibustion. En 752, Wang Tao publia le *Wai Tai Mi Yao, Importants secrets d'un maître de médecine*, qui fait une très large place à la Moxibustion et contribua fortement à sa propagation. Dès cette période Tang l'Acupuncture-Moxibustion devint une discipline autonome au sein de l'Office responsable de la Santé de l'Empereur avec Docteur, Assistant et Praticiens spécialisés dans l'enseignement de l'acupuncture.

Au XIe siècle Wang Weiyi fut chargé par le gouvernement des Song de réorganiser la littérature ancienne sur l'Acupuncture-moxibustion, il répertoria 354 points et les intégra à son *Tong Ren Shu Xue Zhen Jiu Tu Jing, Schéma des Méridiens et des points d'acupuncture et de moxibustion sur une statue en bronze*, 1026 qui fut largement diffusé dans toute la Chine. Deux statues de bronze représentant un homme de taille adulte avec tous les points d'acupuncture, les premières en Chine, furent forgées pour servir à l'enseignement et aux examens. Cette initiative contribua beaucoup à la standardisation de la localisation des points d'acupuncture.

Sous les dynasties Jin et Yuan se développèrent la théorie des méridiens, la connaissance des indications des points ainsi que les techniques de manipulation des aiguilles. Le célèbre médecin Hua Boren, sous les Yuan considéra que les Vais-

晋代医家皇甫谧所著的《针灸甲乙经》，将《黄帝内经》《明堂孔穴针灸治要》等书的针灸内容汇集整理，确立了349个腧穴的位置，主治及操作等，还有大量常见病证的针灸治疗方法。对后世针灸学的发展有很大影响。

唐代著名医家孙思邈在所著的《千金方》中记载了阿是穴的取用方法，以及灸法强身防病的方法，并绘制了彩色经脉图，书中还大量记载了各种病证的针灸治法。王焘搜集大量灸法内容记于《外台秘要》中，其对灸疗的推崇在灸法发展过程中有一定促进作用。在唐代的太医署里，针灸已独立设科，配有针博士、针助教、针师等以进行针灸教学。

公元11世纪，宋政府令医官王惟一对前人针灸文献进行整理，考订腧穴达354个，编撰《铜人腧穴针灸图经》并颁行全国，还首次铸造了两座成年男子大小的铜人腧穴模型，用于针灸教学和考试。这一举措有效地促进了腧穴定位的统一，对针灸教学的发展也有深远的影响。

金元时期，在经络理论，用穴方法，刺法等方面都有进一步发展。元代名医滑伯仁，认为督脉，任脉与十二经脉同等重要而将其并称为十四经，在所著《十四经发挥》中按十四经排列腧穴。对后人理解，运用

seaux Gouverneur et Conception étaient de même importance que les 12 Méridiens Principaux, il parla de 14 Méridiens. En 1341 il décrivit les points d'après ces 14 Méridiens dans son ouvrage *Shi Si Jing Fa Hui, Élucidation des 14 Méridiens*. Ce livre inspira beaucoup ses successeurs dans leur compréhension et leur pratique de la théorie des méridiens et des points. Deux autres médecins fameux, He Ruoyu et Dou Hanqing préconisèrent la Règle midi-minuit (*zi wu liu zhu*) pour le choix des points d'acupuncture, leurs publications enrichirent une pratique de l'acupuncture fondée sur les variations du cycle circadien. Dou Hanqing en particulier mit au point des techniques de puncture et les procédés de tonification et de dispersion en provoquant une sensation de chaleur ou de froid.

La période Ming fut celle de l'apogée de l'Acupuncture-Moxibustion. Elle connut beaucoup de maîtres et vit la publication d'une grande quantité d'ouvrages. Les débats furent animés. Les techniques de puncture, la théorie des méridiens, le traitement des maladies connurent de nouveaux développements. Yang Jizhou rassembla dans son *Zhen Jiu Da Cheng, Compendium de l'Acupuncture-moxibustion* en 1601 toute l'expérience de ses prédécesseurs et la sienne propre. Son ouvrage eut un grand retentissement en Chine et à l'étranger. Avant lui, Xu Feng avait décrit en 1439 dans son *Zhen Jiu Da Quan, Œuvres complètes sur l'Acupuncture-Moxibustion*, diverses techniques de manipulation d'aiguilles. Wang Ji avait discuté divers aspects théoriques et pratiques de la méthode. Gao Wu dans son *Zhen Jiu Ju Ying, Florilège de l'Acupuncture-moxibustion* en 1529 avait réuni les théories et expériences rapportées dans les textes anciens et y avait ajouté son point de vue personnel. Li Shizhen enfin avait contribué à élargir la théorie des Méridiens à travers son *Qi Jing Ba Mai Kao, Étude sur les Vaisseaux Extraordinaires* publiée en 1578.

Les ouvrages publiés sous les Qing furent moins originaux. En plus à partir du milieu de cette dynastie jusqu'à sa fin, l'Acupuncture-moxibustion fut bannie de l'Académie impériale de Médecine ce qui l'empêcha de progresser. Cependant elle continua de jouir d'un grand succès dans la médecine populaire.

经脉腧穴理论很有启发，针灸名医何若愚，窦汉卿等，推崇子午流注取穴法，著书论述根据时间取用腧穴的方法，丰富了时间针灸的内容。窦汉卿还丰富了针刺的操作术式，提出了寒热补泻的具体方法。

明代是针灸学的兴盛时期，表现为针灸名家众多，有多部针灸著作问世，学术思想活跃，在针法、经脉理论、病证治法等方面又有所发展。针灸名医杨继洲将前人及自己的经验总结编著为《针灸大成》，内容丰富，在国内外都有相当影响。徐凤在其《针灸大全》中记载了大量针刺手法，使针法内容更为丰富。汪机则对许多针灸理论、方法进行探讨争鸣，有利于针灸学术的健康发展。高武的《针灸聚英》汇集多种针灸文献的理论和治疗经验，并有自己的见解与体会。李时珍的《奇经八脉考》，对奇经进行了专门的研究，丰富了经络学说。

清代的针灸著作少有新意，至中后期官方废除太医院的针灸科而阻碍了针灸学的发展。但在民间仍广泛使用针灸疗法。

Après la fondation de la République Populaire de Chine, la politique de la santé visa à encourager la médecine traditionnelle chinoise, ce qui donna un nouvel essor à l'Acupuncture-moxibustion. Celle-ci fut largement utilisée, des enseignements de haut niveau furent organisés à travers la création d'unités de recherches, la mise en ordre des textes anciens, la publication de nombreux ouvrages et revues spécialisées. La technique moderne fut mise à contribution pour développer la recherche clinique, approfondir la connaissance des méridiens, des points, des techniques d'aiguilles et de moxas, des facteurs influents et des mécanismes d'action de l'Acupuncture-moxibustion. Des techniques nouvelles virent le jour telle l'analgésie acupuncturale ; des appareils et des outils nouveaux furent mis au point. Tout cela contribua largement à enrichir le champ de l'Acupuncture-moxibustion.

L'acupuncture-moxibustion dès les temps anciens avait connu une expansion hors de la Chine. Elle avait été introduite en Corée et au Japon vers le VIe siècle avec le *Zhen Jiu Jia Yi Jing*. En 552 le gouvernement chinois avait offert une collection de Classiques d'Acupuncture *Zhen Jing* à l'Empereur du Japon. Sous les Tang, la Corée avait adopté le *Qian Jin Fang* et le *Wai Tai Mi Yao*. Le Japon s'inspira du modèle des Tang pour faire de l'Acupuncture-moxibustion une spécialité, la Corée fit de même en créant un doctorat en Acupuncture fondé sur le *Zhen Jing* et le *Zhen Jiu Jia Yi Jing*. À son tour l'Europe, au XVIIe siècle, découvrit l'acupuncture, l'histoire de son introduction nous est bien connue. Depuis les années 50 du XXe siècle, de nombreux pays envoyèrent des médecins se former en Chine. De son côté la Chine y dépêcha des groupes d'experts. Après 1975, répondant à la demande de l'OMS, elle créa plusieurs centres internationaux de formation à Beijing, Shanghai, Nanjing, etc. où affluèrent beaucoup de spécialistes étrangers. À l'heure actuelle plus de 180 pays et régions pratiquent et étudient l'Acupuncture-Moxibustion, plusieurs organisations internationales la font connaître. En 1987 fut fondée The World Federation of Acupuncture and Moxibustion Society qui témoigne du développement mondial de la science des aiguilles et des moxa.

中华人民共和国成立后，由于中医政策的实施而使针灸学得到空前的发展。针灸疗法被广泛使用，发展针灸高等教育，建立针灸研究机构，整理针灸古籍，出版大量针灸著作、学术刊物；采用现代科学技术开展针灸临床研究，对经络、腧穴、刺灸方法、影响因素以及针灸作用原理等进行了深入的研究；发展、创造了多种针灸应用方法，如针刺麻醉等，研制各种刺灸器具和针灸治疗仪。针灸医学的内容得到极大的丰富。

针灸医学很早就传到国外。约在公元6世纪，《针灸甲乙经》传到朝鲜、日本，公元552年中国赠送日本天皇一套《针经》。唐代，《千金方》《外台秘要》等书传至朝鲜；日本仿照唐制而设置针灸专科，朝鲜仿照唐制设针博士，皆以《针经》《针灸甲乙经》等书为教材。17世纪，针灸传到了欧洲。自20世纪50年代以来，有不少国家派医师来中国学习针灸技术。中国不断派遣针灸专家小组到国外进行临床治疗工作。自1975年以后，中国应联合国世界卫生组织（WHO）的要求，先后在北京、上海、南京等地成立国际针灸培训中心，为许多国家培训了针灸人才。目前世界上在使用和研究针灸的国家和地区已有180多个。多个国际性针灸学术组织相继建立，1987年世界针灸学会联合会在中国成立，多次召开国际针灸学术会议。针灸医学已在世界范围内得到发展。

1 Généralités sur les Méridiens et les Points d'Acupuncture

经
络
腧
穴
总
论

1

La théorie des Méridiens et celle des points forment la base de la thérapie par Acupuncture-moxibustion. La théorie des Méridiens repose sur l'expérience clinique des points, elle décrit les voies de communication qui existent entre les différentes parties du corps. La théorie des points, de son côté, repose sur celle des Méridiens, elle éclaire leurs relations avec les viscères et les méridiens, ces deux forment un ensemble indissociable.

La conception holistique de la médecine traditionnelle chinoise repose essentiellement sur les Méridiens et les points. La théorie des Méridiens associée à celle des Organes-Entrailles et à celle de l'Énergie, du Sang et des Liquides corporels, constitue la base théorique de toute la MTC. Elle met en relation tous les aspects de la physiologie, de la pathogénie, du diagnostic et du traitement.

经络、腧穴理论是针灸疗法的基本理论，其中，经络学主要是以腧穴的临床应用为依据，阐述人体各部之间的联系通路；腧穴学，又以经络理论为依据，阐明其与脏腑经络的关系，两者是一个不可分割的整体。

经络腧穴是中医学整体观念赖以构成的基础；经络理论与藏象理论、气血津液理论等共同构成中医学理论的基础，是中医基础理论的重要组成部分，贯穿于中医学的生理、病理、诊断和治疗等各个方面。

Les méridiens sont des supports de la circulation de l'Énergie et du Sang, ils harmonisent le Yin et le Yang, ils mettent en relation les Organes-Zang et les Entrailles-Fu, l'Interne et l'Externe, le Haut et le Bas.

Les méridiens comprennent méridiens principaux et collatéraux. Les méridiens se reportent aux parties longitudinales du tronc. Les collatéraux sont issus des branches des méridiens, ils se divisent en subcollatéraux qui se ramifient en réseaux superficiels pour couvrir le corps. De cette manière méridiens et collatéraux forment une trame qui se connecte à toutes les parties du corps y compris les viscères, les 5 organes sensoriels, les 9 orifices, les 4 membres, le squelette.

Les méridiens ne présentent pas seulement des connexions anatomiques, ils coordonnent aussi les fonctions du corps. Ils régulent l'Énergie et le Sang ; ils ont une influence sur l'état des viscères en contrôlant les activités physiologiques entre Organes-Zang et Entrailles-Fu, entre les viscères et les 5 organes sensoriels et les 9 orifices, ainsi que les 4 membres et le squelette. Ils assurent l'activité fonctionnelle de tout le corps. En dehors de toute complication morbide, la théorie des méridiens peut apporter des solutions thérapeutiques en agissant sur l'Énergie et en réajustant l'état d'équilibre des viscères.

Le système des méridiens

Le système des méridiens comprend 12 Méridiens Réguliers (Principaux) *jing mai*, 12 Méridiens Distincts *jing bie*, 15 Vaisseaux collatéraux *luo mai*, 12 Méridiens tendino-musculaires *jing jin*, 12 zones cutanées *pi bu* et 8 Vaisseaux Extraordinaires *qi jing ba mai*. Tableau 1-1

经络是人体运行气血、协调阴阳、联络脏腑、沟通内外、贯穿上下的通路。

经络是经脉和络脉的总称。经，有路径的意思，是指经络系统中的直行主干部分；络，有网络的意思，是指由"经"分出的小的横行分支，络还可再分出更细小的分支称为"孙络"，其中浮现于体表的称为"浮络"，它们遍布全身，不计其数。这样就由经络构成了联系人体各部的网络结构系统，人体的五脏六腑、五官九窍、四肢百骸等，皆有赖于这些纵横交错穿其间的经络而联系成一个有机的整体。

经络不仅对人体的脏腑，器官，组织起着结构上的联系，而且具有功能上的协调作用，它通过对自身气血的盛衰调节而影响脏腑的功能状态，并调节着脏与脏、脏与腑、腑与腑、脏腑与五官九窍、四肢百骸之间的复杂的生理活动，使机体各部分的功能活动得以保持协调；在疾病状态下，它也会影响着多种复杂的病理变化过程。针灸治疗疾病的基本原理，就是通过激发经气的调整功能，来调节脏腑的功能状态。

经络系统的组成

经络系统主要是由十二经脉、十二经别、十五络脉、十二经筋、十二皮部和奇经八脉所组成。（见表1-1）

Les 12 Méridiens Principaux (MP) représentent l'armature du sytème. Ils transportent et distribuent l'Énergie et le Sang aux viscères, aux membres et au squelette.

Les 12 Méridiens Distincts (MD) issus des Méridiens Principaux renforcent les connexions entre Zang et Fu dans une relation externe et interne (*biao-li*), et renforcent les liens des méridiens couplés au niveau de la tête et la face dans la relation *biao-li*.

Les 15 vaisseaux Luo proviennent des 12 Méridiens Principaux, du Vaisseau Conception et du Vaisseau Gouverneur, ainsi que de la Rate. Une partie des Luo au niveau des 4 membres renforce les connexions *biao-li* des Méridiens, une autre partie se distribue à l'avant, à l'arrière et aux parties latérales du tronc.

Les 12 Méridiens tendino-musculaires (MTM) proviennent aussi de Méridiens Principaux, ils nourrissent et gouvernent le système musculaire, les articulations ; en même temps, ils renforcent la connexion entre les 3 méridiens yin et les 3 méridiens yang du même côté.

Les 12 zones cutanées sont issues des vaisseaux Luo des 12 Méridiens Principaux, elles forment un réseau qui sillonne la peau.

Les 12 Méridiens Principaux (exceptés les collatéraux des Vaisseaux Conception et Gouverneur et le grand luo de la Rate) sont la base du système des Méridiens. Il « transporte l'énergie et le sang, nourrit le yin et le yang, humidifie les tendons et les os et lubrifie les articulations ».

Les 8 Vaisseaux Extraordinaires circulent entre les Méridiens Principaux, ils ont pour rôle de réguler l'Énergie et le Sang dans les Méridiens Principaux.

C'est pourquoi le système des méridiens est centré sur les 12 Méridiens Principaux. Les autres méridiens, par leur attachement aux MP, jouent aussi un rôle de régulation qui harmonise et complète l'action régulatrice des MP.

十二经脉是经络系统的主干，将气血输布到人体的五脏六腑，四肢百骸。

十二经别是从十二经脉分出的支脉，以加强躯干部表里脏腑和头面表里经的联系。

十五络脉是从十二经以及任脉、督脉、脾脏分出的支脉，加强四肢部表里经和躯干前、后、侧三部的联系。

十二经筋是从十二经脉分出的濡养、支配筋肉关节的部分，并加强同侧三阴、三阳之间的联系。

十二皮部，是从十二经脉分出的络脉分布于皮肤的区域。

上述十二经体系（任络、督络、脾之大络除外），是围绕着十二经脉主干的支脉延伸，是十二经脉"行气血，营阴阳，濡筋骨，利关节"功能的结构基础。

奇经八脉纵横交错于十二经脉之间，是对十二经脉起综合联络、调节经脉气血作用的另一类特殊的经脉。

所以，经络系统是以十二经脉为核心的，其他组成部分都是对十二经脉的联络、补充和综合、调节。

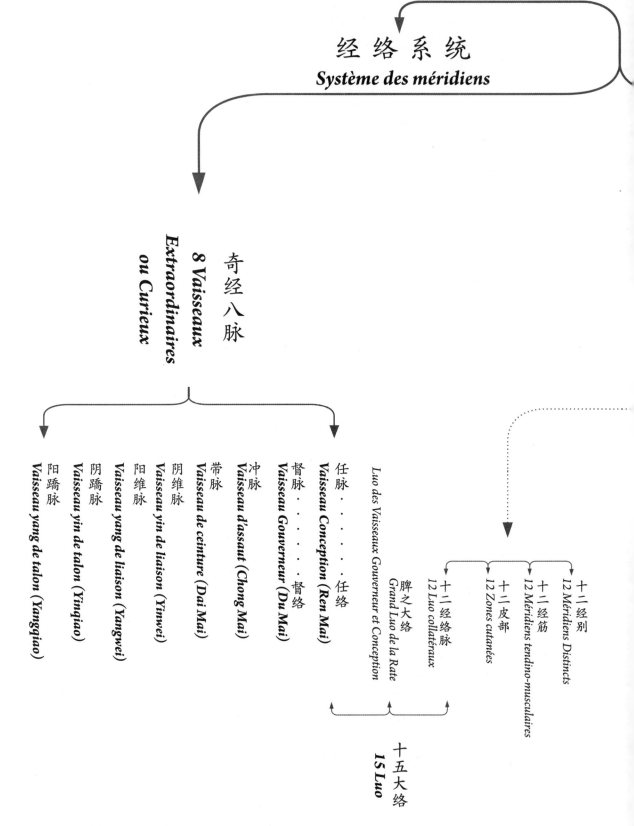

经 络 系 统
Système des méridiens

奇经八脉
8 Vaisseaux
Extraordinaires
ou Curieux

任脉 · · · · · · · 任络
Vaisseau Conception (Ren Mai)

督脉 · · · · · · · 督络
Vaisseau Gouverneur (Du Mai)

冲脉
Vaisseau d'assaut (Chong Mai)

带脉
Vaisseau de ceinture (Dai Mai)

阴维脉
Vaisseau yin de liaison (Yinwei)

阳维脉
Vaisseau yang de liaison (Yangwei)

阴跷脉
Vaisseau yin de talon (Yinqiao)

阳跷脉
Vaisseau yang de talon (Yangqiao)

Luo des Vaisseaux Gouverneur et Conception

脾之大络
Grand Luo de la Rate

十二经络脉
12 Luo collatéraux

十二皮部
12 Zones cutanées

十二经筋
12 Méridiens tendino-musculaires

十二经别
12 Méridiens Distincts

十五大络
15 Luo

Tableau 1-1 表1-1

Système des méridiens 经络系统表

010

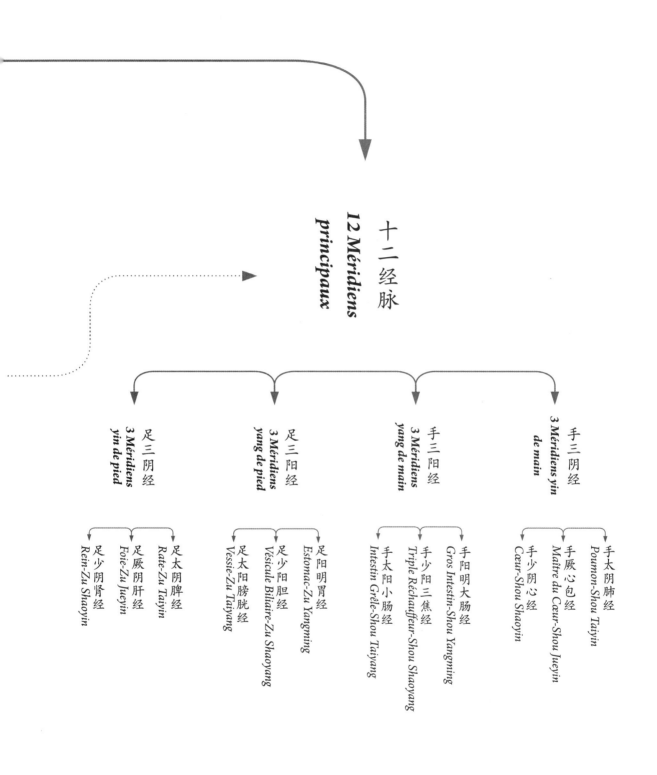

十二经脉
12 Méridiens
principaux

手三阴经
3 Méridiens yin
de main

手太阴肺经
Poumon-Shou Taiyin

手厥阴心包经
Maître du Cœur-Shou Jueyin

手少阴心经
Cœur-Shou Shaoyin

手三阳经
3 Méridiens
yang de main

手阳明大肠经
Gros Intestin-Shou Yangming

手少阳三焦经
Triple Réchauffeur-Shou Shaoyang

手太阳小肠经
Intestin Grêle-Shou Taiyang

足三阳经
3 Méridiens
yang de pied

足阳明胃经
Estomac-Zu Yangming

足少阳胆经
Vésicule Biliaire-Zu Shaoyang

足太阳膀胱经
Vessie-Zu Taiyang

足三阴经
3 Méridiens
yin de pied

足太阴脾经
Rate-Zu Taiyin

足厥阴肝经
Foie-Zu Jueyin

足少阴肾经
Rein-Zu Shaoyin

1.1.1 Les méridiens principaux

Les douze Méridiens Principaux (MP) *jing mai* représentent l'axe pivot du système des *jing luo*, ils sont connus comme méridiens de régulation, comprenant 3 méridiens yin de main, 3 méridiens yang de main, 3 méridiens yang de pied, 3 méridiens yin de pied.

-Trajet

Les Méridiens Principaux parcourent d'une façon symétrique les parties gauches et droites du corps : face, tête, tronc et membres.

1. Aux 4 membres : Le trajet des méridiens yin se répartit sur la face interne des membres, le trajet des méridiens yang sur la face externe. Les méridiens Taiyin et Yangming ont leur trajet à la face antérieure, Shaoyin et Taiyang à la face postérieure, Jueyin et Shaoyang au milieu. Parmi ces méridiens seul le trajet du méridien Jueyin de pied converge vers un autre méridien. Il parcourt en avant du Taiyin de pied, à 8 cun en dessous de la malléole interne, et 8 cun au-dessus il s'unit au méridien Taiyin de pied, puis parcourt entre les méridiens Taiyin et Shaoyin.

2. Au tronc : Les 6 méridiens du pied parcourent de la même façon que précédemment. La seule différence est leur appartenance au yin ou au yang, selon cette appartenance ils parcourent soit au centre soit sur le côté latéral du tronc. Les 3 méridiens yang de pied ont leur trajet au tronc : Yangming sur la face antérieure, Taiyang sur la face postérieure et Shaoyang latéralement. Les 3 méridiens yin de pied ont un trajet interne, ils sont en relation avec les méridiens yang correspondant, reliant l'interne à l'externe (*biao-li*). Parmi les 6 méridiens de main, 3 méridiens yang parcourent l'épaule puis le cou, tandis que 3 méridiens yin émergent du creux axillaire.

3. À la tête et la face : Les 6 méridiens yang de main et de pied atteignent la tête et se connectent avec les 5 organes sensoriels. C'est pourquoi on dit que « la tête est le lieu où convergent les méridiens yang ». Les 6 méridiens yin ont un parcours

1.1.1 十二经脉

十二经脉是经络系统的主体，故又称之为"十二正经"；是手三阴经脉、手三阳经脉、足三阳经脉、足三阴经脉的总称。

体表分布规律

十二经脉在体表左右对称地分布于头面、躯干、四肢。

1. **四肢部：** 阴经分布于四肢的内侧、阳经分布于四肢的外侧；按三阴、三阳来分，则太阴、阳明在前，少阴、太阳在后，厥阴、少阳在中。其中只有足厥阴经有例外的曲折交叉，在足内踝上8寸以下循行于足太阴经之前，至内踝上8寸处与足太阴经交叉之后，行于太阴与少阴之间。

2. **躯干部：** 足六经：仍按上述规律分布，不同的是以躯干的内，外分阴阳，即足三阳经分布于躯干的表面：阳明在前、太阳在后、少阳在侧，而足三阴经则循行于与其相表里阳经的里面。
手六经：手三阳经都经过肩部上颈项；手三阴经则多由胸内直接出于腋下。

3. **头面部：** 手足六阳经皆上头面联系五官，故有"头为诸阳之会"之说；六阴经多走在头、颈的深部，联系喉咙（颃颡），舌、目系等器官。

en profondeur dans la tête et le cou, ils sont en relation avec la gorge, la langue et les yeux.

-Relation des 12 méridiens avec les viscères

La relation entre méridiens et viscères suit la règle de « l'appartenance et la connexion ». Les méridiens yin appartiennent aux organes Zang, sont en connexion avec les entrailles Fu, tandis que les méridiens yang appartiennent aux entrailles Fu, se connectent avec les organes Zang. À côté de cette règle, les méridiens Taiyang de main et de pied, appartenant aux 6 méridiens yang, sont reliés aussi avec l'Estomac et le Cerveau. Les 6 méridiens yin se connectent pour la plupart avec d'autres Zang-Fu. Voir Tableau 1-2

十二经脉与脏腑的联系

十二经脉与脏腑的联系，就其规律性而言，主要表现为"属、络"关系，即：阴经属于脏而络于腑，阳经属于腑而络于脏。十二经脉除固定的"属络"脏腑外，六阳经中只有手、足太阳经还联系到胃和脑；六阴经则多联系其他脏腑。其详尽内容，见表1-2。

Tableau 1-2 表1-2

Association des 12 méridiens avec les viscères 十二经脉与脏腑联系表

Les Méridiens 经脉		Les viscères correspondants 属络脏腑	Les autres viscères 其他脏腑
Trois méridiens yin de main 手三阴	Shou Taiyin 手太阴	Poumon-Gros Intestin 肺，大肠	Estomac, Réchauffeur moyen 胃，中焦
	Shou Shaoyin 手少阴	Cœur-Intestin Grêle 心，小肠	Poumon 肺
	Shou Jueyin 手厥阴	Maître du Cœur- Triple Réchauffeur 心包，三焦	
Trois méridiens yin de pied 足三阴	Zu Taiyin 足太阴	Rate-Estomac 脾，胃	Cœur 心
	Zu Shaoyin 足少阴	Rein-Vessie 肾，膀胱	Foie, Poumon, Cœur 肝，肺，心
	Zu Jueyin 足厥阴	Foie-Vésicule Biliaire 肝，胆	Poumon, Estomac 肺，胃
Trois méridiens yang de main 手三阳	Shou Yangming 手阳明	Gros Intestin-Poumon 大肠，肺	
	Shou Taiyang 手太阳	Intestin Grêle-Cœur 小肠，心	Estomac 胃
	Shou Shaoyang 手少阳	Triple Réchauffeur-Maître du Cœur 三焦，心包	
Trois méridiens yang de pied 足三阳	Zu Yangming 足阳明	Estomac-Rate 胃，脾	
	Zu Taiyang 足太阳	Vessie-Rein 膀胱，肾	Cerveau 脑
	Zu Shaoyang 足少阳	Vésicule Biliaire-Foie 胆，肝	

-Le sens des trajets, la circulation et le principe des réunions des méridiens

1. Le sens des trajets : L'Énergie et le Sang circulent dans la même direction dans les 3 méridiens yin de main et de pied et les 3 méridiens yang de main et de pied. Un tel sens est décrit dans *Lingshu* : « Les 3 méridiens yin de main parcourent du thorax vers la main ; les 3 méridiens yang de main parcourent de la main à la tête ; les 3 méridiens yang de pied parcourent de la tête au pied ; les 3 méridiens yin de pied parcourent du pied à l'abdomen ».

2. La circulation : Les méridiens réalisent un cycle de circulation dans lequel l'Énergie et le Sang parcourent soit dans le sens des méridiens, soit dans le sens contraire des méridiens. Voir Tableau 1-3

3. Lois des réunions :

La circulation de l'Énergie dans les méridiens est donc agencée comme suit : les 4 premiers méridiens, Taiyin et Yangming de pied et de main circulent le long du bord antérieur du corps. Les 4 méridiens suivants Shaoyin et Taiyang de main et de pied circulent à la face postérieure du corps, les 4 derniers méridiens Jueyin et Shaoyang de main et de pied ont leur circulation latéralement ou au centre du corps. De cette façon, la circulation du qi et du sang forme un circuit complet avec les 12 méridiens qui sont eux, répartis en 3 cycles. La réunion de chaque cycle suit l'ordre des méridiens yin et yang dans leur relation externe-interne *biao-li* ; elle suit aussi de haut en bas les méridiens yang du même nom. Selon ce schéma de circulation, les règles de circulation des méridiens sont décrites comme suit : les méridiens yin et yang ayant une relation *biao-li* s'enchaînent aux extrémités des 4 membres ; les méridiens yang du même nom se relient l'un à l'autre à la tête et à la face ; les méridiens yin se rencontrent au thorax.

La direction et l'ordre de la circulation des méridiens suivent donc des règles d'enchaînement entre eux, ils sont étroitement liés. Ils expliquent sous un angle différent, les lois de circulation du qi et du sang dans les douze méridiens.

十二经脉的循行走向、循环流注与交接规律

1. 循行走向： 十二经脉在人体的气血运行按手足三阴、三阳划分，其循行方向是一致的，这就是《灵枢·逆顺肥瘦》所说的："手之三阴，从胸走手；手之三阳，从手走头；足之三阳，从头走足；足之三阴，从足走腹。"

2. 循环流注： 十二经脉循行走向有顺有逆，这就使得十二经脉连贯起来，构成"阴阳相贯，如环无端"的十二经脉整体气血循环系统。其流注次序见表1-3。

3. 交接规律：

从上述十二经脉的流注次序可以看出，前四条经是手足太阴与阳明，分布于人体的前缘，中间四条经是手足少阴与太阳，分布于人体后缘，后四条经是手足厥阴与少阳，分布于人体的侧面或中央，这样，气血沿着十二经脉完成一次循环流注，实际上在人体运行了三个回环；而在每个回环里，其连接的方式是按照表里阴阳经、同名阳经、表里阴阳经的顺序，再结合经脉的循行走向，就不难得出十二经脉的交接规律：表里阴阳经在四肢末端交接；同名阳经在头面部交接；阴经与阴经（回环连接）在胸部交接。

循行走向、流注次序、交接规律三者是相互决定的关系，它们都是从不同的角度对十二经脉的气血运行规律所作的归纳总结。

Tableau 1-3 表1-3

Cycle de circulation des 12 Méridiens 十二经脉流注次序

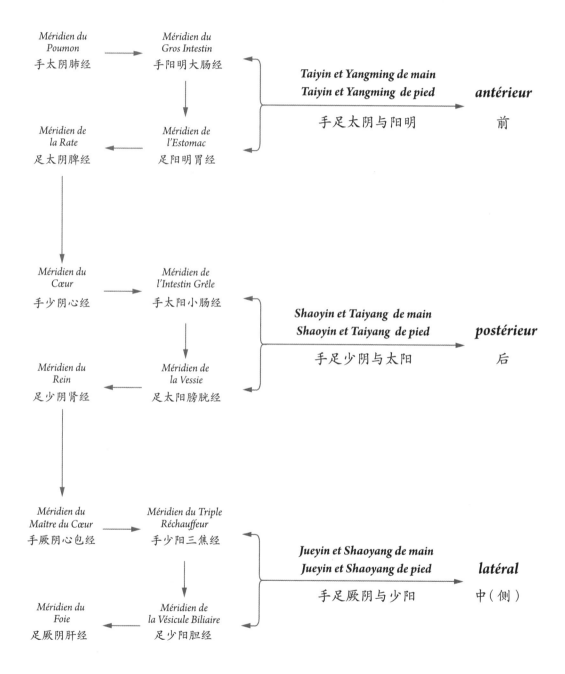

Méridien du
Poumon
手太阴肺经

Méridien du
Gros Intestin
手阳明大肠经

Méridien de
la Rate
足太阴脾经

Méridien de
l'Estomac
足阳明胃经

Taiyin et Yangming de main
Taiyin et Yangming de pied

手足太阴与阳明

antérieur

前

Méridien du
Cœur
手少阴心经

Méridien de
l'Intestin Grêle
手太阳小肠经

Méridien du
Rein
足少阴肾经

Méridien de
la Vessie
足太阳膀胱经

Shaoyin et Taiyang de main
Shaoyin et Taiyang de pied

手足少阴与太阳

postérieur

后

Méridien du
Maître du Cœur
手厥阴心包经

Méridien du Triple
Réchauffeur
手少阳三焦经

Méridien du
Foie
足厥阴肝经

Méridien de
la Vésicule Biliaire
足少阳胆经

Jueyin et Shaoyang de main
Jueyin et Shaoyang de pied

手足厥阴与少阳

latéral

中（侧）

4. La relation externe-interne *biao-li*

La relation *biao-li* est une interrelation importante entre les 12 méridiens principaux. Ce couplage *biao-li* entre un méridien yin et un méridien yang existe aussi entre deux viscères couplés, elle implique une interrelation entre 3 méridiens yin et 3 méridiens yang. Les 12 méridiens se connectent entre eux par des liaisons externes-internes *biao-li*. Outre la connexion entre méridiens yin et yang par la relation *biao-li* située à la terminaison des 4 membres comme système régulier, il existe aussi une autre connexion avec les viscères sur le tronc par le système d'« appartenance et connexion ». Les méridiens distincts renforcent la relation *biao-li* par le système des « unions » avec les organes au niveau de la tête et de la face. Les Vaisseaux collatéraux renforcent cette relation au niveau des 4 membres.

1.1.2 Les méridiens distincts *jing bie*

Les méridiens distincts (MD) sont des vaisseaux issus des 12 méridiens principaux (MP). Ils pénètrent en profondeur dans le tronc, se relient avec les viscères dans une relation externe-interne. Les méridiens distincts sont en réalité des branches des méridiens principaux (réguliers), mais ils ont des trajets différents. Selon leur nature, ils ont l'aspect des méridiens principaux, d'après leur trajet, ils sont en profondeur dans le corps, se relient avec les méridiens dans une relation *biao-li* ; le sens de la circulation des méridiens distincts est donc centripète.

Les 12 méridiens distincts se caractérisent par un système de « départ-entrée-émergence-réunion ». Le « départ » désigne le lieu d'où partent des branches situées au-dessus des genoux et des coudes. En principe elles cheminent avec les méridiens principaux ou parallèlement à eux dans une relation *biao-li*. L'« entrée » désigne la pénétration en profondeur dans les viscères. Les méridiens distincts des 3 méridiens yang de pied sont en relation avec le cœur. L'« émergence », c'est le lieu où les branches émergent à la surface du corps au niveau de la tête et du cou. La « réunion »

4. 表里关系

所谓经络的表里关系指的是手足三阴三阳的对应关系与脏腑表里的一致性，或称表里相合关系，它是十二经脉之间一种主要的相互关系。十二经脉的表里关系除了通过经脉本身在四肢末端表里阴阳经的交接和躯干部固定的脏腑互相"属，络"以外，还通过经别和络脉进一步加强这种关系，经别通过其"入"加强与表里脏腑的联系，通过其"合"加强头面部表里两经的联系，而十二经之络脉则通过别走表里，加强表里两经在四肢部的联系。

1.1.2 十二经别

十二经别是指从十二经脉分出，别行深入躯干，联络脏腑器官，沟通表里两经的支脉，是别道而行的正经。即十二经别在属性上：是从十二经脉分出的支脉：是属于十二正经的范畴；在分布特点上，别行深入躯干，联络脏腑器官，沟通表里两经，表明其分布呈向心性。

十二经别的循行，具有"离、入、出、合"的特点。"离"是指从膝关节以上本经别出，一般多表里经别并行或合而行走；"入"是指进入躯干，多联系表里脏腑，足三阳经别还联系到心；"出"是指浅出于头项部；"合"是指阴经经别合于相表里的阳经，阳经经别合于本经。

désigne le lieu où les branches des méridiens yin s'unissent à leur méridien yang couplé dans une relation externe-interne, alors que les branches des méridiens yang s'unissent aux méridiens yang auxquels ils appartiennent.

Par ce système, 3 méridiens yin et 3 méridiens yang de pied et de main constituent « six réunions ». Cette connexion explique que les MP ne dépendent pas seulement de leur propre système d'interrelation, mais aussi du système de « départ-entrée, émergence-réunion » des MD. Ainsi les MD élargissent les voies circulatoires et renforcent les connexions des MP dans tout l'organisme. Ils augmentent ainsi les indications thérapeutiques des points.

1.1.3 Les 15 Vaisseaux collatéraux *luo mai*

Les 15 Vaisseaux collatéraux *Luomai* sont issus des collatéraux des 12 méridiens principaux, des Vaisseaux Conception, Gouverneur et du Grand Luo de la Rate.

Le trajet des 12 *Luo* issus des 12 MP se divise en 2 parties. Il débute aux points d'acupuncture *Luo* situés au-dessous du genou et du coude, une partie se dirige vers les méridiens, elle relie les méridiens entre eux dans une relation externe-interne (*Luo* transversaux), une autre partie parallèle aux méridiens gagne les viscères, les organes et les régions parcourues (*Luo* longitudinaux). Ces *Luo* sont fins et nombreux, difficiles à localiser et à nommer. Mais la localisation des points *Luo* situés sur les 12 méridiens principaux est bien connue. Les *Luo* se connectent donc d'une part avec les méridiens dans une relation *biao-li*, d'autre part en suivant le même trajet que les MP, ils partagent avec eux leurs propriétés en commun. C'est pourquoi on les appelle « *Luo* principaux». Les 3 *Luo* du tronc (*Luo* de Vaisseau Conception, de Vaisseau Gouverneur et de Rate) se distribuent à la parie antérieure, postérieure et latérale du corps.

La majeure partie des 12 *Luo* transversaux renforce la relation *biao-li* entre les méridiens, mais ils ont aussi un vrai rôle de renforcement par leur distribution dans la relation entre méridiens et

这样，手足三阴三阳经别就汇合为六对，称为"六合"。十二经别通过其离、入、出、合，进一步加强了经脉的表里联系，特别是加强了经脉与表里脏腑之间的联系；补充了经脉循行分布上的不足，使十二经脉对人体各部分的联系更趋周密，扩大了经穴的主治范围。

1.1.3 十五络脉

十二经脉和任、督两脉各别出一络，加上脾之大络，总为十五络脉。

十二经络脉的循行分为两部分：在从四肢肘膝关节以下的络穴别出后，一支走向其表里经；另一支并经而行联系一定的脏腑、器官和部位。络脉细小而不计其数，难以定位而无法命名（且亦无意义），十二经之络脉，有明确的别出部位，既有"支而横"络于表里之经者，又有纵向并经而行者，似具有经与络的双重属性，故另立一类称之为"大络"，以示其不同于一般意义上的络脉。躯干部的三络，分布于身前、身后、身侧。

十二经之大络，进一步加强了肘膝关节以下表里两经的联系；同时亦有一定的循行分布部位，特定地联系某些脏腑、器官，

viscères. Les 3 *Luo* du tronc ont pour principale fonction la diffusion de l'Énergie et du Sang dans la partie antérieure, postérieure et latérale du corps.

Méridiens distincts et *Luo* ont un rôle tous deux de renforcement dans la relation *biao-li* des méridiens, la différence est que les MD (profonds) renforcent plus particulièrement la relation *biao-li* des viscères et ainsi que les liens des méridiens couplés au niveau de la tête et de la face, alors que les *Luo* (superficiels) renforcent la relation *biao-li* des méridiens par des points situés au-dessus du coude et du genou.

1.1.4 Les Méridiens Tendino-Musculaires *jing jin*

Les Méridiens Tendino-Musculaires (MTM) se répartissent aux endroits d'accumulation d'énergie des 12 MP. Ces lieux correspondent aux articulations et aux muscles.

Le trajet de ces MTM concerne seulement la partie superficielle du corps. La répartition des 12 MTM se trouve à la surface du corps suivant approximativement la projection des trajets des méridiens principaux et plus particulièrement aux quatre membres. Leur fonction est de nourrir et gouverner les muscles et les tendons. Ils régularisent et renforcent l'action des 12 MP avec un système de 3 yin et 3 yang homolatéraux.

1.1.5 Les 12 régions cutanées *pi bu*

Ce sont des zones parcourues par les vaisseaux *luo* des 12 MP où émergent les activités énergétiques des méridiens au niveau cutané. La répartition des zones cutanées est basée sur la projection sur la peau du réseau des 12 méridiens principaux.

Ce système est responsable de l'échange entre le corps et la nature par le mécanisme de fermeture et d'ouverture des espaces interstitiels de la peau. Il harmonise la réponse musculaire et viscérale aux sollicitations de la nature, une telle fonction doit être en relation étroite avec l'Énergie défensive et

补充了经脉循行的不足；躯干三络主要是对身前，身后，身侧起渗灌气血的作用。

经别与络脉都是加强表里两经的联系，不同的是：经别主内，主要是加强躯干部表里脏腑之间的联系和表里经脉在头面部的联系；而络脉主外，主要是加强肘膝关节以下表里两经之间的联系。

1.1.4　十二经筋

十二经筋是十二经脉之气结聚散络于筋肉关节的体系，是十二经脉连属于筋肉关节的部分。

十二经筋的分布部位与其所辖之经脉的体表投影基本一致，这种分布特点在四肢部尤为明显；经筋的作用主要是濡养和支配人体的筋肉关节，保持人体正常的运动功能；并加强十二经脉同侧三阴、三阳之间的联系。

1.1.5　十二皮部

皮部是十二经络脉在皮肤的分布区域，它是络脉之气在皮肤的散布所在，也是十二经功能活动反映于体表的部位。

皮部的分布区域是以十二经脉在体表的分布范围为依据的。皮部主司开合，是人体与自然接触交流的枢纽，它能随外界刺激的变化而相应地调整皮肤腠理的开合和内脏的机能状态，以使人体与自然相适应，它的这一功能主要是与卫气和肺的功能密

les fonctions du Poumon.

C'est pourquoi ce système cutané représente un écran défensif pour le corps, cependant il peut être un vecteur pour la pénétration de l'énergie perverse qui crée ainsi des pathologies. Il reflète aussi l'état pathologique des viscères et des méridiens. C'est pourquoi en observant les manifestations extérieures que donnent les *pi bu*, à la lumière de leur histoire et en accord avec des signes cliniques, on peut faire un diagnostic et traiter efficacement les maladies.

1.1.6 Les 8 Vaisseaux extraordinaires ou curieux (*qi jing ba mai*)

Les 8 Vaisseaux extraordinaires sont un terme collectif, désignant le Vaisseau Gouverneur, le Vaisseau Conception, le Vaisseau d'assaut Chong Mai, le Vaisseau de ceinture Dai Mai, les Vaisseaux de liaison Yinwei et Yangwei, les Vaisseaux de talon Yinqiao et Yangqiao.

En comparaison avec les 12 Méridiens Principaux, il n'y a pas de relation externe-interne dans ces Vaisseaux.

Ils ont une relation très étroite avec les Entrailles Curieuses. Cependant ils ne possèdent pas leur propre trajet, ils tournent autour des MP, exceptés pour les Vaisseaux Gouverneur et Conception. Ils n'ont pas de points propres, sauf pour les Vaisseaux Gouverneur et Conception.

Les fonctions des Vaisseaux extraordinaires se manifestent par deux aspects : premièrement en circulant parmi les 12 méridiens principaux, ils relient les méridiens ayant des fonctions similaires de manière à harmoniser l'Énergie et le Sang ainsi que le yin et le yang ; deuxièmement ils peuvent stocker l'Énergie et le Sang quand ceux-ci se trouvent en excès dans les méridiens principaux, au contraire si Énergie et Sang sont en manque dans les méridiens principaux, ils peuvent les restituer. Ils agissent de même avec yin et yang.

切相关。

所以是机体的卫外屏障。在病理状态下，也可由浅入深成为传注病邪的途径和脏腑、经络病变时反映于体表的部位，临床上从外部的诊查和施治可推断治疗内部的疾病，就是结合了皮部理论的运用。

1.1.6 奇经八脉

奇经八脉是督脉、任脉、冲脉、带脉、阴维脉、阳维脉、阴蹻脉、阳蹻脉的总称。

与十二正经相比较，奇经八脉没有表里属络关系。

在脏腑联系上主要与奇恒之腑联系较密切；在循行分布上除督、任二脉外，它较少有属于自己的分布路线，纵横交错于十二经之间；在腧穴上除督、任二脉外，其他六条脉的穴位都寄附于十二经脉，没有专属于本经的穴位。

奇经八脉的作用主要表现在两方面：一是沟通了十二经脉之间的联系，奇经八脉在其循行、分布过程中将功能相似的经脉联系起来，达到统摄有关经脉气血，协调阴阳的作用；二是对十二经脉的气血有溢蓄调节作用，"蓄"是指当十二经脉和脏腑气血旺盛时，奇经能加以蓄积；"溢"是指在人体功能活动需要或正经气血不足时，奇经八脉又能渗灌供应，以调节正经气血阴阳的盛衰平衡。

1.2 Introduction à l'étude des points

1.2 腧穴总论

Les points d'acupuncture sont des endroits sur la peau où l'Énergie et le Sang provenant des viscères et des méridiens font surface. Leurs noms indiquent les propriétés qui les caractérisent. Ils sont localisés le plus souvent dans l'épaisseur des muscles, entre les tendons et les os.

Viscères, Méridiens, Points d'Acupuncture sont en étroite relation pour harmoniser la vie. Les méridiens se connectent avec les viscères à l'intérieur du corps, ils s'extériorisent par les points d'Acupuncture. Ce sont des lieux de concentration de l'Énergie des viscères et des méridiens, des lieux d'entrée et de sortie. Les viscères produisent l'Énergie et le Sang, alors que les méridiens et les points les transportent et les distribuent. Ainsi les viscères sont la base du fonctionnement des méridiens et des points. Les états pathologiques des Viscères sont perceptibles an niveau des méridiens et des points. La stimulation de certains points peut régulariser les activités des viscères correspondants.

腧穴的"腧"与"输"义通,即有输注的含义;"穴"含有"孔","隙"的意思。腧穴是人体脏腑经络气血输注出入于体表的部位。腧穴的名称说明了腧穴的两个基本特征:其实质是脏腑经络之气的输注部位,其部位所在多为分肉筋骨之间的空隙之处。

脏腑—经络—腧穴内外相应,是一个联系密切而又协调统一的整体。经脉内连于脏腑,外通于腧穴;腧穴是脏腑,经络之气"渗灌"和"游行出入"的部位;脏腑化生气血,经络腧穴运行,输注气血,因此脏腑是经络腧穴功能活动的基础。在病理状态下,脏腑疾患能通过经络在某些相应的腧穴出现异常反应,刺激这些异常反应点或相关腧穴,可以对相应脏腑的功能活动具有相对特异的调整作用。

1.2.1 Classification des points

1.2.1 腧穴分类

On peut distinguer les points des méridiens, les points hors méridiens ou points curieux (PC) et les points Ashi selon leurs caractéristiques.

根据腧穴的不同特点,通常可将其分为经穴、奇穴、阿是穴三大类。

1. Les points des méridiens

1. 经穴

Ils sont connus comme les points des 14 méridiens : les 12 Méridiens Principaux (MP), les Vaisseaux Gouverneur et Conception. On les utilise très fréquemment. Ces points possèdent trois caractéristiques : l'appartenance à un des 14 méridiens, un nom précis et une localisation précise. Ils sont au nombre de 361 points.

又称十四经穴,是指分布于十二经脉及任、督两脉上的腧穴。经穴是腧穴的主要组成部分,也是针灸主要的施术部位。经穴具有以下三个特点:有固定的归经,即所有的腧穴都分布在十四经脉上;有固定的名称,即每一个腧穴都有其相对应的穴名;有固定的部位,就某一腧穴而言,其定位是固定不变的。经穴共有361个。

2. Les points hors méridiens (points curieux PC)

Ces points sont situés hors des Méridiens, ils sont définis par leur localisation, leur nom et leur effet spécifique sur une pathologie. Sans être attachés à aucun méridien, ils ont cependant une relation étroite avec les points des méridiens. Certains points sont liés aux points du méridien, par exemple :

-Xiyan (PC-MI4-5)[1] et Waixiyan (Dubi E35) sont des points situés dans deux creux au-dessous de la rotule, l'un en position interne (Xiyan), l'autre externe (Waixiyan ou Dubi E35).

-Bafeng (PC-MI10) est formé par 4 points à chaque pied, mais dont 3 sont des points *ying*-ruisseau des méridiens de pied.

D'autres points sont des combinaisons de points de plusieurs méridiens, par exemple :

-Siguan est une combinaison de Hegu GI4 et de Taichong F3

-Sihua est une combinaison de Geshu V17 et de Danshu V19.

Enfin la localisation et l'indication thérapeutique de quelques points hors méridiens sont semblables à certains points des méridiens.

3. Les points Ashi

Ces points sont situés sur des endroits douloureux. Autrefois, on les appelait aussi les « points douloureux à la pression ». Ils n'ont pas de localisation fixe, n'appartiennent pas aux méridiens et n'ont pas de nom. Leur localisation varie selon la pathologie, ils n'ont pas de relation avec les méridiens.

2. 奇穴

又称经外奇穴，是指十四经以外，有一定位置和名称，对某些病证有专门的治疗作用的腧穴。奇穴的特点是：有固定的位置，就某一奇穴而言，其位置是固定不变的；有固定名称；无归经，奇穴既不归属于十二经脉，也不归属于奇经八脉。但奇穴与经穴之间关系还是相当密切的。首先，有些奇穴中包含有经穴，如：膝眼穴中的外膝眼就是犊鼻穴。

八风穴中就含有足经的"荥"穴等；其次，有些奇穴直接就是几个经穴的组合，如四关穴就是合谷和太冲，四花穴为膈俞和胆俞等；另外，有些奇穴在分布和主治上与某些经脉的有穴通路和主治规律相符，只是尚未归入经穴中而已。

3. 阿是穴

是指病痛局部或与病痛有关部位的压痛点，故近代又称其为"压痛点"。阿是穴的特点是：无固定的位置，无穴位名称，无归经。由于阿是穴的部位不固定，自然就难以有相应的名称，也就不可能归入某条经脉。

---

[1] Voir la nomenclature des points curieux au chapitre 2-3 p.128

1.2.2 Fonctions des points

Les points ont des effets thérapeutiques local, à distance et spécifique.

1. Effets thérapeutiques locaux

Tous les points d'acupuncture ont des effets locaux, cela veut dire que la puncture de ces points peuvent traiter les désordres de la région concernée, spécialement les points localisés sur la tête, sur la face et au tronc.

2. Effets thérapeutiques à distance

Les effets thérapeutiques des points à distance sont spécifiques des points d'acupuncture des 14 méridiens, mais surtout des 12 méridiens principaux. En particulier ceux localisés en dessous des genoux et des coudes traitent non seulement des pathologies locales, mais aussi des viscères et des organes correspondant aux méridiens. Quelques points ont un effet thérapeutique pour tout le corps, cela veut dire que les points d'un méridien peuvent agir sur les pathologies situées aux régions parcourues par ce méridien.

Par exemple Zusanli E36 situé au-dessous du genou est utilisé pour traiter les syndromes *wei*-atrophie et les douleurs des membres inférieurs, mais il traite également les pathologies de la Rate et de l'Estomac auquel il appartient, ainsi que les pathologies du visage et de la tête qui sont situés sur le trajet du méridien de l'Estomac, en outre, on peut l'utiliser pour renforcer l'énergie du corps tout entier.

3. Points à effets spécifiques

-La puncture de certains points peut avoir un double effet thérapeutique : elle a une action stimulante ou d'inhibition pour équilibrer l'état du corps, par exemple quand il y a une tachycardie, la puncture de Neiguan MC6 peut ralentir le rythme cardiaque, alors que pour une bradycardie la puncture du même point accélère le rythme. Un autre exemple, Zusanli E36 peut être utilisé pour lever un spasme gastrique comme pour augmenter le péristaltisme en cas de stase de l'estomac.

1.2.2 腧穴作用

腧穴具有近治作用、远治作用与特殊作用三大特点。

1. 近治作用

又称局部作用，这是所有腧穴都具有的共同特点。即所有腧穴均可以治疗所在部位及邻近组织，器官的病证，即所谓："腧穴所在，主治所在"。头面、躯干部的腧穴以近治作用为主。

2. 远治作用

这主要为十四经穴的主治规律。十四经穴，尤其是十二经脉位于肘膝关节以下的腧穴，不仅可以治疗所在局部组织的病证，而且还可以治疗经脉循行所联系的远隔部位的脏腑、组织、器官的病变，有些腧穴甚至具有影响全身的治疗作用。这也就是"经脉所通，主治所及"。

如足三里穴，其位置在小腿部，它可以治疗下肢痿痹，这是其近治疗作用；此外，它还可治疗所属经脉属络的脾、胃两脏和经脉所过的头面病变；另外，它还作为强壮要穴，具有补益人体正气，提高机体抗病能力的影响全身的远治作用。

3. 特殊作用

包括双向性和相对特异性两个方面。
双向性：又称为良性双向调整作用，是指针刺相同的腧穴，施以不同的手法，激发经气，可以对机体的不同功能状态产生良性的双向调整作用。如在心动过速时针刺内关，可以减缓心律，而在心动过缓时，针刺内关则可加速心律。再如胃痉挛的患者，针刺足三里，具有解痉止痛的作用；而当胃蠕动减缓而表现为胃扩张时，针刺足三里又具有促进胃蠕动的作用等等。

-Il existe des points spécifiques pour certaines maladies comme Dazhui VG14 qui a une action hypothermiante et Zhiyin V67 qui rectifie la position du fœtus.

1.2.3 Les catégories des points spécifiques

Il existe des points particuliers ou spécifiques sur les 14 méridiens, ils ont des noms propres, ils présentent un pourcentage assez important des points. Par leur efficacité thérapeutique, ils constituent les points les plus utilisés en clinique.

On compte dix catégories de points spécifiques : 5 points *shu* antiques, points source *yuan*, points *luo*, point *he*-inférieurs *xia-he*, point *xi*, point *shu* du dos et point *mu* à la face antérieure du tronc, points de convergence des huit vaisseaux curieux, 8 points de réunion, les points de croisement.

1. Cinq points *shu* antiques sont : *jing*-puits, *ying*-ruisseau, *shu*-rivière, *jing*-fleuve, *he*-mer. Ils sont tous situés sur les 12 MP, en dessous des genoux et des coudes. Ces 5 points ont l'indication des points en dessous des genoux et coudes.

2. Points *yuan*-sources se trouvent dans des régions où l'énergie originelle viscérale passe et y demeure, ils sont localisés autour des poignets, des chevilles, ils concernent les pathologies des viscères. C'est pourquoi ils sont souvent utilisés pour diagnostiquer et traiter les pathologies des viscères correspondants.

3. Points *luo* appartiennent aux 15 collatéraux des MP, des Vaisseaux gouverneur, conception et du Grand *luo* de la Rate. Les points *luo* des douze méridiens principaux sont situés en dessous des genoux et en avant des coudes. Ils traitent des désordres concernés par les trajets des méridiens et des collatéraux ainsi que ceux des relations des méridiens couplés.

4. Point *xi*-d'urgence sont des lieux de convergence de l'énergie et du sang. Chacun des 12 Méridiens en possède un, ainsi que les 4 Vaisseaux curieux. Ils sont localisés aux membres et sont au

相对特异性：是指某些腧穴对某些病证具有独特的或特殊的治疗作用。如大椎退热、至阴纠正胎位等。

1.2.3　特定穴

特定穴是指十四经中，具有特殊治疗作用，并有特定称号的腧穴。特定穴在经穴中占有相当比例，是临床最常用的腧穴。

特定穴共有十大类，包括分布于肘膝关节以下的五腧穴、原穴、络穴、下合穴、郄穴、八脉交会穴；位于躯干部的背俞穴、募穴；遍布周身的八会穴，交会穴。

1. 五输穴

即井、荥、输、经、合穴，是十二经脉分布在肘、膝关节以下的五个特定腧穴，总称为"五输穴"。五输穴的分布，从四肢末端至肘，膝关节依次排列。五输穴反映的是四肢肘膝关节以下的分布主治规律。

2. 原穴

原穴是脏腑原气经过和留止的部位，多位于腕、踝关节附近，能反映脏腑的病变，故临床多用以诊治相关脏腑的病证。

3. 络穴

十五络脉在由经脉所别出部位各有一个腧穴，称为"络穴"。十二经脉的络穴都在位于肘膝关节以下，加上任脉络穴、督脉络穴和脾之大络，共十五络穴。络穴除治疗本络循行所过处的病证外，还可用以治疗表里两经的病证。

4. 郄穴

郄穴是经脉之气深聚的部位。十二经脉各有一个郄穴，加上奇经八脉中阴、阳维脉和阴、阳跷脉各有一个郄穴，共计十六郄

nombre de 16. Tous les points *xi*-d'urgence sauf Liangqiu E34 sont situés en dessous du genou et en avant du coude. Ils traitent les désordres sévères et aigus des méridiens. Situés sur les méridiens yin, ils traitent les maladies du sang, sur les méridiens yang ils traitent les douleurs.

5. Huit points d'ouverture correspondent aux points de commande des 8 Vaisseaux curieux. Ils sont localisés en dessous du genou et en avant du coude. Ils traitent les troubles de la face, de la tête et du tronc en liaison avec les 8 Vaisseaux curieux.

6. Points *he*-inférieurs sont les 6 points situés sur les 3 méridiens yang de pied où l'énergie des 6 entrailles converge. Ils sont les points clés pour le traitement des désordres de ces viscères.

7. Points *shu* du dos sont situés sur le dos jusqu'à la taille à 1,5 cun de la colonne vertébrale, sur le trajet du méridien de la Vessie (branche proche de la colonne vertébrale). L'emplacement de points *Shu* du dos se trouve approximativement à la même hauteur que la localisation des viscères concernés. Ils traitent les maladies du viscère correspondant, mais peuvent être utilisés aussi pour des désordres des organes sensoriels et des tissus.

8. Points *mu*-antérieur situés sur le thorax, lieu de convergence de l'énergie des viscères. Parmi ces points, six appartenant au Vaisseau Conception sont uniques, les autres points sont bilatéraux. Ils traitent les désordres des organes. On combine volontiers ces points avec les points *shu* du dos.

9. Huit points de réunion : Ces points de réunion sont situés sur le tronc et les 4 membres en dessous du genou et en avant du coude. Ce sont des lieux où convergent respectivement l'Énergie et le Sang, des muscles, des tendons, des vaisseaux, des os, des moelles. Lieux où convergent également les organes et les viscères. Ils traitent les troubles de ces tissus ou viscères concernés.

10. Point de croisement, la plupart des points de croisement sont situés sur la tête, la face et le tronc, exceptés quelques points qui sont situés aux membres inférieurs, ce sont des points situés

穴。郄穴中除足阳明胃经之梁丘，其余均位于肘膝关节以下。在临床上郄穴多用于治疗各经的重症和急性病证，阴经的郄穴多用于治疗各经的血症，阳经的郄穴多用于治疗各经的痛症。

5. 八脉交会穴
八脉交会穴是十二经脉与奇经八脉脉气相通的八个腧穴，都位于肘膝关节以下。八脉交会穴具有主治头面躯干相关奇经八脉的病证。

6. 下合穴
下合穴是指六腑之气下合于足三阳经的六个腧穴，是治疗六腑病证的主要穴位。

7. 背俞穴
背俞穴是脏腑之气输注于背腰部的腧穴。背俞穴都分布在足太阳膀胱经背腰部的第一侧线上，即后正中线旁开1.5寸的直线上，其排列的顺序与体内脏腑所处的位置大致相应。背俞穴临床多用于治疗相应脏腑及其相关组织、器官的病证。

8. 募穴
募穴是脏腑之气输注于胸腹部的腧穴。十二募穴在胸腹部位置，与相关脏腑在体内的位置大致对应。其中分布在任脉上的6个募穴为单穴，其余为双穴。募穴可治疗相关脏腑病证，尤多用于治疗六腑病证，常与背俞穴配合使用。

9. 八会穴
八会穴是指人体气、血、筋、脉、骨、髓、脏、腑精气聚会的八个腧穴，分布于躯干和四肢肘、膝关节以下。八会穴除治疗本经病证外，常用以治疗相应的组织，器官病证。

10. 交会穴
交会穴，是指两经或两经以上的经气交叉、会合部位的腧穴。除极少数分布于下肢外，交会穴大多位于头面、躯干部。临床上主

à l'intersection de 2 ou de plusieurs méridiens. Ils traitent des désordres concernant les organes des méridiens correspondants.

要用于治疗本经和与之交会经脉的相关病变。在临床上这类腧穴多有治疗所交会经脉病证的作用。

1.2.4 Méthodes de localisation des points

La localisation précise des points est indispensable pour le traitement par acupuncture et moxibustion. Les méthodes les plus utilisées sont : la mesure selon la longueur des os, les repères anatomiques, la mesure par les doigts. La méthode simple et la recherche du point par le massage autour du point.

1.2.4　取穴方法

准确地定取腧穴是针灸治疗疾病的前提。常用的定位方法包括骨度分寸法、体表标志法、同身寸法、简便取穴法和揣穴法。

1. La mesure selon la longueur des os

On utilise la longueur des principaux os comme repère pour évaluer les distances. Tableau 1-4 (Fig.1)

1.　骨度分寸法

骨度分寸法是以人体各部位主要的骨节为重要标志，测量周身各部的长短，大小，并按比例折算，作为定穴的标准（见表1-4,见图1）。

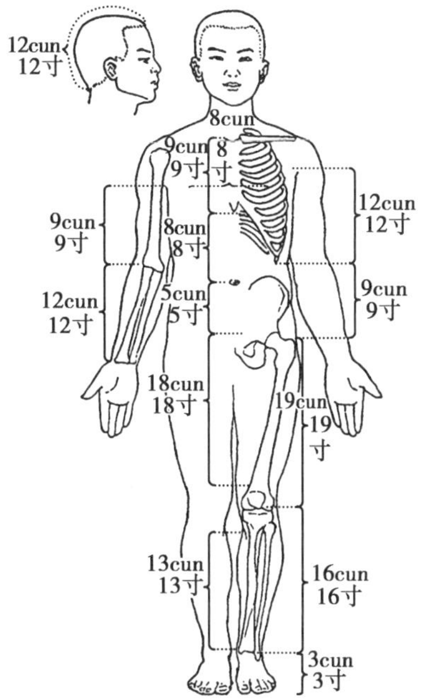

Fig. 1 Méthode de mesure selon la longueur des os

图1　常用骨度分寸示意图

La plupart des points de la poitrine se mesurent par rapport aux espaces intercostaux.

由于胸部和侧胸部的腧穴多分布在肋间隙中或平肋间隙，在定取这些腧穴时，应以肋间隙为标志。

Tableau 1-4 表1-4

La mesure selon la longueur des os (cun) 常用骨度分寸表

Parties du corps 部位	Points de départ et de terminaison 起止点	Selon Os 骨度分寸	Indications 适应范围	Notes 备注
La tête 头部	• La ligne de naissance des cheveux d'avant en arrière 前发际至后发际	12 cun 12寸	Mesure verticale au vertex 头顶部直寸	Les mesures de Yintang jusqu'au Dazhui VG 14 peuvent être utilisées quand la ligne de naissance des cheveux n'est pas nette 前后发际不明显时，可用印堂至大椎间的骨度分寸。
	• Yintang→La ligne antérieure de naissance des cheveux 印堂至前发际	3 cun 3寸	Mesure verticale au front 前额部直寸	
	• Dazhui VG14→La ligne postérieure de naissance des cheveux 大椎至后发际	3 cun 3寸	Mesure verticale à la nuque 项部直寸	
	• Entre deux angles frontaux et la ligne de naissance des cheveux 两额角发际间	9 cun 9寸	Mesure horizontale 前头部横寸	
	• Entre les deux mastoides 耳后两乳突之间	9 cun 9寸	Mesure horizontale 后头部横寸	
La poitrine et le ventre 胸腹部	• Angle sterno-costal→ombilic 胸剑联合至脐中	8 cun 8寸	Mesure verticale pour la partie supérieure de l'abdomen 上腹部直寸	La synchondrose xypho-sternale se mesure au 5e espace intercostal 胸剑联合大多平第五肋间隙处。
	• Ombilic→bord supérieur de la symphyse pubienne 脐中至耻骨联合上缘	5 cun 5寸	Mesure verticale pour le ventre 下腹部直寸	
	• Entre deux mamelons 两乳头之间	8 cun 8寸	Mesure horizontale de la poitrine à l'abdomen 胸腹部横寸	Mesures réservées aux femmes 多用于女性
	• Entre deux lignes médianes des clavicules 两锁骨中线间	8 cun 8寸	Mesure horizontale 胸腹部横寸	
Le dos et la taille 背腰部	• Première vertèbre thoracique→4e vertèbre sacrée 第1胸椎至第4骶椎	21 vertèbres 21椎		La localisation des points d'acupuncture se définit par les épines vertébrales 背腰部腧穴的直寸，以脊椎棘突作定位的依据。

Parties du corps 部位	Points de départ et de terminaison 起止点	Selon Os 骨度分寸	Indications 适应范围	Notes 备注
Les membres supérieurs 上肢部	• Pli axillaire antérieur→pli du coude 腋前皱襞至肘横纹	9 cun 9寸	Mesure verticale pour le bras 上臂部直寸	
	• Pli du coude→pli du poignet 肘横纹至腕横纹	12 cun 12寸	Mesure verticale pour l'avant-bras 前臂部直寸	
Les membres inférieurs 下肢部	• Bord supérieur de la symphyse pubienne→épicondyle interne du fémur 耻骨联合上缘至股骨内上髁	18 cun 18寸	Mesure verticale pour le côté externe de la cuisse 大腿内侧面直寸	La mesure par les os du côté interne des membres inférieurs définit la localisation des points des trois méridiens yin de pied 下肢内侧面骨度分寸，适用于足取足三阴经腧穴。
	• Bord inférieur du condyle interne du tibia→sommet de la malléole interne 胫骨内侧髁下缘至内踝尖至足底	13 cun 13寸	Mesure verticale pour le côté interne de la jambe 小腿内侧面直寸	
	• Sommet de la malléole interne→plante du pied 内踝尖至足底	3 cun 3寸	Mesure verticale pour le côté interne du pied 足内侧直寸	
	• Grand trochanter→Milieu du genou 股骨大转子至膝中	19 cun 19寸	Mesure verticale pour le côté externe de la cuisse 大腿外侧直寸	Ces mesures définissent la localisation des trois méridiens yang de pied. La ligne horizontale du genou correspond en avant à la rotule et en arrière au creux poplité et au point Dubi E35 quand le genou est fléchi 适用于定取足三阳经腧穴。膝中水平线取足前平髌骨下缘，后平腘横纹，屈膝时平犊鼻穴。
	• Pli glutéal→creux du pli poplité 臀横纹至腘横纹	14 cun 14寸	Mesure verticale pour derrière la cuisse 大腿后侧直寸	
	• Milieu du genou→sommet de la malléole externe 膝中至外踝尖	16 cun 16寸	Mesure verticale pour le côté externe de la jambe 小腿外侧直寸	
	• Sommet de la malléole externe→plante du pied 外踝尖至足底	3 cun 3寸	Mesure verticale pour le côté externe du pied 足外侧直寸	

2. Les repères anatomiques

On situe les points par rapport à l'anatomie. Ces repères peuvent être fixes ou mobiles.

-Repères fixes

Ce sont des repères qui ne changent pas selon les mouvements du corps, qui sont visibles et palpables sur la peau. Ils comprennent les organes sensoriels, les cheveux, les ongles, les mamelons, l'ombilic, les dépressions ou les saillies des os ou bien la structure des muscles. Par exemple, le point Suliao VG25 est situé au bout du nez, le point Yuyao (point hors méridien PC-TC4) se situe au milieu du sourcil et Shenque VC8 sur l'ombilic.

-Repères mobiles

Ces repères peuvent aussi dépendre de la motilité des muscles, ils n'apparaissent qu'avec la mobilité du muscle. Par exemple quand on mâche, on fait saillir le masséter, c'est sur cette saillie que se situe Jiache E6.

3. Les mesures par les doigts

On utilise les doigts du malade comme repère. Il existe 3 méthodes d'utilisation des doigts.

-Mesure par le médius

Quand le patient a le médius fléchi, la longueur de la 2e phalange est 1 cun (Fig.2). Cette mesure est utilisée à la verticale pour localiser les points situés sur les membres, et horizontalement pour localiser les points situés sur le dos.

-Mesure du pouce

La largeur de l'articulation interphalangienne du pouce est égale à un cun, cette mesure est utilisée pour localiser les points sur les membres. (Fig.3)

-Mesure des 4 doigts

La largeur de quatre doigts de la main (index, médius, annulaire et auriculaire) a comme mesure

2. 体表标志法

体表标志定取穴位包括体表固定标志法和体表活动标志法两种。

体表固定标志法

所谓的固定标志，是指不须借助活动，直接在体表能看到或能触及的，如五官、毛发、指（趾）甲、乳头、脐、部分骨节凸起或凹陷、肌肉纹理等，利用这些标志可直接定取腧穴。如鼻尖高点取素髎、眉毛的中央取鱼腰、脐中取神阙等。

体表活动标志法

所谓的活动标志，是指进行一定的活动使组织、器官处于特定的位置后，在体表看到或触及的标志，而利用这些标志定取腧穴的方法称为活动标志法。如进行咀嚼动作时，在咬肌隆起高点可取颊车穴等。

3. 指寸定位法

用手指比量取穴的方法称为指寸定位法。"指寸"是患者自身（同身）手指的尺寸。它包括三种：

中指同身寸

中指屈曲时，以中指中节桡侧两端纹头之间的距离作为1寸。本法适用于四肢取穴的直寸及脊背取穴的横寸（见图2）。

拇指同身寸

拇指伸直时，以拇指指关节横纹的宽度作为1寸。本法适用于度量四肢部腧穴的直寸（见图3）。

横指同身寸

是将示指、中指、无名指、小拇指四指并拢，以过中指近端指关节横纹处四指的宽

3 cun (Fig.4), cette méthode de mesure est utilisée pour les membres inférieurs, l'abdomen et le dos.

N'étant pas applicable au corps entier, chaque mesure des doigts a son application spécifique. Mais si les mesures des doigts et des os ne sont pas cohérentes, on tiendra compte de celle des os.

4. Localisation simple

Les médecins déterminent les points selon leur propre méthode, leur propre expérience. Par exemple, le point Bahui VG20 se trouve au niveau du croisement de deux lignes : l'une partageant en deux le crâne, l'autre joignant les deux sommets de l'oreille. Quand les pouces se croisent, on peut localiser Lieque P7 à l'extrémité de l'index. Le bras pendant le long du corps, le point que touche l'extrémité du médius sur la jambe est le Fengshi VB31.

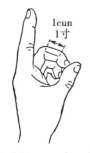

Fig. 2 Mesure par le médius
图 2 中指同身寸法

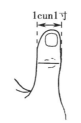

Fig.3 Mesure du pouce
图 3 拇指同身寸法

5. La recherche des points par massage

La recherche des points est souvent dirigée par quelques indices : ils sont souvent situés dans une dépression, la palpation de ces endroits est utile. Ces points renseignent sur l'état pathologique du malade, les puncturer peut alors apporter la guérison.

On peut aussi situer les points les uns par rapport aux autres, par exemple Lanwei (PC-MI7) est un point situé à 2 cun en dessous de Zusanli E36 et Dannang (PC-MI6) est à 1-2 cun directement en dessous de Yanglingquan VB34, c'est un point douloureux à la palpation.

度作为3寸。本法多用于下肢、下腹部的直寸和背部的横寸（见图4）。

运用指寸定位法时，应注意不同的指寸有其不同的运用范围，不能以一种指寸遍用于周身。其次，必须在骨度分寸法的基础上运用指寸法，当两者出现抵触时，应以骨度分寸法为准。

4. 简便取穴法

这是古今医家在多年的临床实践中总结出的简便、快捷的取穴方法，如两耳尖直上与头部前后正中线的交点取百会；两手虎口交叉取列缺；两手自然下垂于大腿外侧，当中指尖抵达处取风市等。

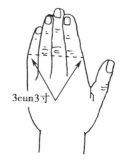

Fig.4 Mesure par la largeur des 4 doigts
图 4 横指同身寸法

5. 揣穴

腧穴大多位于骨缝，肌肉间隙及一些凹陷中，定取腧穴时，就要在相应的部位揣摸，以找到骨缝，间隙等；腧穴具有反应病候的功能，在人体发生病变时，寻找这些反应点进行针灸治疗，往往能取得满意疗效。

揣穴法是在运用其他取穴法后，进一步精确定取穴位的方法。如取"阑尾"穴，在足三里穴下2寸处寻找压痛点；取"胆囊"穴，在阳陵泉穴直下1-2寸处找压痛点等。

1.3 Application des théories des méridiens et des points

1.3.1 Explication des théories

1. La physiopathologie énergétique

Lorsqu'un organisme se trouve confronté à une énergie pathogène, celle-ci peut pénétrer aux viscères internes par l'intermédiaire des méridiens et des collatéraux (*jing luo*) et passer ensuite de ces viscères (*zang fu*) à d'autres viscères (*zang fu*) en raison de leurs connexions internes. Le *Shan Han Lun* qui synthétise les lois de transmission et d'évolution des maladies fébriles selon les six niveaux énergétiques se base sur ces relations des 3 méridiens yang et des 3 méridiens yin, des *jing luo* et des viscères. L'école des maladies de la chaleur (*wen bing xue pai*) qui utilise les notions « Défensif, Énergétique, Nourricier et Sang » pour déterminer la profondeur des atteintes lors des maladies fébriles, se base sur la circulation des énergies nourricière et défensive dans les méridiens, sur les fonctions physiologiques de l'énergie et du sang. Le diagnostic différentiel des syndromes d'organes-entrailles l'utilise aussi pour expliquer les interrelations organiques morbides et leurs évolutions. Par exemple dans les « attaques directes du Taiyin » lorsqu'une atteinte par une énergie pathogène froid déclenche de soudaines douleurs abdominales avec diarrhées ; ou lorsqu'une maladie du Foie se porte sur Rate-Estomac, les maladies communes au Poumon et aux Reins, etc. C'est toujours du fait de la circulation des méridiens et de leurs collatéraux, de leurs relations d'appartenance internes viscérales et de leurs liaisons externes avec les articulations des membres (citation du début du ch. 33 de *Lingshu* sur Discussion sur les Mers).

2. Le traitement par Acupuncture-Moxibustion

L'action prophylactique et curative de l'Acupuncture-Moxibustion se fait par la circulation

1.3.1　用于理论说明

1. 说明病理变化

疾病的发生和传变与经络有着密切的关系。当机体遇到病邪侵袭时，可以通过经络传入内脏，由于内脏之间的经络连贯，病邪可从一个脏腑传入另一个脏腑。《伤寒论》一书所总结热性病的"六经传变"规律，就是基于三阳经和三阴经、经络和脏腑之间的联系；温病学派运用"卫、气、营、血"概念分析热性病过程中的深浅关系，是以经络运行营卫气血的生理功能为基础；脏腑辨证中用以解释两脏（腑）或两脏（腑）以上病理方面的互相影响及其病理改变。例如人体感受寒邪以后突发腹痛、腹泻的"直中太阴"以及肝病影响脾胃和肺肾同病等，都是因为"内属于府藏，外络于肢节"的经络循行联系。

2. 说明治疗作用

针灸防治疾病是通过经络的传导功能，通调经气，而达到恢复脏腑，经络功能的目

dans les méridiens de l'Énergie et du Sang, elle restaure l'équilibre des viscères, du yang et du yin. Les méridiens entretiennent des relations très étroites avec les viscères. Dans des conditions pathologiques, l'harmonie entre l'Énergie et le Sang est rompue ; l'état du yin et du yang est en vide ou en plénitude, le traitement consiste à réguler le Sang, à harmoniser les activités vitales par stimulation des méridiens dans leur fonction de transport et distributeur d'Énergie. L'Acupuncture stimule « l'arrivée du Qi », en pratique clinique c'est la sensation de cette arrivée de Qi qui assure l'efficacité du traitement, elle permet la transmission du Qi au méridien.

1.3.2 Guide pour le diagnostic et le traitement

1. Recherche des points

Dans certaines conditions pathologiques, les méridiens véhiculent l'agent pathogène. Ils sont alors responsables des dysfonctionnements des viscères comme ils sont aussi tributaires de leurs affections. La référence de ces points se trouve dans le *Lingshu*, chapitre sur les points *shu* du dos. On peut aussi les trouver par pression des points *shu*, points *mu*, points *yuan*, point *luo*, points *xi*. Au niveau pratique, la recherche consiste à trouver des endroits tendus, noueux, en saillie ou bien en dépression le long du trajet des méridiens. Le diagnostic relève donc de la recherche des points d'acupuncture des méridiens.

2. Diagnostics différentiels

Le diagnostic se fait la plupart du temps sur les signes cliniques au niveau du trajet des méridiens et des viscères concernés. Dans un chapitre du *Lingshu* (Ch.10) sur les *jing mai*, on peut trouver les syndromes des 12 méridiens, des 15 *luo mai* et des 12 *jing jin*. Il contient des intitulés comme « maladies causées par l'altération grave des méridiens » et « maladies dont l'indication thérapeutique relève des méridiens », ce sont là les bases utilisées comme principes pour différencier les syndromes des méridiens. Le trajet des méridiens peut donner aussi des renseignements concernant les maladies.

的。经络的这一作用是建立在其生理上运行气血、协调阴阳的基础上的。经络与人体的脏腑组织器官有着密切的内在联系，当疾病情况下出现气血不和及阴阳偏盛偏衰的虚实状态时，通过针灸脏腑、经络气血输注于体表的腧穴以"调气""治神"，激发经络本身的功能，治疗有关的经络、脏腑病证。针灸治疗疾病强调"气至而有效"，而气至的实质就是经气的传导感应，临床上的"得气"和"行气"现象就是经络传导感应的具体表现。

1.3.2 指导诊断治疗

1. 指导经穴诊察

在病理状态下，经络成为病邪传变的途径，经络、脏腑正常功能活动发生病理变化，就可以在经络循行路线和有关穴位上通过望、切等方法发现各种异常反应，以此可以帮助诊断相关的脏腑疾病，这在《灵枢·背俞》中早有记载，现代则多采用按压俞、募、原、络、郄等特定穴或切循经络循行路线上有无压痛、皮下结节、隆起、凹陷等现象，以推断病变所在，在诊断上具有重要价值。

2. 指导临床辨证

在临床上，可根据疾病出现的症状及其性质，结合经络循行部位与其所联系的脏腑器官，作出正确的临床辨证的依据。应用经络对症状体征进行分类，最早见于《黄帝内经》，其中在《灵枢·经脉·经筋》里集中叙述十二经脉、十五络脉和十二经筋的病候，特别是作为经络系统核心、主干的十二经脉，在《灵枢·经脉》中高度概括了各经络循行所过部位的外经病和有关脏腑病，即"是动则病"和"是主某所生病"，临床可直接作为辨证归经的依据。其次，经络的循行分布也是脏腑辨证的主要

Exemple :

-gastralgie et vomissements résultant d'une dysharmonie entre Foie et Estomac

-toux due à l'invasion du Feu de Foie dans les Poumons

-« hernies » dues à la rétention du froid dans le méridien du Foie

-yeux rouges dus à l'hyperactivité Feu de Foie

-vertiges et céphalées dus à l'hyperactivité yang du Foie.

Ces symptômes causés par le méridien peuvent apparaître soit tous d'emblée, soit progressivement, l'un après l'autre, ils sont spécifiques du méridien du Foie. Les syndromes différentiels tiennent compte aussi des 8 principes, des six méridiens, des 4 couches : Défensive, Énergétique, Nourricière et Sang. Cependant, tous ont une origine et un rapport avec les méridiens.

3. Conduite thérapeutique

La théorie des méridiens est largement appliquée aux traitements des spécialités qui relèvent de l'acupuncture et de la moxibustion. La conduite thérapeutique doit tenir compte de la « localisation des points des 14 méridiens » et des syndromes différentiels issus de l'étiologie des maladies concernées. On tiendra compte des méridiens spécifiques qui renforcent l'action des méridiens principaux (MP) : méridiens distincts, luo (collatéraux), régions cutanées, ils renforcent les MP dans leurs rapports avec l'extérieur-intérieur, dans leurs relations avec les 3 méridiens yin et les 3 méridiens yang ayant le même nom et homolatéraux. Leurs trajets couvrent une surface bien plus supérieure que celle des MP. Les huit Vaisseaux curieux croisent aussi les 12 méridiens. On fera attention aux points de croisement qui sont reliés à plusieurs méridiens. Le traitement ne peut être envisagé qu'une fois la théorie des méridiens comprise et les points d'acupuncture repérés. L'efficacité du traitement est la conséquence directe des techniques de l'acupuncture et de moxibustion. Au fil des siècles, les médecins établirent des

依据，如：

肝胃不和的胃痛、呕吐；

肝火犯肺的咳嗽；

寒凝肝脉的疝气；

肝火上炎所致目赤；

肝胆上亢所致头晕，目眩，头痛等等。

正是因为经络上的联系，上述诸症往往会同时并见或先后出现，组成了肝病的证候。此外，中医学中的八纲辨证、六经辨证、卫气营血辨证，就其形成的来源，无不与经络学说有着不可分割的关系。

3. 指导治疗方法

经络学说的理论被广泛运用于临床各科的治疗，特别是对针灸的临床治疗更具有重要的指导意义。这种指导意义体现在取穴上，就是在按照经络学说进行辨证归经的基础上，再根据经络的循行分布路线和联系范围来选定穴位，即"循经取穴"。对"循经取穴"的理解不能只是单纯地局限于十四经的循行路线上，由于经别、络脉、经筋、皮部加强了十二经脉的表里、同名、同侧三阴三阳的联系，其循行分布的范围又较十二经脉广泛，奇经八脉纵横交错于十二经脉之间，加之交会穴，一穴通多经。某经的经穴主治是复杂、多层次的，因此，应当从这种多重关系上去全面理解，只有系统深刻地理解经络学说的理论，才能在临床上做到取穴精当。经络学说对针灸治疗的指导意义还体现在刺法、灸法的运用上。后世医家根据"天人相应"的观点，将经络气血运行"与天地相参""与日月相应"，创立的"子午流注"和"灵龟八法"，则是经络腧穴理论在针灸临床运用的进一步发展。

procédés tels que la « Règle midi-minuit »[1] ou
« les 8 règles de la tortue magique »[2] qui se fon-
dent sur les réactions concordantes entre l'Homme
et l'Univers, le Ciel et la Terre, le Soleil et la Lune.
Ces procédés représentèrent un développement
supplémentaire de la théorie des méridiens et des
points appliquée à la pratique des aiguilles et des
moxas.

Enfin, la doctrine des « tropismes des remèdes »,
qui repose sur la connaissance de leurs lieux d'action en fonction de celle des méridiens, est d'une
très grande importance pour la compréhension
des indications et des propriétés des médicaments
de la pharmacopée traditionnelle chinoise

此外，中药归经学说以及根据药物归经理
论创立"引经报使"学说，对掌握药物的
主治、性能都具有十分重要的意义。

---

[1] Méthode de choix des points en fonction des intensités de circulation
dans les méridiens, correspondant aux qualités horaires et journalières
du temps, indiquées par les Troncs célestes et les Rameaux terrestres
(cf. Grand Dictionnaire Ricci de la langue chinoise).
[2] Méthode de choix des points qui utilise les 8 Vaisseaux curieux et
les 8 trigrammes, ainsi que les Troncs célestes et les Rameaux terrestres
(cf. Grand Dictionnaire Ricci de la langue chinoise).

2

Étude des Méridiens
et des Points

经络腧穴各论

2

2.1.1 Méridien du Poumon, Shou Taiyin

(Poumon : Lung, LU)

Trajet

Le Méridien du Poumon prend naissance dans le réchauffeur moyen, dans la région de l'estomac. Il descend se relier au Gros Intestin, il remonte et retourne vers le cardia, traverse le diaphragme et pénètre dans le Poumon, il remonte jusqu'à la gorge, redescend en oblique et émerge au point P1, il remonte d'un espace intercostal P2, il descend le long de la face antéro-latérale de la partie supérieure du bras, il court le long de la face antéro-latérale de l'avant-bras jusqu'à l'apophyse styloïde du radius, suit le bord latéral de l'artère radiale jusqu'au poignet, traverse l'éminence thénar et se termine sur le côté radial de l'ongle du pouce. Une branche se sépare du Méridien au point P7, sur l'apophyse styloïde et va directement au bord radial de l'extrémité de l'index, où elle se relie au méridien du Gros Intestin. (Fig.5)

2.1.1   手太阴肺经

经脉循行

起始于中焦，向下联络大肠，回过来沿着胃上口，穿过膈肌，连属于肺脏，从气管、喉咙部横出腋下，沿着上肢内侧前缘，进入寸口，经过大鱼际部，沿其边际，出大指的末端。

其支脉：从腕后走向示指桡侧，出其末端，接手阳明大肠经（见图5）。

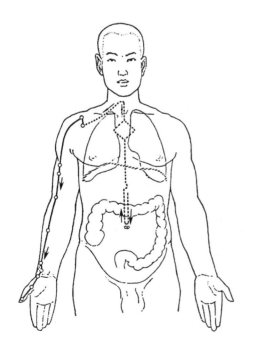

Fig. 5 Trajet du méridien du Poumon, Shou Taiyin

图 5 手太阴肺经循行示意图

Viscères associés : Poumon, Gros Intestin, Estomac, Réchauffeur Moyen.

Organes associés : trachée et gorge.

联系脏腑：肺、大肠、胃、中焦。

联系器官：气管、喉咙。

Indications

Les affections du thorax, des poumons, de la gorge et des régions parcourues par le méridien.

主治要点

本经腧穴主治胸、肺、喉病，以及经脉循行部位的其他病证。

Les points les plus utilisés

1. P1 Zhongfu

Localisation : situé sur la partie latéro-supérieure du sternum, au niveau du premier espace intercostal, à 1 cun en dessous du Yunmen P2, à 6 cun de la ligne médiane (Fig.6). Pour le localiser, on demande au malade d'étendre la main vers l'avant, on exerce alors une résistance sur sa main afin de mettre en évidence le triangle deltopectoral. On commence par repérer P2 au centre du triangle, puis on localisera P1 dans le premier espace intercostal, à 1 cun en dessous de P2.

常用腧穴

1. 中府

【位置、取法】正坐或仰卧，在胸部外上方，云门穴下1寸，平第一肋间隙，距前正中线6寸处（见图6）。以手叉腰，在锁骨肩峰端与肱骨之间凹陷中取云门穴，云门穴直下，第一肋间隙中为中府穴。

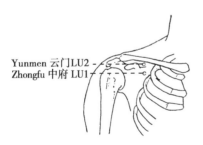

Fig. 6 Les points du thorax du méridien Poumon

图6 手太阴肺经胸部经穴图

Indications : toux, asthme, plénitude de la poitrine, douleur de la poitrine, oppression dans la poitrine et difficulté à respirer, douleur de l'épaule et du dos.

C'est le point *mu* antérieur du Poumon.

【主治】咳嗽，气喘，肺胀满；胸闷，胸痛；肩背痛。

【备注】肺之"募"穴。

2. P5 Chize

Localisation : sur le pli du coude, dans la dépression située sur le côté radial du tendon du biceps brachial. (Fig.7 et 8)

Indications : toux, dyspnée, hémoptysie, fièvre vespérale, enflure et douleur de la gorge, sécheres-

2. 尺泽

【位置、取法】仰掌，微屈肘，在肘横纹中，肱二头肌腱桡侧凹陷中（见图7、图8）。

【主治】咳嗽，气喘，咯血，潮热；咽喉肿痛；舌干；胸部胀满；肘臂挛痛；吐泻，

se de la langue, plénitude de la poitrine, douleurs et contractures du coude et du bras, vomissements et crises convulsives chez l'enfant.

C'est le point *he*-mer du méridien du Poumon.

小儿惊风。

【备注】手太阴经之"合"穴。

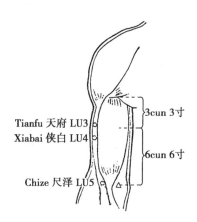

Fig.7 Les points du bras du méridien du Poumon

图7 手太阴肺经上臂部经穴图

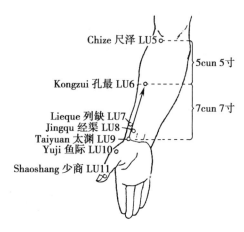

Fig.8 Les points de l'avant-bras du méridien du Poumon

图8 手太阴肺经前臂部经穴图

3. P6 Kongzui

Localisation : sur le fléchisseur de l'avant-bras, à 7 cun au-dessus de Taiyuan P9, sur la ligne qui relie Taiyuan P9 et Chize P5. (Fig8)

Indications : hémoptysie, toux, dyspnée, enflure et douleur de la gorge, perte de la voix, hémorroïdes, spasmes et douleurs du coude et du bras, maladies fébriles sans sudation et céphalées.

C'est le point *xi*-d'urgence du méridien.

4. P7 Lieque

Localisation : coude légèrement fléchi, les paumes des mains face à face, le point se trouve à l'extrémité de l'index au-dessus de l'apophyse styloïde du radius, 1,5 cun au-dessus du pli du poignet, dans une dépression palpable juste au bout de l'index. (Fig.8 et 9)

Indications : toux expectoration de glaires, asthme, hémoptysie, migraines, raideur de la nuque et du cou, enflure et douleur de la gorge, douleurs dentaires, déviation de la face, hématurie, sensation de brûlure urinaire, douleur du pénis et chaleur de

3. 孔最

【位置、取法】微屈肘，掌心相对，或伸前臂仰掌，在前臂掌面桡侧，当尺泽穴与太渊穴连线上，腕横纹上7寸（见图8）。

【主治】咯血，咳嗽，气喘；咽喉肿痛，失音；痔疮；肘臂挛痛；热病无汗，头痛。

【备注】手太阴经之"郄"穴。

4. 列缺

【位置、取法】微屈肘，侧腕掌心相对，在前臂桡侧缘，桡骨茎突正上方，腕横纹上1.5寸（见图8），当肱桡肌腱与拇长展肌腱之间。两手虎口交叉，一手示指按在另一手的桡骨茎突上，示指尖下是穴（见图9）。

【主治】咳嗽，气喘，咯血；偏正头痛，项强；咽喉肿痛，齿痛；口眼歪斜；尿血；小便热，阴茎痛；掌中热。

la paume des mains.

C'est le point *luo*-communication du méridien et le point d'ouverture des 8 Vaisseaux curieux associé au Vaisseau Conception.

5. P8 Jingqu

Localisation : quand on tend le bras, la paume tournée vers le haut, il se trouve au-dessus du poignet, à 1 cun de Taiyuan P9, dans la dépression située à la base de l'apophyse styloïde du radius et sur le côté radial de l'artère radiale (Fig.8). Il est situé aussi à l'endroit où le médecin place le majeur pour prendre les pouls.

Indications : toux, dyspnée, syndrome *bi* de la gorge (pharyngites, laryngites aigües), douleur de la poitrine et du dos, douleur du poignet.

C'est le point *jing*-fleuve du méridien.

6. P9 Taiyuan

Localisation : quand on tend le bras, paume tournée vers le haut, il se trouve sur l'articulation du poignet, dans une dépression entre l'artère radiale et le tendon du long abducteur du pouce, au même niveau que Shenmen C7. (Fig.8)

Indications : toux, dyspnée, hémoptysie, syndrome *bi* de la gorge (pharyngites, laryngites aigües), douleur de la poitrine et du dos, chaleur de la paume des mains, faiblesse et douleur du poignet et syndrome de l'absence de pouls.

C'est le point *shu*-rivière, point *yuan*-source, point de réunion des vaisseaux.

7. P10 Yuji

Localisation : sur la paume, sur le milieu du premier métacarpien, à la jonction entre la chair blanche et la chair rouge. (Fig.8)

Indications : toux avec hémoptysie, aphonie, enflure et douleur de la gorge, chaleur de la paume des mains, maladies fébriles.

C'est le point *ying*-ruisseau du méridien.

【备注】手太阴经之 "络" 穴，八脉交会穴之一，通于任脉。

5. 经渠

【位置、取法】伸臂仰掌，在前臂掌面桡侧，桡骨茎突与桡动脉之间凹陷处，腕横纹上1寸（见图8）。或医者按脉时中指所着处。

【主治】咳嗽，气喘；喉痹；胸背痛；手腕痛。

【备注】手太阴经之 "经" 穴。

6. 太渊

【位置、取法】伸臂仰掌，在掌腕侧横纹桡侧，桡动脉搏动处（见图8）。

【主治】咳嗽，气喘，咯血；喉痹；胸背痛；掌中热；手腕无力疼痛；无脉症。

【备注】手太阴经之 "输" 穴、"原" 穴，八会穴之 "脉会"。

7. 鱼际

【位置、取法】侧腕掌心相对，自然半握拳，在手拇指本节后凹陷处，约当第一掌骨中点桡侧，赤白肉际处（见图8）。

【主治】咳嗽，咳血；失音；喉痹；掌心热；热病。

【备注】手太阴经之 "荥" 穴。

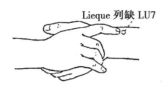

Lieque 列缺 LU7

Fig. 9 Un moyen simple pour localiser Lieque P7

图9 手太阴肺经列缺简便取穴图

8. P11 Shaoshang

Localisation : à l'angle unguéal externe du pouce. (Fig.8)

Indications : toux, asthme, enflure et douleur de la gorge, épistaxis, plénitude à l'épigastre, état maniaco-dépressif et coma, maladies fébriles.

C'est le point *jing*-puits du méridien.

2.1.2 Méridien du Maître du Cœur, Shou Jueyin

(Maître du Cœur : Pericardium, PC)

Trajet

Le méridien du Maître du Cœur commence au centre de la poitrine, il sort au cœur, descend au diaphragme, passe successivement se connecter avec les Trois Réchauffeurs. Une branche longe le thorax et sort aux côtes, descend à trois cun sous l'aisselle, remonte pour atteindre l'aisselle et descend le long de la face interne du bras, pénètre au milieu du coude, descend à l'avant-bras, pénètre au milieu de la paume, longe le médius pour sortir en son extrémité. Une branche se sépare au milieu de la paume et longe l'annulaire pour sortir en son extrémité. (Fig.10)

Viscères associés : Maître du Cœur, Triple Réchauffeur.

8. 少商

【位置、取法】伸拇指，在拇指末节桡侧，距指甲角0.1寸（见图8）。

【主治】咳嗽，气喘；咽喉肿痛；鼻衄；心下满，昏迷，癫狂；热病。

【备注】手太阴经之"井"穴。

2.1.2　手厥阴心包经

经脉循行

从胸中开始，出来连属于心包，通过膈肌，历络于上、中、下三焦。
分支一：从胸中出胁部（当腋下3寸处），向上到腋下，沿上肢内侧中央，走两筋之间，进入掌中，沿中指桡侧出于末端。
分支二：从掌中分出，沿无名指出其末端，接手少阳三焦经（见图10）。

联系脏腑：心包、三焦。

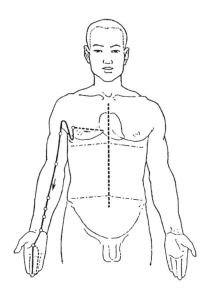

Fig. 10 Trajet du Méridien du Maître du Cœur, Shou Jueyin

图 10 手厥阴心包经循行示意图

Indications

Elles concernent les maladies du cœur, du thorax, de l'estomac, les maladies mentales, et les régions parcourues par le trajet du Méridien.

Les points les plus utilisés

1. MC1 Tianchi

Localisation : à 5 cun en dehors de la ligne médiane de l'abdomen, 1 cun en dehors et légèrement au-dessus du mamelon, dans le 4e espace intercostal. (Fig.11)

主治要点

本经腧穴主治心、胸、胃、神志病以及经脉循行部位的其他病证。

常用腧穴

1. 天池

【位置、取法】胸部第四肋间隙，乳头外1寸，前正中线旁开5寸（见图11）。

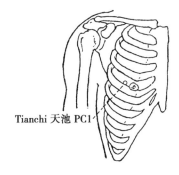

Tianchi 天池 PC1

Fig. 11 Les points du thorax du méridien du Maître du Cœur

图 11 手厥阴心包经胸部经穴图

Indications: dysphorie[1], précordialgies[2], plénitude de la poitrine avec agitation, douleurs intercostales, abcès du sein, toux avec glaires abondantes, asthme et scrofules[3].

2. MC3 Quze

Localisation : il est situé au milieu du pli du coude
dans une dépression, au bord cubital du tendon
du biceps brachial. (Fig.12 et 13)

Indications : précordialgies, palpitations, douleur
gastrique, vomissements, douleur et contractures
du coude et de l'avant-bras, diarrhées et maladies
fébriles.

C'est le point *he*-mer du méridien.

3. MC4 Ximen

Localisation : sur la face antérieure de l'avant-bras,
à 5 cun au-dessus du pli du coude, sur la ligne qui
relie Daling MC7 et Quze MC3, entre les tendons
du long palmaire et du fléchisseur radial du carpe.
(Fig.13)

Indications : précordialgies, palpitations, hémoptysie, hématémèse, épistaxis, épilepsie, douleur de
la poitrine et furoncles.

C'est le point *xi*-d'urgence du méridien.

【主治】心烦，心痛；胸闷，胁肋疼痛；乳
痛，咳嗽，痰多，气喘；瘰疬。

2. 曲泽

【位置、取法】在臂内侧，肘横纹中，当肱
二头肌腱的尺侧缘（见图12、图13）。

【主治】心痛，心悸；胃痛，呕吐；肘臂挛
痛；泄泻；热病。

【备注】手厥阴经之"合"穴。

3. 郄门

【位置、取法】仰掌，前臂掌侧，当曲泽与
大陵的连线上，腕横纹上5寸，掌长肌腱
与桡侧腕屈肌腱之间（见图13）。

【主治】心痛，心悸；咯血，呕血，衄血；
癫病；胸痛；疔疮。

【备注】手厥阴经之"郄"穴。

---

① Ce terme est souvent utilisé dans le texte ; dysphorie se définit comme
une instabilité de l'humeur, avec malaises, anxiété accompagnée souvent de
réactions coléreuses. C'est un condensé pour signifier les états d'agitation,
d'irritation, d'anxiété et de colère.
② Il s'agit sans doute de précordialgies d'origine non précise, pas néces-
sairement une pathologie coronarienne.
③ Maladie, dite humeurs froides, caractérisée par des altérations de la
peau et des muqueuses et par un gonflement des ganglions lymphatiques
susceptible de produire des tumeurs et des ulcères. Terme plus guère utilisé actuellement, on peut traduire par infections cutanées, tuberculoses,
adénites.

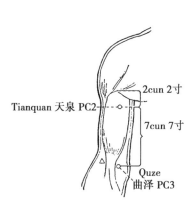

Fig. 12 Les points du bras du méridien du Maître du Cœur

图12 手厥阴心包经上臂部经穴图

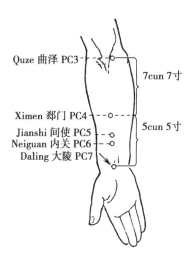

Fig. 13 Les points de l'avant-bras du méridien du Maître du Cœur

图13 手厥阴心包经前臂部经穴图

4. MC5 Jianshi

Localisation : à la face antérieure de l'avant-bras, 3 cun au-dessus du pli du poignet, entre les tendons des muscles grand palmaire et petit palmaire. (Fig.13)

Indications : précordialgies brusques, palpitations, oppression de la poitrine, douleur épigastrique, vomissements, états maniaques, maladies fébriles, paludisme.

C'est le point *jing*-fleuve du méridien.

5. MC6 Neiguan

Localisation : face antérieure de l'avant-bras, à 2 cun au-dessus du pli du poignet ou du MC7 Daling, entre le tendon du long palmaire et le tendon du fléchisseur radial du carpe. (Fig.13)

Indications : précordialgies, palpitations, douleurs épigastriques, vomissements, hoquet, insomnies, sensations vertigineuses, épilepsie, vertiges du post-partum par hémorragie utérine, oppression thoracique avec agitation, contractures et douleur du coude et de l'avant-bras, migraines, maladies fébriles.

C'est le point *luo*-communication du méridien, et également un des 8 points d'ouverture Vaisseaux curieux, il est associé au Yinwei.

4. 间使

【位置、取法】仰掌，前臂掌侧，当曲泽与大陵的连线上，腕横纹上3寸，掌长肌腱与桡侧腕屈肌腱之间（见图13）。

【主治】心痛，心悸；胃痛，呕吐；癫狂痫证；热病，疟疾。

【备注】手厥阴经之"经"穴。

5. 内关

【位置、取法】仰掌，前臂掌侧，当曲泽与大陵的连线上，腕横纹上2寸，掌长肌腱与桡侧腕屈肌腱之间（见图13）。

【主治】心痛，心悸；胃痛，呕吐，呃逆，失眠，眩晕，癫痫，产后血晕；胸闷，肘臂挛痛；偏头痛；热病。

【备注】手厥阴经之"络"穴，八脉交会穴之一，通于阴维脉。

6. MC7 Daling

Localisation : face antérieure de l'avant-bras, au milieu du pli distal du poignet, entre les muscles du grand palmaire et petit palmaire. (Fig.13)

Indications : précordialgies, palpitations, douleur épigastrique, vomissements, états maniaques, douleur de la poitrine et de la zone latérale des côtes, ulcères.

C'est le point *shu*-rivière et *yuan* source du méridien.

7. MC8 Laogong

Localisation : au milieu de la paume des mains entre les 2e et 3e métacarpiens, à l'endroit touché par le bout du médius, quand on fléchit les doigts sur la paume de la main. (Fig.14)

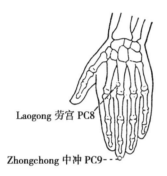

Laogong 劳宫 PC8

Zhongchong 中冲 PC9--

Indications : précordialgies, palpitations, vomissements, haleine fétide, ulcère de la bouche, coma (perte de connaissance) par accident vasculo-cérébral, coup de soleil, états maniaques ou dépressifs et épilepsie, douleurs dentaires.

C'est le point *ying*-ruisseau du méridien.

8. MC9 Zhongchong

Localisation : au milieu de l'extrémité du médius. (Fig.14)

Indications : précordialgies, coma, coup de soleil, apoplexie, convulsion infantile, langue raide et enflée, maladies fébriles.

C'est le point *jing*-puits du méridien

6. 大陵

【位置、取法】仰掌，在腕横纹的中点处，当掌长肌腱与桡侧腕屈肌腱之间（见图13）。

【主治】心痛，心悸；胃痛，呕吐；癫狂；胸胁痛；疮疡。

【备注】手厥阴经之"输"穴、"原"穴。

7. 劳宫

【位置、取法】仰掌，在掌心横纹中，当第二三掌骨之间偏于第三掌骨处（见图14）。

Fig. 14 Les points de la main du méridien du Maître du Cœur

图14 手厥阴心包经手部经穴图

【主治】心痛，心悸；呕吐；口疮，口臭；中风昏迷，中暑；癫狂痫证；牙痛。

【备注】手厥阴经之"荥"穴。

8. 中冲

【位置、取法】中指末节尖端中央（见图14）。

【主治】心痛；昏迷，中暑，中风，小儿惊风；舌强肿痛，热病。

【备注】手厥阴经之"井"穴。

2.1.3 Méridien du Cœur, Shou Shaoyin

(Cœur : Heart, HT)

Trajet :

Le méridien du Cœur commence en plein Cœur, il sort des connexions du cœur, descend au diaphragme, se connecte avec l'Intestin Grêle. Une branche directe part toujours des connexions du cœur se replie et monte au Poumon, descend puis sort sous l'aisselle au point C1 Jiquan au creux axillaire, longe la face postéro-interne du bras, en arrière du Taiyin (Poumon) et du Jueyin (MC), descend au bord interne du coude, longe la face postéro-interne de l'avant-bras, atteint l'arrière de la paume à l'extrémité du pisiforme, pénètre dans la paume par le bord interne, longe la face interne de l'auriculaire et sort par son extrémité et se relie au méridien Intestin Grêle. Une branche part des connexions du cœur longe l'œsophage et va se relier à l'œil. (Fig.15)

经脉循行

从心中开始，出经心系，下过膈肌，联络小肠。其外行主干：从心系上至肺，向下出于腋下，沿上肢内侧后缘，抵达掌后豌豆骨部，进入掌内后缘，沿小指的桡侧出其末端，接手太阳小肠经。其支脉：从心系向上挟食管两旁，联系到目系（见图15）。

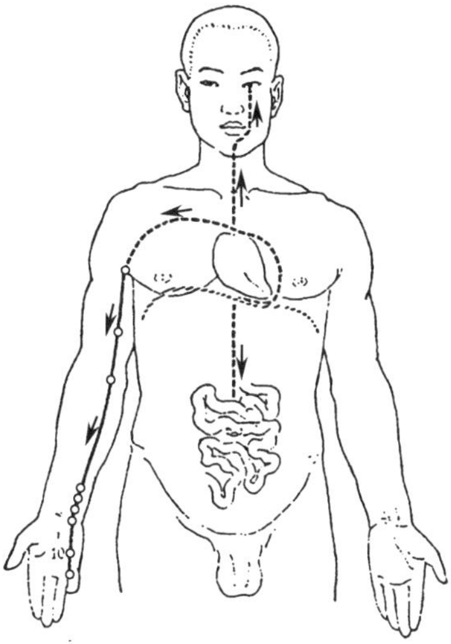

Fig. 15 Trajet du méridien du Cœur, Shou Shaoyin

图15 手少阴心经循行示意图

Viscères associés : Cœur, Intestin Grêle, Poumon

联系脏腑：心、小肠、肺。

Organes associés : système oculaire, langue, gorge et larynx

联系器官：目系、舌、咽、喉咙

Indications

Les maladies du Cœur, de la poitrine, les maladies mentales et tous les troubles qui sont sur le trajet du méridien.

Les points les plus utilisés

1. C1 Jiquan

Localisation : malade assis, on fait lever le bras en supination, le point est situé au centre du creux axillaire, sur l'artère axillaire. (Fig.16)

Indications : précordialgies, palpitations, oppression thoracique, douleur de la poitrine, distension et plénitude de la zone latérale des côtes, bouche sèche, soif intense, yeux jaunes, bras froids et douloureux, scrofules.

2. C3 Shaohai

Localisation : entre l'extrémité interne du pli du coude et l'épitrochlée, le coude étant fléchi. (Fig.16)

Indications : douleurs précordiales, perte de mémoires, tendance à rire, états maniaques ou dépressifs et épilepsie, douleurs et contractures du bras et de l'avant-bras, paresthésies du bras, tremblement des mains, scrofules, céphalées, vertiges, douleur des dents et du creux axillaire.

C'est le point *he*-mer du méridien

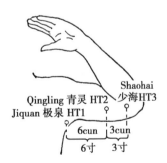

3. C4 Lingdao

Localisation : sur le bord radial du tendon du cubital antérieur (fléchisseur ulnaire du coude) à 1,5 cun au-dessus du pli de flexion du poignet sur le côté cubital.

主治要点

本经腧穴主治心、胸、神志病以及经脉循行部位的其他病证。

常用腧穴

1. 极泉

【位置、取法】正坐或仰卧位，上臂外展，在腋窝顶点，腋动脉搏动处（见图16）。

【主治】心痛，心悸；胸闷，胁肋疼痛；咽干烦渴，目黄；手臂冷痛；瘰疬。

2. 少海

【位置、取法】屈肘，在肘横纹内侧端与肱骨内上髁连线的中点处（见图16）。

【主治】心痛；健忘，善笑，癫狂，痫证；肘臂挛痛，臂麻，手颤；瘰疬；头痛，目眩；齿痛；腋胁痛。

【备注】手少阴经之"合"穴。

Fig. 16 Les points du bras du méridien du Cœur

图16 手少阴心经上臂部經穴图

3. 灵道

【位置、取法】仰掌，在前臂掌侧，当尺侧腕屈肌腱的桡侧缘，腕横纹上1.5寸。

Indications : douleurs précordiales, palpitations intenses, tendance à rire, tristesse et peur, perte soudaine de la voix, aphasie par raideur de la langue, douleur et contracture du coude et du bras.

4. C5 Tongli

Localisation : sur le bord radial du tendon du cubital antérieur. Dans un creux, 1 cun au-dessus du pli de flexion du poignet. (Fig.17)

Indications : palpitations, palpitations intenses, mutité soudaine, aphasie par raideur de la langue, douleur du poignet et du bras.

C'est le point *luo*-communication du méridien.

5. C6 Yinxi

Localisation : sur le bord radial du tendon du cubital antérieur, à 0,5 cun au-dessus du pli distal du coude, tangent au tendon du fléchisseur cubital du carpe. (Fig.17)

【主治】心痛，心悸，怔忡，善笑，悲恐；暴喑；舌强不语；肘臂挛痛。

4. 通里

【位置、取法】仰掌，在前臂掌侧，当尺侧腕屈肌腱的桡侧缘，腕横纹上1寸（见图17）。

【主治】心悸，怔忡；暴喑；舌强不语；腕臂痛。

【备注】手少阴经之"络"穴。

5. 阴郄

【位置、取法】仰掌，在前臂掌侧，当尺侧腕屈肌腱的桡侧缘，腕横纹上0.5寸（见图17）。

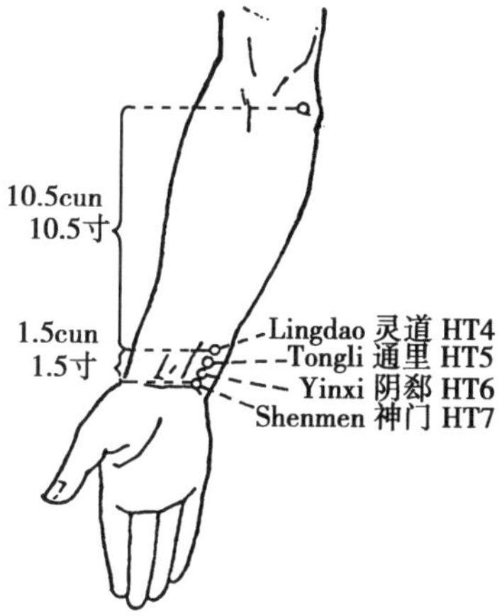

10.5cun
10.5寸

1.5cun
1.5寸

Lingdao 灵道 HT4
Tongli 通里 HT5
Yinxi 阴郄 HT6
Shenmen 神门 HT7

Fig. 17 Les points de l'avant-bras du méridien du Cœur
图17 手少阴心经前臂部經穴图

Indications : précordialgies, palpitations par suite de frayeur, hématémèse, épistaxis, perte soudaine de voix, syndrome de chaleur des os accompagné souvent de fièvre hectique avec sueurs nocturnes.

C'est le point *xi*-d'urgence du méridien.

6. C7 Shenmen

Localisation : sur l'articulation du pli du poignet.

【主治】心痛，惊悸；吐血；鼻衄；暴喑失语；骨蒸盗汗。

【备注】手少阴经之"郄"穴。

6. 神门

【位置、取法】仰掌，腕横纹尺侧端，尺侧

Dans un creux au bord interne du pisiforme. (Fig.17)

Indications : précordialgies, dysphorie, palpitations de type frayeur, perte de mémoire, insomnies, états maniaques ou dépressifs, épilepsies, douleur de la zone latérale des côtes, douleur du poignet et paresthésies des doigts.

C'est le point *shu*-rivière et *yuan*-source du méridien.

7. C8 Shaofu

Localisation : entre 4e et 5e métacarpes, quand on fléchit les doigts sur la paume de la main, à l'endroit touché par le bout de l'auriculaire. (Fig.18)

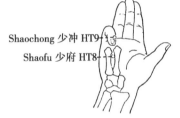

Indications : palpitations, douleurs de la poitrine, douleur et contracture du petit doigt, furoncles, ulcère, prurit et douleur des organes génitaux, mictions difficiles, énurésie.

C'est le point *ying*-ruisseau du méridien.

8. C9 Shaochong

Localisation : à 0,1 cun du bord externe de l'angle unguéal de l'auriculaire. (Fig.18)

Indications : palpitations, précordialgies, états maniaques, coma faisant suite à l'apoplexie, douleur de la zone latérale des côtes, maladies fébriles.

C'est le point *jing*-puits du méridien.

腕屈肌腱的桡侧凹陷处。（见图 17）

【主治】心痛，心烦，惊悸，怔忡，健忘，失眠；癫狂痫证；胸胁痛；腕痛；指麻。

【备注】手少阴经之"输"穴、"原"穴。

7. 少府

【位置、取法】手掌面，第四五掌骨之间，当掌骨头后缘凹陷中（见图 18）。

Fig. 18 Les points de la main du méridien du Cœur
图18 手少阴心经手部经穴图

【主治】心悸；胸痛；手小指拘挛；痈疡；阴痒，阴痛；小便不利，遗尿。

【备注】手少阴经之"荥"穴。

8. 少冲

【位置、取法】手小指末节桡侧，距指甲角 0.1寸（见图 18）。

【主治】心悸，心痛；癫狂，昏迷；胸胁痛；热病。

【备注】手少阴经之"井"穴。

2.1.4 Méridien du Gros Intestin, Shou Yangming

(Gros Intestin : Large Intestin, LI)

Trajet

Le Méridien du Gros Intestin, Shou Yangming débute à l'extrémité de l'index, longe le bord radial de l'index, arrive au Hegu GI4 situé dans l'angle formé par le premier et le deuxième métacarpiens, gagne l'espace formé par deux tendons, longe la partie supérieure de l'os de l'avant-bras jusqu'au bord externe du coude. Du coude, il remonte sur le bord externe du bras, arrive à l'épaule devant l'acromion jusqu'à la 7e vertèbre cervicale, descend dans le creux sus-claviculaire, pénètre dans le thorax, se lie au poumon, traverse le diaphragme et arrive au gros intestin. Une branche part du creux sus-claviculaire, remonte au cou, traverse le maxillaire inférieur, s'insère à la gencive inférieure, contourne la bouche et arrive au point Renzhong DM26. La branche gauche se dirige à droite et celle de droite, à gauche pour atteindre le côté des deux narines. (Fig.19)

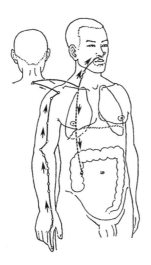

Viscères associés : Gros Intestin, Poumon.

Organes associés : bouche, dents, mâchoire inférieure, nez oreilles et gorge.

2.1.4 手阳明大肠经

经脉循行

起于示指末端，沿示指桡侧缘向上，循经手背第一二掌骨间，向上经腕关节桡侧拇长与拇短伸肌腱之间，沿上臂外侧前缘上行，上肩，出肩峰前缘，向上出于柱骨之会上，向下由缺盆部入内，联络肺脏，穿过膈部，连属大肠。其支脉从缺盆处分出，经过颈部，穿过面颊，进入下牙中，并返出挟口角，左右经脉交会于督脉的人中穴而循行至对侧，挟行于鼻之两旁，与足阳明经相交（见图19）。

Fig. 19 Trajet du méridien du Gros Intestin, Shou Yangming

图19 手阳明大肠经循行示意图

联系脏腑：大肠、肺。

联系器官：口、下齿、鼻、耳、喉。

Indications

Les affections de la bouche, des dents, du nez, de la gorge et les maladies du bord latéral des membres supérieurs, la partie antérieure de l'épaule et du cou

Les points les plus utilisés

1. GI1 Shangyang

Localisation : à 0,1 cun en arrière de l'angle unguéal, du côté radial de l'index. (Fig.20)

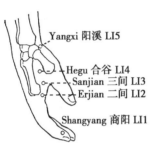

Indications : apoplexie, coma, douleurs dentaires, surdité, paresthésie des doigts et hyperthermie.

C'est le point *jing*-puits du méridien.

2. GI2 Erjian

Localisation : sur la face dorsale de la main, dans une dépression en avant de la deuxième articulation métacarpo-phalangienne, sur le bord radial de l'index. (Fig.20)

Indications : douleurs dentaires (incisives), paralysies faciales, bouche sèche, enflure et douleur de la gorge, paresthésies des doigts et maladies fébriles.

C'est le point *ying*-ruisseau du méridien.

3. GI3 Sanjian

Localisation : sur la face dorsale de la main, en arrière et au bord radial de la deuxième articulation métacarpo-phalangienne de l'index. (Fig.20)

主治要点

本经腧穴主治口、齿、鼻等头面器官病、咽喉病及经脉循行所过的上肢外侧前缘、肩前、颈部的病变。

常用腧穴

1. 商阳

【位置、取法】在示指桡侧，距指甲角0.1寸（见图20）。

Fig. 20 Les points de la main du méridien du Gros Intestin

图20 手阳明大肠经手部经穴图

【主治】中风，昏迷；齿痛，耳聋；手指麻木；高热。

【备注】手阳明经之"井"穴。

2. 二间

【位置、取法】微握拳，第二掌指关节前，桡侧凹陷中（见图20）。

【主治】齿痛，面瘫，口干，咽喉肿痛；手指麻木；热病。

【备注】手阳明经之"荥"穴。

3. 三间

【位置、取法】微握拳，第二掌指关节后，桡侧凹陷中（见图20）。

Indications : douleurs dentaires, épistaxis, enflure et douleur de la gorge, enflure et douleur du dos de la main, paresthésies des doigts et somnolence.

C'est le point *shu*-rivière du méridien.

4. GI4 Hegu

Localisation : sur la face dorsale de la main, entre le 1er et le 2e métacarpiens, près du bord radial du 2e métacarpien. (Fig.20) Une autre façon pour localiser ce point : poser le pli interphalangien du pouce droit sur le bord palmaire tendu des deux premiers doigts de la main gauche, l'extrémité du pouce droit tombe sur le point. (Fig.21)

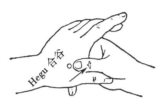

Indications : rougeur, enflure et douleur des yeux, paralysies faciales (déviation du visage et de la bouche), épistaxis, douleurs dentaires, céphalées, douleur et œdème de la gorge, douleurs abdominales, diarrhées, constipation,dysenterie, rhume, toux sans sueurs ou sueurs abondantes ; en gynéco-obstétrique : travail retardé, cycles menstruels irréguliers ; attaque vasculo-cérébrale avec atrophie des quatre membres et hémiplégie, convulsion infantile, contracture et paralysies des doigts.

C'est le point *yuan*-source du méridien.

5. GI5 Yangxi

Localisation : sur le bord radial du poignet entre le long abducteur du pouce et le court extenseur du pouce. (Fig.20)

Indications : céphalées, odontalgies, acouphène, surdité, états dépressifs et maniaques, épilepsies, contracture et douleurs du poignet.

C'est le point *jing*-fleuve du méridien.

【主治】齿痛，衄血，咽喉肿痛；手背肿痛，手指麻木，嗜睡。

【备注】手阳明经之"输"穴。

4. 合谷

【位置、取法】手背第一二掌骨间，平第二掌骨桡侧的中点处（见图20）。拇、食二指张开，以一手拇指关节横纹放在另一手的虎蹼缘上，当拇指尖下是穴（见图21）。

Fig. 21 Un moyen simple pour localiser Hegu GI4
图21 手阳明大肠经合谷穴简便取穴图

【主治】目赤肿痛，面瘫，齿痛，鼻衄，咽喉肿痛；腹痛，泄泻，便秘，痢疾；感冒，咳嗽，无汗，多汗；滞产，月经不调。中风闭证，小儿惊风；半身不遂，指挛。

【备注】手阳明经之"原"穴。

5. 阳溪

【位置、取法】位于腕背横纹桡侧端，大拇指向上翘起时，当拇短伸肌腱与拇长伸肌腱之间的凹陷中（见图20）。

【主治】头痛，齿痛，耳鸣，耳聋；癫证，狂证，痫证；手腕挛痛。

【备注】手阳明经之"经"穴。

6. GI6 Pianli

Localisation : coude fléchi, le point est situé sur le bord radial de l'avant-bras, sur la ligne reliant Yangxi GI5 et Quchi GI11, à 3 cun au-dessus de Yangxi GI5. (Fig.22)

Indications : acouphène, surdité, douleurs dentaires, paralysie faciale, douleur et contracture de l'avant-bras.

C'est le point *luo*-communication du méridien.

7. GI7 Wenliu

Localisation : coude fléchi, le point est situé sur le bord radial de l'avant-bras, sur la ligne reliant Yangxi GI5 et Quchi, à 5 cun au-dessus de Yangxi GI5. (Fig.22)

Indications : céphalées, épistaxis, enflure et douleur de la gorge, borborygmes, douleurs abdominales, douleurs aiguës de l'épaule et du bras.

C'est le point *xi*-d'urgence du méridien.

6. 偏历

【位置、取法】侧掌屈肘，在前臂背面桡侧，当阳溪与曲池连线上，腕横纹上3寸（见图22）。

【主治】耳鸣，耳聋，齿痛，面瘫；前臂挛痛。

【备注】手阳明经之"络"穴。

7. 温溜

【位置、取法】屈肘，在前臂背面桡侧，当阳溪与曲池连线上，腕横纹上5寸（见图22）。

【主治】头痛，鼻衄，咽喉肿痛；肠鸣腹痛；肩臂酸痛。

【备注】手阳明经之"郄"穴。

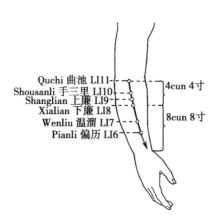

Fig. 22 Les points de l'avant-bras méridien du Gros Intestin

图22 手阳明经大肠前臂部经穴图

8. GI10 Shousanli

Localisation : sur la ligne reliant Yangxi GI5 et Quchi GI11, à 2 cun au-dessous du pli du coude. (Fig.22)

Indications : douleurs dentaires, joues enflées, borborygmes, douleurs abdominales, diarrhées, paralysie des membres supérieurs.

8. 手三里

【位置、取法】当阳溪与曲池连线上，肘横纹下2寸（见图22）。

【主治】齿痛颊肿；肠鸣腹痛；腹泻；上肢不遂。

9. GI11 Quchi

Localisation : quand le coude est fléchi à 90°, le point est situé à mi-distance entre le point Chize P5 et l'épicondyle latérale de l'humérus. (Fig.22 et 23)

Indications : douleurs dentaires, rougeur enflure et douleur des yeux, enflure et douleur de gorge, douleurs et distension abdominales, diarrhées, paralysie des membres supérieurs, contractures et douleurs du coude et du bras, maladies fébriles, hypertension, urticaire.

C'est le point *he*-mer du méridien.

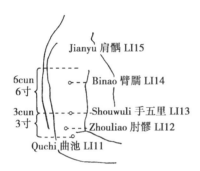

9. 曲池

【位置、取法】屈肘90度，当尺泽与肱骨外上髁连线中点处（见图22、图23）。

【主治】齿痛，目赤肿痛，咽喉肿痛；腹痛，腹胀，腹泻；上肢不遂，肘臂挛痛；热病，高血压病，瘾疹。

【备注】手阳明经之"合"穴。

Fig. 23 Les points du bras du méridien du Gros Intestin
图23 手阳明大肠经前上臂部经穴图

10. GI12 Zhouliao

Localisation : à un cun au-dessus et en dehors de Quchi GI11, sur le bord externe de l'humérus. (Fig.23)

Indications : contractures et douleurs du coude et du bras, paresthésies des membres supérieurs.

11. GI13 Shouwuli

Localisation : sur la ligne reliant Quchi GI11 et Jianyu GI15 à 3 cun au-dessus de Quchi GI11. (Fig.23)

Indications : contractures et douleurs du coude et du bras, scrofules et somnolence.

12. GI14 Binao

Localisation :sur la ligne joignant Quchi GI11 et Jianyu GI15, à 7 cun au-dessus de Quchi GI11. (Fig.23)

Indications : douleurs de l'épaule et du bras, contractures et raideur du cou, myopie, héméralopie

10. 肘髎

【位置、取法】屈肘，曲池上方1寸，当肱骨边缘处（见图23）。

【主治】肘臂挛痛，上肢麻木。

11. 手五里

【位置、取法】位于曲池与肩髃的连线，曲池穴上3寸处（见图23）。

【主治】肘臂挛痛；瘰疬；嗜卧。

12. 臂臑

【位置、取法】曲池与肩髃的连线，曲池穴上7寸处（见图23）。

【主治】肩臂痛，项强；近视，雀目；瘰疬。

et scrofules.

13. GI15 Jianyu

Localisation : à la région antéro-inférieure de l'acromion, dans un creux qui se forme quand on lève le bras horizontalement. (Fig.23)

Indications : douleurs de l'épaule et du bras, paralysie, atrophie membres supérieurs (syndrome *weibi*), urticaires, scrofules.

14. GI18 Futu

Localisation : à 3 cun en dehors de la pomme d'Adam, entre les 2 faisceaux du muscle sterno-cléido-mastoïdien. (Fig.24)

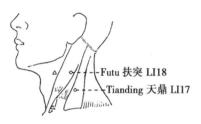

Fig. 24 Les points du cou du méridien du Gros Intestin
图 24 手阳明大肠经颈部经穴图

Indications : toux, asthme, enflure et douleur de gorge, scrofules et goitre.

15. GI19 Kouheliao

Localisation : à 0,5 cun horizontalement en dehors du Shuigou DM26, situé à la jonction du 1/3 supérieur et du 1/3 moyen du sillon naso-labial. (Fig.25)

Indications : douleurs dentaires, paralysies faciales et des maladies du nez.

16. GI20 Yingxiang

Localisation : à 0,5 cun du milieu du bord externe de l'aile du nez, dans le sillon naso-labial. (Fig.25)

Indications : congestion nasale, sinusites, épistaxis, paralysies faciales, état morbide causé l'ascaridiose (coliques abdominales, agitation, refroidisse-

13. 肩髃

【位置、取法】肩峰端下缘，当肩峰与肱骨大结节之间，三角肌上部中央（见图23）。

【主治】肩臂疼痛，上肢痿痹；瘾疹；瘰疬。

14. 扶突

【位置、取法】喉结旁开3寸，当胸锁乳突肌胸骨头与锁骨头之间（见图24）。

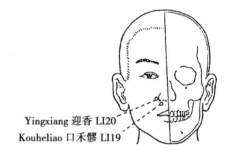

Fig.25 Les points de la tête du méridien du Gros Intestin
图25 手阳明大肠经前头面部经穴

【主治】咳嗽，气喘；咽喉肿痛；瘰疬，瘿气。

15. 口禾髎

【位置、取法】在上唇部，鼻孔外缘直下，平水沟穴（见图25）。

【主治】齿痛，面瘫，鼻病。

16. 迎香

【位置、取法】鼻翼外缘中点旁开，鼻唇沟中取穴（见图25）。

【主治】鼻塞，鼻渊，鼻衄；面瘫；蛔厥。

ments des extrémités, etc.).

2.1.5 Méridien du Triple Réchauffeur, Shou Shaoyang

(Triple Réchauffeur : Triple Energizer, TE)

Trajet

Le méridien débute à l'extrémité de l'annulaire, se dirige sur la face dorsale de la main entre le 4e et 5e métacarpiens vers le poignet, gagne l'espace interosseux de l'avant-bras, passe au coude, monte au bras et à l'épaule, passe en arrière de Zu Shaoyang (VB), entre dans la région sus-claviculaire (Quepen), se lie au Maître du Cœur, descend au diaphragme et pénètre dans les réchauffeurs supérieur, moyen et inférieur (Sanjiao). Une branche part de la poitrine, sort au niveau sus-claviculaire, de là il monte au cou, longe le bord postérieur de l'oreille et jusqu'à l'angle antérieur de la naissance des cheveux et ressort à la pommette. Une autre branche part en arrière de l'oreille, pénètre dans l'oreille, ressort au devant de l'oreille, descend et croise la branche précédente au niveau de la joue et se termine à la commissure externe de l'œil et se connecte au méridien de la Vésicule Biliaire. (Fig.26)

2.1.5　手少阳三焦经

循行分布

起于无名指末端，向上出于四、五掌指关节之间，沿手背、腕关节，上臂外侧中央向上到肩部，向前下进入缺盆，分布于胸中，散络心包，向下通过膈部，依次连属于上、中、下三焦。分支一：从胸中浅出于缺盆，上行至后项部，联系到耳后，直上出耳上方，再折向下行至面颊，抵达目下颧骨部。分支二：从耳后进入耳中，出行到耳前，经上关，与前一支脉交于面颊，抵达目外眦，和足少阳胆经相接（见图26）。

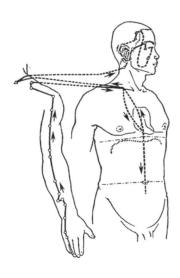

Fig.26 Trajet du méridien du Triple Réchauffeur Shou Shaoyang

图26 手少阳三焦经循行示意图

Viscères associés : Trois Réchauffeurs, Maître du Cœur.

联系脏腑：三焦、心包。

Organes associés : yeux et oreilles.

联系器官：目、耳。

Indications

主治要点

Elles concernent les affections de la tête, des oreilles, des yeux et de la gorge, ainsi que les maladies correspondant au trajet du méridien.

本经腧穴主治侧头病，耳、目、咽喉病，以及经脉循行所过部位的其他病证。

Les points les plus utilisés

常用腧穴

1. TR1 Guanchong

1. 关冲

Localisation : à 0,1 cun en arrière de l'angle unguéal interne de l'annulaire. (Fig.27)

【位置、取法】无名指末节尺侧，距指甲角 0.1 寸（见图 27）。

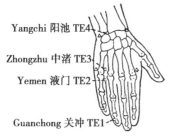

Fig. 27 Les points de la main du méridien Triple Réchauffeur

图 27 手少阳三焦经手部经穴图

Indications : apoplexie, coma, céphalées, rougeur enflure et douleur des yeux, acouphène, surdité, enflure et douleur de gorge et hyperthermie.

【主治】中风，昏迷；头痛；目赤肿痛；耳鸣，耳聋；咽喉肿痛；高热。

C'est le point *jing*-puits du méridien.

【备注】手少阳经之"井"穴。

2. TR2 Yemen

2. 液门

Localisation : entre les 4e et 5e métacarpiens, en avant de l'articulation métacarpo-phalangienne. (Fig.27)

【位置、取法】手背，当第四、五指间，指蹼缘后方赤白肉际处。（见图 27）

Indications : céphalées, rougeur enflure et douleur des yeux, acouphène, surdité, enflure et douleur de gorge, paresthésies des doigts, œdèmes et douleurs de la face dorsale de main et maladies fébriles.

【主治】头痛；目赤肿痛；耳鸣，耳聋；咽喉肿痛；手指麻木；手背肿痛；热病。

C'est le point *ying*-ruisseau du méridien.

【备注】手少阳经之"荥"穴。

3. TR3 Zhongzhu

Localisation : situé sur la face dorsale de la main, dans une dépression entre les 4ᵉ et 5ᵉ métacarpiens. (Fig.27)

Indications : céphalées, vertiges, rougeur enflure et douleur des yeux, acouphène, surdité, enflure et douleur de gorge, douleurs aiguës de l'épaule, du dos, du coude et du bras, contractures et douleurs des doigts.

C'est le point *shu*-rivière du méridien.

4. TR4 Yangchi

Localisation : situé sur la face dorsale du pli du poignet dans un creux, à côté du tendon extenseur des doigts, entre le 3ᵉ et le 4ᵉ métacarpiens. (Fig.27)

Indications : acouphène, surdité, enflure et douleur de gorge, douleur de l'articulation du poignet, paralysie et douleurs des membres supérieurs (syndrome *wei bi*), diabètes.

C'est le point *yuan*-source du méridien.

5. TR5 Waiguan

Localisation : à 2 cun au-dessus du pli du poignet entre radius et cubitus, sur la ligne joignant Yangchi TR4 et l'olécrane. (Fig.28)

Indications : migraines (hémicrânie), paralysies faciales, acouphène, surdité, rougeur enflure et douleur des yeux, douleur des côtes et de la zone latérale des côtes, contractures et douleurs du coude et du bras, rhume, maladies fébriles.

C'est le point *luo*-communication et un point d'ouverture des 8 Vaisseaux curieux associé à Yangwei.

6. TR6 Zhigou

Localisation : face dorsale de l'avant-bras, à 3 cun au-dessus du pli du poignet entre radius et cubitus. (Fig.28)

Indications : perte soudaine de voix, acouphène, surdité, douleur de l'hypocondre, douleurs aiguës de l'épaule et du dos, constipation, maladies fébriles.

3. 中渚

【位置、取法】手背，当无名指掌指关节的后方，第四、五掌骨间的凹陷处（见图27）。

【主治】头痛；目眩，目赤肿痛；耳鸣，耳聋；咽喉肿痛；肩背肘臂酸痛，手指挛痛。

【备注】手少阳经之"输"穴

4. 阳池

【位置、取法】腕背横纹中，当指总伸肌腱的尺侧缘凹陷处。或俯掌于第三四掌骨间直上与腕背横纹交点处的凹陷中取穴（见图27）。

【主治】耳鸣，耳聋；咽喉肿痛；腕关节疼痛，上肢痿痹；消渴。

【备注】手少阳经之"原"穴。

5. 外关

【位置、取法】在前臂背侧，当阳池与肘尖的连线上，腕横纹上2寸，尺骨与桡骨之间（见图28）。

【主治】偏头痛；面瘫；耳鸣，耳聋；目赤肿痛；胁痛，肘臂挛痛；感冒，热病。

【备注】手少阳经之"络"穴，八脉交会穴之一，通于阳维脉。

6. 支沟

【位置、取法】前臂背侧，腕横纹上3寸，尺骨与桡骨之间（见图28）。

【主治】暴喑；耳鸣，耳聋；胁痛，肩背酸痛；便秘；热病。

C'est le point *jing*-fleuve du méridien.

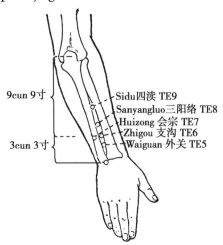

9cun 9寸

Sidu四渎 TE9
Sanyangluo三阳络 TE8
Huizong 会宗 TE7
Zhigou 支沟 TE6
Waiguan 外关 TE5

3cun 3寸

Fig. 28 Les points de l'avant-bras du méridien Triple Réchauffeur

图28 手少阳三焦经前臂经穴图

7. TR7 Huizong

Localisation : face dorsale de l'avant-bras, à 3 cun au-dessus du pli du poignet sur le bord cubital de Zhigou TR6 et le bord externe du cubitus. (Fig.28)

Indications : surdité, douleurs *bi* des membres supérieurs.

C'est le point *xi*-d'urgence du méridien.

8. TR8 Sanyangluo

Localisation : sur la face dorsale de l'avant-bras, à 4 cun du pli du poignet, entre le radius et cubitus, sur la ligne joignant Yangchi TR4 et l'olécrane. (Fig.28)

Indications : surdité, douleurs dentaires, enflure et douleurs de gorge, perte de voix soudaine et douleurs *bi* des membres supérieurs.

9. TR10 Tianjing

Localisation : situé sur le côté latéral du bras, à 1 cun au-dessus de l'olécrane, dans un un creux, quand on fléchit le coude. (Fig.29)

Indications : surdité, migraines, douleur des côtes et de la zone latérale des côtes, contracture et douleur du coude, du bras, épilepsie.

C'est le point *he*-mer du méridien.

10. TR13 Naohui

Localisation : situé sur le côté latéral du bras, sur

7. 会宗

【位置、取法】前臂背侧，腕横纹上3寸，支沟尺侧，尺骨的桡侧缘。（见图28）

【主治】耳聋；上肢痹痛。

【备注】手少阳经之"郄"穴。

8. 三阳络

【位置、取法】前臂背侧，阳池与肘尖的连线上，腕横纹上4寸，尺骨与桡骨之间。（见图28）

【主治】耳聋，牙痛，咽喉肿痛，暴喑，上肢痹痛。

9. 天井

【位置、取法】臂外侧，屈肘时，当肘尖直上1寸凹陷处（见图29）。

【主治】耳聋；偏头痛，胁痛，肘臂挛痛；癫痫。

【备注】手少阳经之"合"穴。

10. 臑会

【位置、取法】臂外侧，当肘尖与肩髎连线

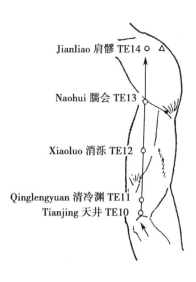

Jianliao 肩髎 TE14

Naohui 臑会 TE13

Xiaoluo 消泺 TE12

Qinglengyuan 清冷渊 TE11
Tianjing 天井 TE10

Fig. 29 *Les points du haut du bras du méridien Triple Réchauffeur*

图 29　手少阳三焦经上臂部经穴图

la ligne joignant le sommet du coude et Jianliao TR14, à 3 cun au-dessous de TR14 et sur le bord postérieur du deltoïde. (Fig.29)

Indications : douleurs de l'épaule, du bras, scrofules, goître.

11. TR14 Jianliao

Localisation : sur l'épaule, dans un creux en arrière de l'acromion quand le bras est en abduction. (Fig.29)

Indications : douleur de l'épaule et du bras, mauvaise fonction des articulations.

12. TR17 Yifeng

Localisation : derrière le lobule de l'oreille, dans un creux entre la mandibule et la mastoïde. (Fig.30)

上，肩髎下3寸，三角肌的后下缘（见图29）。

【主治】肩臂痛；瘰疬，瘿气。

11. 肩髎

【位置、取法】肩部，肩峰后下方之凹陷中（见图29）。上臂外展平举，肩关节部于肩峰后下方呈现的凹陷处。

【主治】肩臂痛，肩关节活动不利。

12. 翳风

【位置、取法】耳垂后方，当乳突与下颌角之间凹陷处（见图30）。

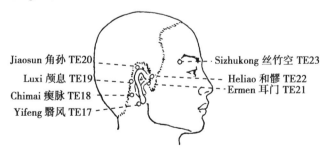

Jiaosun 角孙 TE20
Luxi 颅息 TE19
Chimai 瘈脉 TE18
Yifeng 翳风 TE17

Sizhukong 丝竹空 TE23
Heliao 和髎 TE22
Ermen 耳门 TE21

Fig. 30 *Les points de la tête et du visage du méridien Triple Réchauffeur*

图 30　手少阳三焦经头面部经穴图

Indications : paralysies faciales, acouphène, surdité, enflure des joues, douleurs dentaires, hoquet.

【主治】面瘫；耳鸣，耳聋；颊肿；牙痛；呃逆。

13. TR20 Jiaosun

Localisation : au sommet de l'oreille, naissance des cheveux. (Fig. 30) Plier le pavillon de l'oreille, le point se trouve juste au niveau de l'apex de l'oreille.

Indications : migraines, enflure de joues, acouphène, surdité, cataracte, douleurs dentaires.

14. TR21 Ermen

Localisation : sur la face, en avant de l'échancrure supérieure du tragus dans un creux qui se forme quand on ouvre la bouche. (Fig.30)

Indications : acouphène, surdité, otorrhée, douleurs dentaires, et enflure des joues.

15. TR23 Sizhukong

Localisation : situé dans un creux, à l'extrémité externe du sourcil. (Fig.30)

Indications : céphalées, sensations vertigineuses, rougeur enflure et douleur des yeux, tic de la paupière, douleurs dentaires, épilepsie.

2.1.6 Méridien de l'Intestin Grêle, Shou Taiyang

(Intestin Grêle : Small Intestin, SI)

Trajet :

Débute à l'extrémité de l'auriculaire, longe le bord interne de la main jusqu'au poignet, suit le bord externe de l'avant-bras, passe entre 2 tendons du côté externe du coude, suit le bord postérieur du bras, arrive à la partie postérieure de l'articulation de l'épaule, contourne l'omoplate, atteint le Du Mai au niveau de la 7ᵉ vertèbre cervicale s'unit au vaisseau opposé, descend au creux sus-claviculaire (Quepen), pénètre dans le thorax et se lie avec le cœur, puis remonte au pharynx, descend au diaphragme, gagne l'estomac pour entrer dans l'intestin grêle auquel il est attribué. Une branche part du creux sus-claviculaire, remonte au cou, arrive en arrière de l'angle maxillaire inférieur où il se divise en 2 branches : la première gagne la commissure externe de l'œil et pénètre dans l'oreille,

13. 角孙

【位置、取法】头部，当耳尖直上入发际处（见图30）。折耳郭向前，当耳翼尖所直之发际处。

【主治】偏头痛，颊肿；耳鸣，耳聋；目翳；牙痛。

14. 耳门

【位置、取法】面部，当耳屏上切迹的前方，下颌骨髁状突后缘，张口有凹陷处（见图30）。

【主治】耳鸣；耳聋；聤耳；牙痛；颊肿。

15. 丝竹空

【位置、取法】面部，眉梢凹陷处（见图30）。

【主治】头痛；目眩；目赤肿痛，眼睑瞤动；牙痛；癫痫。

2.1.6 手太阳小肠经

循行分布

起于小指外侧端，沿手掌尺侧缘上行到腕部，出于尺骨小头部，直上沿尺骨尺侧缘（下缘），上出于肘内侧肱骨内上髁和尺骨鹰嘴之间，向上沿上臂外侧后缘，上出于肩后关节缝部，绕行肩胛，交会肩上，向前下由缺盆入内，联络于心，沿食管向下穿过膈，抵达胃部，连属于小肠。分支一：从缺盆向上沿颈部，上行到面颊，抵目外眦，再向后进入耳中。分支二：从面颊部分出，上行到眼眶下方，抵达鼻到目内眦，交足太阳膀胱经（见图31）。

la seconde se dirige vers la commissure interne de l'œil et se relie au méridien de la Vessie puis redescend au bord inférieur de l'arcade zygomatique. (Fig.31)

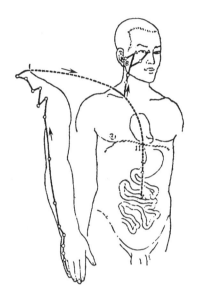

Fig. 31 Trajet du méridien de l'Intestin Grêle, Shou Taiyang

图31 手太阳小肠经循行示意图

Viscères associés : Intestin Grêle, Cœur, Estomac

Organes associés : gorge, oreilles, nez et yeux.

Indications

Les indications concernent les différentes parties de la face et de la gorge, les maladies fébriles, les pathologies des membres supérieurs (face postérieure), de l'épaule et du cou.

Les points les plus utilisés

1. IG1 Shaoze

Localisation : à 0,1 cun en arrière de l'angle unguéal, du côté cubital de l'auriculaire. (Fig.32)

联系脏腑：小肠、心、胃。

联系器官：咽、耳、鼻、目。

主治要点

本经腧穴主治头面器官病，咽喉病，热病及经脉循行所过的上肢外侧后缘，肩胛，颈项，面部病变。

常用腧穴

1. 少泽

【位置、取法】小指末节尺侧，距指甲角0.1寸（见图32）。

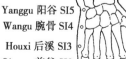

Yanggu 阳谷 SI5
Wangu 腕骨 SI4
Houxi 后溪 SI3
Qiangu 前谷 SI2
Shaoze 少泽 SI1

Fig. 32 Les points de la main du méridien de l'Intestin Grêle

图32 手太阳小肠经手部经穴图

Indications : apoplexie, coma, cataracte, acouphène, surdité, enflure et douleur de la gorge, abcès du sein et insuffisance de lactation (hypogalactie).

Point *jing*-puits du méridien.

2. IG2 Qiangu

Localisation : sur le bord cubital de l'auriculaire, en avant de l'articulation métacarpo-phalangienne. (Fig.32)

Indications : céphalées, rougeur enflure et douleur des yeux, acouphène, surdité, hypogalactie, paresthésie des doigts.

C'est le point *ying*-ruisseau du méridien.

3. IG3 Houxi

Localisation : au bord cubital de la main, en arrière de l'articulation métacarpo-phalangienne de l'auriculaire, quand on ferme le poing, à l'extrémité de la ligne du cœur. C'est le point *shu*-rivière. (Fig.32)

Indications : rougeur, enflure et douleur des yeux, surdité, enflure et douleur de la gorge, états maniaques dépressifs et maniaques, épilepsie, torticolis, lombago, contractures et douleurs du coude et du bras, paresthésie des doigts, paludisme et les maladies fébriles.

C'est le point *shu*-rivière du méridien et également le point d'ouverture des 8 Vaisseaux curieux associé au Vaisseau Gouverneur.

4. IG4 Wangu

Localisation : sur le bord cubital de la main, en avant du poignet, derrière la base du 5e métacarpien. (Fig.32)

Indications : raideur et douleur du cou et de la tête, cataracte, acouphène, surdité, distension abdominale avec douleur, douleur du poignet, paresthésie des doigts, maladies fébriles, paludisme, jaunisse (ictère).

Point *yuan*-source du méridien.

【主治】中风，昏迷，目翳，耳鸣，耳聋，咽喉肿痛；乳痈，乳少。

【备注】手太阳经之"井"穴。

2. 前谷

【位置、取法】手尺侧，微握拳，当第五掌指关节前的掌指横纹头赤白肉际处。（见图32）

【主治】头痛；目赤肿痛；耳鸣，耳聋；乳少；手指麻木。

【备注】手太阳经之"荥"穴。

3. 后溪

【位置、取法】手尺侧，微握拳，当第五掌指关节后的远侧掌横纹赤白肉际处。（见图32）

【主治】目赤肿痛；耳聋；咽喉肿痛；癫、狂、痫证；落枕；急性腰扭伤；肘臂挛痛，手指麻木；疟疾，热病。

【备注】手太阳经之"输"穴，八脉交会穴之一，通于督脉。

4. 腕骨

【位置、取法】手尺侧，当第五掌骨基底与三角骨之间的凹陷处赤白肉际。（见图32）

【主治】头项强痛；目翳；耳鸣，耳聋；腹胀腹痛；腕关节疼痛，手指麻木；热病，疟疾，黄疸。

【备注】手太阳经之"原"穴。

5. IG5 Yanggu

Localisation : du côté cubital de l'articulation du poignet, dans le creux situé entre l'apophyse styloïde du cubitus et l'os pisiforme. (Fig.32)

Indications : céphalées, rougeur enflure et douleur des yeux, acouphène, surdité, états dépressifs et maniaques, épilepsie, contracture et douleur du coude, du bras et du poignet, maladies fébriles d'origine externe.

Point *jing*-fleuve du méridien.

6. IG6 Yanglao

Localisation : à la face postérieure de l'avant-bras, sur le cubitus, à 1 cun au-dessus de la styloïde cubitale. (Fig.33)

Indicasions : vision floue, douleurs aiguës de l'épaule, du dos, du coude et du bras.

Point *xi*-d'urgence du méridien.

7. IG7 Zhizheng

Localisation : sur la ligne joignant Yanggu IG5 et Xiaohai IG8 au bord cubital de l'avant-bras, à 5 cun au-dessus de Yanggu IG5 (du pli du poignet). (Fig.33)

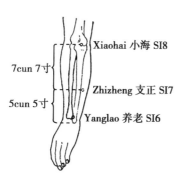

5. 阳谷

【位置、取法】手腕尺侧，尺骨茎突与三角骨间之凹陷处。（见图32）

【主治】头痛，齿痛，目赤肿痛；耳鸣，耳聋，癫，狂，痫证；肘臂挛痛；腕关节疼痛；外感热病。

【备注】手太阳经之"经"穴。

6. 养老

【位置、取法】手臂背面尺侧，尺骨小头近端桡侧凹陷中。（见图33）

【主治】目视不明；肩背肘臂酸痛。

【备注】手太阳经之"郄"穴。

7. 支正

【位置、取法】前臂背面尺侧，当阳谷与小海的连线上，腕背横纹上5寸（见图33）。

Fig. 33 Les points de l'avant-bras du méridien de l'Intestin Grêle

图33 手太阳小肠经前臂部经穴图

Indications : céphalées, sensations vertigineuses, états maniaques et dépressifs, raideur du cou, contractures et douleur du coude et du bras.

Point *luo*-communication du méridien.

8. IG8 Xiaohai

Localisation : coude fléchi à 90°, dans un creux

【主治】头痛，目眩，癫证，狂证；项强，肘臂挛痛。

【备注】手太阳经之"络"穴。

8. 小海

【位置、取法】肘内侧，当尺骨鹰嘴与肱骨

situé entre l'olécrâne du cubitus et l'épicondyle interne de l'humérus. (Fig.33)

Indications : céphalées, vertiges, acouphène, surdité, épilepsie, contracture et douleur du coude et du bras.

C'est le point *he*-mer du méridien.

9. IG9 Jianzhen

Localisation : à un cun au-dessus de l'extrémité du pli axillaire postérieur, en bas et en arrière de l'articulation scapulo-humérale. (Fig.34)

Indications : douleur de la région scapulaire, impossibilité de lever le bras, engourdissement du membre supérieur, acouphène et surdité.

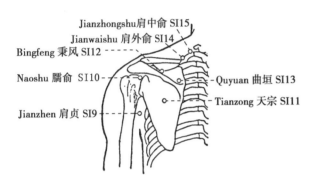

10. IG10 Naoshu

Localisation : au-dessus du IG9 dans un creux sous l'épine de l'omoplate. (Fig.34)

Indications : douleur de l'épaule et scrofules.

11. IG11 Tianzong

Localisation : au niveau de la 4e vertèbre dorsale, dans la fosse sous-épineuse. (Fig.34)

Indications : douleur de la région scapulaire, toux, asthme, abcès du sein.

12. IG12 Bingfeng

Localisation : directement au-dessus de Tianzong IG11, au-dessus de l'épine de l'omoplate, dans un creux lorsque le bras est levé verticalement. (Fig.34)

Indications : douleur de la région scapulaire, im-

内上髁之间凹陷处。（见图33）

【主治】头痛目眩；耳鸣耳聋；癫痫；肘臂挛痛。

【备注】手太阳经之"合"穴。

9. 肩贞

【位置、取法】肩关节后下方，臂内收时，腋后纹头上1寸（见图34）。

【主治】肩关节疼痛，肩不能举，上肢麻木；耳鸣，耳聋。

Fig. 34 Les points de l'épaule et du dos du méridien de l'Intestin Grêle

图34 手太阳小肠经肩背部经穴图

10. 臑俞

【位置、取法】肩部，当腋后纹头直上，肩胛冈下缘凹陷中。（见图34）

【主治】肩臂疼痛；瘰疬。

11. 天宗

【位置、取法】肩胛部，当冈下窝中央凹陷处，与第四胸椎相平。（见图34）

【主治】肩胛疼痛；咳嗽；气喘；乳痈。

12. 秉风

【位置、取法】肩胛部，冈上窝中央，天宗直上，举臂有凹陷处。（见图34）

【主治】肩胛疼痛，肩不能举，上肢麻木。

possibilité de lever le bras et engourdissement des membres supérieurs.

13. IG13 Quyuan

Localisation : situé sur l'extrémité médiale de la fosse sus-scapulaire à mi-chemin entre Naoshu IG10 et l'apophyse épineuse de la 2ᵉ vertèbre thoracique. (Fig.34)

Indications : douleurs de la région scapulaire.

14. IG14 Jianwaishu

Localisation : situé à la partie supérieure de l'omoplate, dans un creux à 3 cun de la première vertèbre dorsale. (Fig.34)

Indications : douleurs aiguës de l'épaule et du dos, raideur et douleurs du cou, toux et asthme.

15. IG15 Jianzhongshu

Localisation : situé sur la partie supérieure de l'omoplate, dans un creux à 2 cun de la 7ᵉ vertèbre cervicale. (Fig.34)

Indications : douleurs aiguës de l'épaule et du dos, céphalées, raideur et douleur du cou, toux et asthme.

16. IG17 Tianrong

Localisation : au-dessous de l'oreille, en arrière de l'angle maxillaire inférieur et dans une dépression en avant du muscle sterno-cléido-mastoïdien. (Fig.35)

Indications : acouphènes, surdité, douleurs et enflure de gorge, douleur et enflure du cou.

17. IG18 Quanliao

Localisation : dans un creux, au-dessous et à la pointe de l'os malaire. (Fig.36)

13. 曲垣

【位置、取法】肩胛部，冈上窝内侧端，当臑俞与第二胸椎棘突连线中点处（见图34）。

【主治】肩胛疼痛。

14. 肩外俞

【位置、取法】在背部，当第一胸椎棘突下，旁开3寸（见图34）。

【主治】肩背酸痛；颈项强痛；咳嗽，气喘。

15. 肩中俞

【位置、取法】在背部，当第七颈椎棘突下，旁开2寸（见图34）。

【主治】肩背酸痛；头痛项强；咳嗽，气喘。

16. 天容

【位置、取法】颈外侧，当下颌角的后方，胸锁乳突肌前缘凹陷中（见图35）。

【主治】耳鸣，耳聋；咽喉肿痛；颈项肿痛。

17. 颧髎

【位置、取法】面部，当目外眦直下，颧骨下缘凹陷处（见图36）。

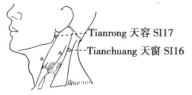

Fig. 35 Les points du cou du méridien de l'Intestin Grêle
图35 手太阳小肠经颈部经穴图

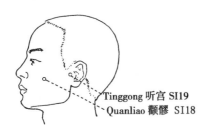

Tinggong 听宫 SI19
Quanliao 颧髎 SI18

Indication : paralysie faciale, tic de la paupière, douleurs dentaires et gonflement de la joue.

18. IG19 Tinggong

Localisation : devant le tragus, dans un creux quand la bouche est ouverte. (Fig.36)

Indications : acouphène, surdité, otorrhées, douleurs dentaires, états dépressifs et maniaques, épilepsie.

2.1.7 Méridien de la Rate, Zu Taiyin

(Rate : Spleen, SP)

Trajet

Le méridien de la Rate commence à l'extrémité du gros orteil, de là il monte, suit le bord interne du pied suivant la ligne de jonction de la peau rouge et blanche. Puis il passe en avant et en dessous de la malléole interne, longe le bord postéro-interne du tibia, croise le méridien du Foie (Zu Jueyin), gagne le genou, suit la partie interne de la cuisse, entre dans l'abdomen, pénètre dans la rate, communique avec l'estomac, traverse le diaphragme, gagne le pharynx et se répartit à la base de la langue (Fig.37). Un vaisseau part de l'estomac, traverse le diaphragme et se jette dans le cœur.

Viscères associés : Rate, Estomac, Cœur et Intestins.

Organes associés : gorge, langue et organes génitaux.

【主治】面瘫，眼睑瞤动；齿痛颊肿。

18. 听宫

【位置、取法】面部，耳屏前，下颌骨髁状突的后方，张口时呈凹陷处（见图36）。

【主治】耳鸣，耳聋，聤耳；齿痛；癫狂痫。

2.1.7 足太阴脾经

循行分布

起于大趾末端，沿大趾内侧赤白肉际，经过第一跖趾关节，第一跖骨基底部前上向内踝前缘，经小腿内侧，沿胫骨内侧后缘（在内踝上八寸处）交出足厥阴肝经之前，而行于足厥阴和足少阴肾经之前，沿膝、大腿内侧前缘，进入腹内，连属于脾脏，络于胃腑，通过横膈，挟食道上行，连舌根，散布到舌下。其支脉从胃分出向上通过横膈注入心中，交手少阴心经。（见图37）

联系脏腑：脾、胃、心、小肠。

联系器官：咽、舌、阴器。

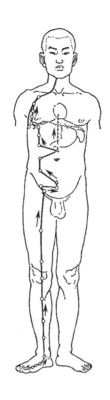

Fig. 37 Trajet du méridien de la Rate, Zu Taiyin

图 37 足太阴脾经循行示意图

Indications

Les pathologies de la Rate et de l'Estomac, les pathologies gynécologiques, les problèmes génitaux sont concernés par le méridien, ainsi que les troubles sur le trajet du méridien.

主治要点

本经腧穴主治脾胃病，妇科，前阴病及经脉循行所过部位的其他病证。

Les points les plus utilisés

1. RT1 Yinbai

Localisation : à 0,1 cun en arrière de l'angle unguéal interne du gros orteil. (Fig.38)

常用腧穴

1. 隐白

【位置、取法】足大趾末节内侧，距趾甲角 0.1 寸（见图38）。

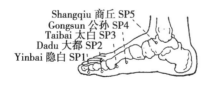

Shangqiu 商丘 SP5
Gongsun 公孙 SP4
Taibai 太白 SP3
Dadu 大都 SP2
Yinbai 隐白 SP1

Fig. 38 Les points du pied du méridien de la Rate

图 38 足太阴脾经足部经穴图

Indications : perte de connaissance, apoplexie, convulsion, distension abdominale, diarrhées aiguës, métrorragie, congestion utérine, épistaxis, selles sanglantes.

C'est le point *jing*-puits du méridien.

【主治】昏迷，中风，惊风；腹胀，暴泄；崩漏，鼻衄，便血。

【备注】手太阴经之"井"穴。

2. RT 2 Dadu

Localisation : sur la face interne du gros orteil, en avant de l'articulation métatarso-phalangienne. (Fig.38)

Indications : douleurs abdominales, distension abdominale, diarrhées, vomissements, fièvre sans sueur et dysphorie.

C'est le point *ying*-ruisseau du méridien.

3. RT3 Taibai

Localisation : sur le bord interne du pied, en arrière de l'articulation métatarso-phalangienne, à la jonction de la peau rouge et blanche. (Fig.38)

Indications : gastralgies, distension abdominale, vomissements, diarrhées, dysenterie, constipation, œdème, lourdeur du corps, douleurs des articulations et syndrome de flaccidité (*wei*).

C'est le point *shu*-rivière et *yuan*-source du méridien.

4. RT4 Gongsun

Localisations : au bord interne du pied, à un pouce en arrière de l'articulation métatarso-phalangienne du gros orteil, sur le bord inférieur du premier métatarsien, à la jonction de la peau rouge et blanche, à 1 cun en arrière du Taibai RT3. (Fig.38)

Indications : Distension abdominale, diarrhées, dysenterie, œdème, gastralgies aigües et chroniques, vomissements, dysphorie et insomnie.

C'est le point *luo*-communication du méridien et le point d'ouverture du Vaisseau curieux associé à Chong Mai.

5. RT5 Shangqiu

Localisation : dans un creux situé au-dessous et en avant de la malléole interne, entre la tubérosité l'os scaphoïde et l'extrémité médiale de la malléole. (Fig.38 et 39)

Indications : distension abdominale, borborygmes, diarrhées, constipation, jaunisse, somnolence, raideur et douleur de la langue, gonflement et douleur de l'articulation de la cheville.

2. 大都

【位置、取法】足内侧缘，当足大趾本节（第1跖趾关节）前下方赤白肉际处（见图38）。

【主治】腹痛，腹胀，泄泻，呕吐；热病无汗；烦心。

【备注】手太阴经之"荥"穴。

3. 太白

【位置、取法】足内侧缘，当足大趾本节（第1跖趾关节）后下方赤白肉际处（见图38）。

【主治】胃痛，腹胀，呕吐，泄泻。痢疾，便秘，水肿；体重节痛，痿证。

【备注】手太阳经之"输"穴，"原"穴。

4. 公孙

【位置、取法】足内侧缘，当第一跖骨基底的前下方。沿第一跖骨内侧向上推至有阻挡感，第一跖骨基底部前下方赤白肉际处，约在太白穴后1寸左右（见图38）。

【主治】腹胀，泄泻，痢疾，水肿，急慢性胃痛，呕吐；烦心，失眠。

【备注】手太阴经之"络"穴，八脉交会穴之一，通于冲脉。

5. 商丘

【位置、取法】足侧内踝前下方凹陷中，舟骨结节与内踝尖连线的中点处，内踝前缘直线与下缘水平线交点处（见图38，39）。

【主治】腹胀，肠鸣，泄泻，便秘；黄疸，嗜卧；舌本强痛；踝关节肿痛。

C'est le point *jing*-fleuve du méridien.

【备注】手太阴经之"经"穴。

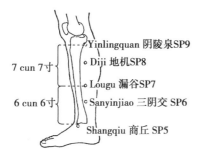

Fig. 39 Les points des membres inférieurs du méridien de la Rate

图 39 足太阴脾经下肢部经穴图

6. RT6 Sanyinjiao

Localisation : à 3 cun au-dessus du sommet de la malléole interne juste dans un creux du bord postéro-interne du tibia. (Fig.39)

Indications : distension et douleurs abdominales, œdème, spermatorrhée, impuissance, rétention d'urine, menstruation irrégulière, métrorragie, oligospanioménorrhée, leucorrhées avec pertes blanches et pertes rouges, dystocie, aménorrhée, insomnie, hypertension.

Note : 1. C'est le point de réunion des méridiens Zu Taiyin, Zu Shaoyin et Zu Jueyin. 2. Interdiction de puncturer en cas de grossesse

7. RT7 Lougu

Localisation : à 6 cun au-dessus du sommet de la malléole interne, à 3 cun au-dessus de RT6, au bord postéro-interne du tibia. (Fig.39)

Indications : douleur abdominale, distension abdominale, borborygmes, paralysie et douleurs des membres inférieurs (syndrome *wei-bi*).

8. RT8 Diji

Localisation : situé sur le bord postéro-interne du tibia, à 3 cun au-dessous de Yinlinquan RT9. (Fig.39)

Indications : douleurs abdominales, diarrhées, œdème, dysurie, dysménorrhée, règles ir-régulières, paralysie et douleurs des membres in-

6. 三阴交

【位置、取法】小腿内侧，足内踝尖上3寸，胫骨内侧缘后方（见图39）。

【主治】腹痛，腹胀，水肿，遗精，阳痿，癃闭；月经不调，崩漏，赤白带下，难产，经闭；失眠；高血压病。

【备注】1. 足太阴，少阴，厥阴经交会穴。2. 孕妇禁针。

7. 漏谷

【位置、取法】小腿内侧，足内踝尖与阴陵泉的连线上，距内踝尖6寸，胫骨内侧缘后方（见图39）。

【主治】腹痛，腹胀，肠鸣；下肢痿痹。

8. 地机

【位置、取法】小腿内侧，足内踝尖与阴陵泉的连线上，阴陵泉下3寸（见图39）。

【主治】腹痛，泄泻，水肿，小便不利；痛经，月经不调；下肢痿痹。

férieurs (syndromes *wei-bi*).

C'est le point *xi*-d'urgence du méridien.

9. RT9 Yinlingquan

Localisation : sous le condyle interne du tibia, au même niveau que Yanglingquan VB34. (Fig.39)

Indications : douleurs abdominales, distension abdominale, diarrhée, dysenterie, constipation, œdème, jaunisse, dysurie, gonflement et douleur du genou.

C'est le point *he*-mer du méridien.

10. RT10 Xuehai

Localisation : quand on fléchit le genou, à 2 cun au-dessus de la partie supéro-interne de la rotule, sur la saillie du muscle vaste interne. Pour localiser ce point, on empaume la rotule dans le creux de la main, les doigts dirigés vers le haut de la cuisse, le pouce écarté de l'index de 45° et à la face interne de la cuisse, le point est situé à l'extrémité du pouce. (Fig.40)

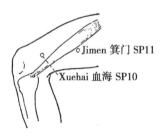

Indications : dysménorrhée, métrorragie, oligo-spanioménorrhée, règles irrégulières, urticaires, eczéma, enflure et douleur du genou.

11. RT12 Chongmen

Localisation : au pli inguinal, 3,5 cun en dehors du milieu du bord supérieur de la symphyse pubienne, à côté de l'artère fémorale. (Fig.41)

Indications : douleur du bas-ventre, hernie, dysurie, leucorrhée et règles irrégulières.

【备注】足太阴经之"郄"穴。

9. 阴陵泉

【位置、取法】小腿内侧，胫骨内侧髁后下方凹陷处（见图39）。

【主治】腹痛，腹胀，泄泻，痢疾，便秘，水肿，黄疸，小便不利；膝关节肿痛。

【备注】足太阴经之"合"穴。

10. 血海

【位置、取法】屈膝，大腿内侧，髌底内侧端上2寸，当股四头肌内侧头的隆起处。正坐垂足，医者以右掌心正对其左膝髌骨顶端，二至五指向上伸直指向膝上，拇指约呈45°角斜置偏向膝内侧，当拇指指尖下是穴（见图40）。

Fig. 40 Les points des membres inférieurs du méridien de la Rate

图40 足太阴脾经下肢部经穴图

【主治】痛经，崩漏，月经不调，瘾疹，皮肤湿疹；膝关节肿痛。

11. 冲门

【位置、取法】腹股沟外侧，距耻骨联合上缘中点3.5寸，当髂外动脉搏动处的外侧（见图41）。

【主治】少腹痛；疝气；小便不利；带下；月经不调。

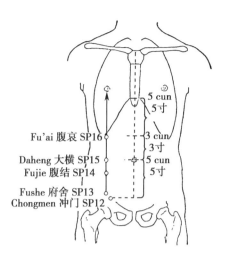

Fig. 41 Les points de l'abdomen du méridien de la Rate
图41 足太阴脾经腹部部经穴图

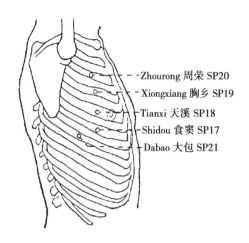

Fig.42 Les points du thorax du méridien de la Rate
图42 足太阴脾经胸部经穴图

12. RT15 Daheng

Localisation : au milieu de l'abdomen, à 4 cun en dehors de l'ombilic. (Fig.41)

Indications : distension abdominale, douleurs abdominales, diarrhée, dysenterie et constipation.

13. RT21 Dabao

Localisation : situé sur le côté latéral de la poitrine, sur la ligne médio-axillaire dans le 6ᵉ espace intercostal. (Fig.42)

Indications : douleurs de la poitrine et douleur de la zone latérale des côtes, toux, asthme, douleurs généralisées et faiblesses des quatre membres.

2.1.8 Méridien du Foie, Zu Jueyin

(Foie : Liver, LR)

Trajet

Ce méridien commence à l'endroit où se trouve les « poils » de l'extrémité du gros orteil, passe au dos du pied, à 0,1 cun en avant de la malléole interne et monte à 8 cun au-dessus d'elle, croise le méridien Zu Taiyin (RT) en suivant la face interne du genou et celle de la cuisse pour pénétrer dans la

12. 大横

【位置、取法】腹中部，距脐中4寸（见图41）。

【主治】腹胀，腹痛，泄泻，痢疾，便秘。

13. 大包

【位置、取法】侧胸部，腋中线上，当第六肋间隙处（见图42）。

【主治】胸胁痛；咳嗽，气喘，周身疼痛；四肢无力。

2.1.8 足厥阴肝经

循行分布

起于爪甲后的"三毛"中，向上沿足背上缘，过内踝前1寸处，上行小腿内侧，（行于足太阴脾经与足少阴肾经之前）在内踝高点上8寸处，交出太阴脾经之后（行于足太阴脾经与足少阴肾经之间），向上沿腘窝内侧，经大腿内侧，进入阴毛中，环绕

pilosité du pubis, contourne les organes génitaux externes. De là, il remonte jusqu'au bas-ventre en côtoyant le méridien de l'Estomac, pénètre dans le foie et se ramifie à la vésicule biliaire. Il traverse le diaphragme et se répartit sur le côté latéral du thorax. Ensuite, il longe le bord postérieur de la gorge jusqu'au naso-pharynx, entre en liaison avec l'œil, atteint le front et va rencontrer le Vaisseau Gouverneur au vertex. (Fig.43)

Un vaisseau part de l'œil, redescend sur la joue pour contourner les lèvres.

Un autre vaisseau part de l'organe foie, traverse le diaphragme et se jette dans les poumons pour rejoindre le Shou Taiyin (P).

Viscères associés : Foie, Vésicule Biliaire, Poumon, Estomac.

Organes associés : organes génitaux, gorge, pharynx, yeux, bouche.

阴器，向上抵达小腹，入内，挟行胃，连属于肝，络于胆，向上通过横膈分布胁肋部，再沿喉咙后面，上达喉头与鼻咽部，上连于目系，浅出于前额，上达巅顶会督脉（见图43）。

分支一：从目系下行面颊里面（颊黏膜），环绕唇内。

分支二：从肝分出向上通过横膈，注入肺中，交手太阴肺经（见图43）。

联系脏腑：肝、胆、肺、胃。

联系器官：阴器、咽喉、目、口。

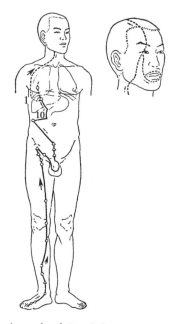

Fig.43 Le trajet du méridien du Foie, Zu Jueyin
图43 足厥阴肝经循行示意图

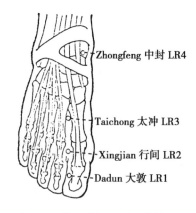

Fig.44 Les points du pied du méridien du Foie
图44 足厥阴肝经足部经穴图

Indications

Les pathologies du Foie, les maladies gynécologiques, les maladies des organes génitaux et les maladies relevant du trajet du méridien.

主治要点

本经腧穴主治肝病，妇科，前阴病及经脉循行所过部位的其他病证。

Les points les plus utilisés

1. F1 Dadun

Localisation : à 0,1 cun en arrière de l'angle unguéal externe du gros orteil. (Fig.44)

Indications : apoplexie, coma, épilepsie, hernie, contraction des organes génitaux, mictions difficiles, règles irrégulières, métrorragie, oligospasnioménorrhée.

C'est le point *jing*-puits du méridien, la moxibustion est interdite avant, après et pendant l'accouchement.

2. F2 Xingjian

Localisation : situé sur la face dorsale du pied, entre le gros orteil et le 2ᵉ orteil. (Fig.44)

Indications : céphalées, sensations vertigineuses, rougeur gonflement et douleur des yeux, glaucome, paralysie faciale, douleur de l'hypocondre, goût amer de la bouche, jaunisse, hernie, métrorragie oligospasnioménorrhée, règles irrégulières, gonflement et douleur du dos du pied, hypoesthésie des orteils.

C'est le point *ying*-ruisseau du méridien.

3. F3 Taichong

Localisation : sur la face dorsale du pied, dans un creux situé en avant du point de jonction des 1ᵉʳ et 2ᵉ métatarsiens, à 2 cun en arrière de la commissure des orteils. (Fig.44)

Indications : céphalées, vertiges, conjonctivites, glaucome, myopie, paralysie faciale, apoplexie, épilepsie, convulsion de l'enfant, hernie, métrorragie, oligospasnioménorrhée, règles irrégulières, vomissements, hoquets, gastralgies, lumbago sévère, paralysie et douleurs des membres inférieurs (syndrome *wei bi*).

C'est le point *shu*-rivière et *yuan*-source du méridien.

4. F4 Zhongfeng

Localisation : en avant de la malléole interne, sur la ligne joignant Shangqiu RT5 et Jiexi E41, dans

常用腧穴

1. 大敦

【位置、取法】足大趾末节外侧，距指甲角 0.1 寸（见图 44）。

【主治】中风，昏迷，癫痫；疝气，缩阴 证；小便不利；月经不调，崩漏。

【备注】足厥阴经之"井"穴。孕妇产前产 后皆不宜灸。

2. 行间

【位置、取法】在足背侧，当第 1、2 趾间， 趾蹼缘的后方赤白肉际处（见图 44）。

【主治】头痛，眩晕；目赤肿痛，青盲；面 瘫，胁痛，口苦，黄疸；疝气；崩漏，月 经不调；足背肿痛，足趾麻木。

【备注】足厥阴经之"荥"穴。

3. 太冲

【位置、取法】足背侧，第一二跖骨结合部 之前凹陷处（见图 44）。

【主治】头痛，眩晕。目赤肿痛，青盲，近 视；面瘫；中风，癫痫，小儿惊风；疝气； 崩漏，月经不调，呕逆，胃痛；腰痛不可 俯仰，下肢痿痹。

【备注】足厥阴经之"输"穴，"原"穴。

4. 中封

【位置、取法】足内踝前，商丘与解溪连线 上，胫骨前肌腱的内侧凹陷处（见图 44）。

un creux entre les tendons du jambier antérieur et de l'extenseur propre du gros orteil. (Fig.44)

Indications : hernie, spermatorrhées, dysurie, métrorragie congestion utérine, règles irrégulières, jaunisse.

C'est le point *jing*-fleuve du méridien.

5. F5 Ligou

Localisation : à 5 cun au-dessus de la malléole interne, sur le bord interne du tibia. (Fig.45)

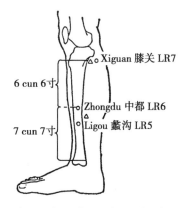

Fig.45 Les points des membres inférieurs du méridien du Foie
图 45 足厥阴肝经下肢部经穴图

Indications : règles irrégulières, prolapsus de l'utérus, prurit des organes génitaux externes, hernie, difficultés urinaires, lumbago sévère, et douleurs du bas-ventre.

C'est le point *luo*-communication du méridien.

6. F6 Zhongdu

Localisation : sur le bord interne du tibia, à 7 cun au-dessus de la malléole interne.

Indications : douleur de l'hypocondre, douleur et distension abdominales, métrorragie et oligospasnioménorrhée, lochies puerpérales, hernie.

C'est le point *xi*-d'urgence du méridien.

7. F7 Xiguan

Localisation : au-dessous et en arrière du condyle interne du tibia, à un cun en arrière de Yinling-quan RT9, dans la partie supérieure de la tête des

【主治】疝气，遗精，小便不利；崩漏，月经不调；黄疸。

【备注】足厥阴经之"经"穴。

5. 蠡沟

【位置、取法】小腿内侧，足内踝尖上5寸，胫骨内侧面中央（见图45）。

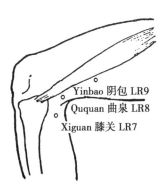

Fig.46 Les points du creux poplité du méridien du Foie
图 46 足厥阴肝经膝内侧经穴图

【主治】月经不调，阴挺，阴痒；疝气；小便不利；腰痛不可俯仰，小腹痛。

【备注】足厥阴经之"络"穴。

6. 中都

【位置、取法】小腿内侧，足内踝尖上7寸，胫骨内侧面中央（见图45）。

【主治】胁痛，腹痛，腹胀；崩漏，产后恶露不尽；疝气。

【备注】足厥阴经之"郄"穴。

7. 膝关

【位置、取法】小腿内侧，胫骨内侧髁的后下方，阴陵泉后1寸，腓肠肌内侧头上部（见图45，图46）。

muscles jumeaux de la jambe (Fig.45 et 46).

Indications : gonflement et douleur du genou, douleurs et paralysie des membres inférieurs (syndrome *wei bi*).

8. F8 Ququan

Localisation : quand le genou est en flexion, il est situé dans un creux à l'extrémité interne du pli du genou, en arrière de l'épicondyle du fémur, sur la partie antérieure de l'insertion du muscle semimembraneux et du muscle semitendineux. (Fig.46)

Indications : règles irrégulières, dysménorrhée, leucorrhée, perte séminale, difficultés urinaires, gonflement et douleur du genou.

C'est le point *he*-mer du méridien.

9. F13 Zhangmen

Localisation : situé sur le côté latéral de l'abdomen, à l'extrémité et en dessous de la 11ᵉ côte flottante. Pour localiser ce point, faire coucher le malade en décubitus latéral, la jambe supérieure en flexion, la jambe inférieure étendue, ce point correspond à la hauteur du coude en flexion. (Fig.47)

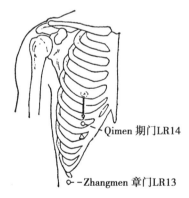

Qimen 期门LR14

Zhangmen 章门LR13

Indications : douleurs et distension abdominales, borborygmes, diarrhées, vomissements, douleur de l'hypocondre, douleurs lombaires et vertébrales.

C'est le point *mu* antérieur du méridien de la Rate, le point de réunion *hui* des organes Zang et le point de croisement des méridiens Foie et Vésicule Biliaire.

【主治】膝关节肿痛，下肢痿痹。

8. 曲泉

【位置、取法】膝内侧，屈膝，当膝关节内侧面横纹内侧端，股骨内侧髁的后缘，半腱肌、半膜肌止端的前缘凹陷处。尽量屈膝，当膝内侧横纹端（见图46）。

【主治】月经不调，痛经，带下；遗精；小便不利；膝髌肿痛。

【备注】足厥阴经之"合"穴。

9. 章门

【位置、取法】侧腹部，当第十一肋游离端的下方。垂肩曲肘，以肘尖贴于胁部，肘尖是穴（见图47）。

Fig. 47 Les points de l'hypocondre et des côtes du méridien du Foie

图47 足厥阴肝经胁肋部经穴图

【主治】腹痛，腹胀，痞块，肠鸣，泄泻，呕吐；胁痛；腰脊痛。

【备注】脾之"募"穴；八会穴之一，脏会章门；肝经与胆经交会穴。

10. F14 Qimen

Localisation : situé sur la poitrine, en dessous du mamelon, dans le 6ᵉ espace intercostal, à 4 cun latéralement de la ligne médiane. (Fig.47)

Indications : douleur de l'hypocondre, goût amer dans la bouche, vomissements, hoquet, abcès du sein.

C'est le point *mu* antérieur du Foie, point de croisement des méridiens Foie Zu Jueyin et Rate Zu Taiyin avec le Vaisseau curieux Yinwei.

2.1.9 Méridien du Rein, Zu Shaoyin

(Rein : Kidney, KI)

Trajet

Le méridien du Rein débute sous le petit orteil, traverse obliquement la plante du pied, il émerge en avant et en dessous de la tubérosité du naviculaire, passe ensuite derrière la malléole interne, descend dans le talon, puis remonte jusqu'en dessous de la malléole interne, il longe la face interne de la jambe, continue à remonter jusqu'à la partie interne du creux poplité, puis la partie postéro-interne de la cuisse, parcourt la colonne vertébrale, entre dans le rein et se relie à la vessie. Une branche émerge du rein, monte à travers le foie et le diaphragme, pénètre le poumon et monte à la gorge pour se terminer à la base de la langue. Une autre branche se sépare dans le poumon, se relie au cœur et se disperse dans la poitrine où elle se relie au méridien du Maître du Cœur. (Fig.48)

Viscères associés : Rein, Vessie, Cœur, Poumon, Foie et Moelle.

Organes associés : organes génitaux, anus, gorge, base (racine) de la langue.

10. 期门

【位置、取法】胸部，当乳头直下，第六肋间隙，前正中线旁开4寸（见图47）。

【主治】胁痛，口苦；呕吐，呃逆；乳痈。

【备注】肝之"募"穴；足厥阴，足太阴与阴维脉交会穴。

2.1.9　足少阴肾经

循行分布

起于足小趾之下，斜行走向足心，过舟骨粗隆下，沿内踝之后上行，并分出一支进入脚跟中，从内踝之后上行的主干，经小腿内侧后缘，出腘窝内侧，向上沿大腿内侧后缘，穿行脊柱，入内连属于肾，下络于膀胱；其直行的主干从肾向上通过肝、膈，进入肺中，沿着喉咙，挟舌根部。其分支从肺分出，络于心，注于胸中，交手厥阴心包经（见图48）。

联系脏腑：肾、膀胱、心、肺、肝、髓。

联系器官：阴器、肛门、喉咙、舌根。

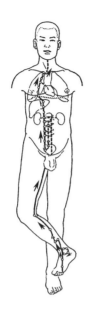

Fig.48 Le trajet du méridien du Rein Zu Shaoyin
图48 足少阴肾经循行示意图

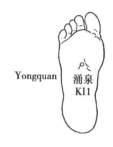

Yongquan 涌泉 KI1

Fig.49 Point de la plante du pied du méridien du Rein
图49 足少阴肾经足底部经穴图

Indications

Les maladies gynécologiques, maladies de l'appareil génital, du rein, du poumon, de la gorge, ainsi que les désordres le long du trajet du méridien.

Les points les plus utilisés

1. RN1 Yongquan

Localisation : sur la plante du pied, dans un creux quand la voûte plantaire est en flexion, entre le second et le troisième métatarsien, environ à un tiers de la distance entre la base du 2ᵉ orteil et le talon. (Fig.49)

Indications : dépressions, maladies maniaco-dépressives, convulsions de l'enfant, attaque vasculo-cérébral, hystérie, céphalées, vertiges, douleur de gorge, aphonie, mictions difficiles, constipations, chaleur de la plante des pieds.

C'est le point *jing*-puits du méridien.

2. RN2 Rangu

Localisation : sur la face interne du pied, en avant

主治要点

本经腧穴主治妇科、前阴病，肾、肺、咽喉病及经脉循行所过部位的其他病证。

常用腧穴

1. 涌泉

【位置、取法】足底部，卷足时足前凹陷处，约当足底第二三趾缝纹头端与足跟连线的前1/3与后2/3交点上（见图49）。

【主治】癫证，狂证，小儿惊风，中风，癔病；头痛，眩晕；咽喉痛，失音；小便不利，便秘；足心热。

【备注】足少阴经之"井"穴。

2. 然谷

【位置、取法】足内侧，足舟骨粗隆下方，

et en bas de la malléole interne, dans un creux en dessous de la tubérosité du naviculaire. (Fig.50)

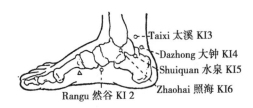
赤白肉际处（见图50）。

Fig. 50 Les points de la plante du pied du méridien du Rein

图50 足少阴肾经足部经穴图

Indications : céphalées, vertiges, douleur de gorge, diabète, hémoptysies, règles irrégulières, leucorrhées, prolapsus de l'utérus, pertes séminales et mictions difficiles.

C'est le point *ying*-ruisseau du méridien.

【主治】头痛，头晕；咽喉肿痛；消渴，咳血；月经不调，带下，阴挺；遗精；小便不利。

【备注】足少阴经之"荥"穴。

3. RN3 Taixi

Localisation : sur la face interne du pied, en arrière de la malléole interne, dans un creux entre la pointe de la malléole et le tendon d'Achille. (Fig.50)

Indications : céphalées, vertiges, mal de gorge, douleur dentaire par vide de Feu, acouphène, surdité, toux, asthme, hémoptysies, règles irrégulières, pertes séminales nocturnes, impuissance, mictions fréquentes, douleur du talon.

C'est le point *shu*-rivière et *yuan*-source du méridien.

3. 太溪

【位置、取法】足内侧，内踝后方，当内踝尖与跟腱之间凹陷处（见图50）。

【主治】头痛，晕眩；咽喉肿痛；虚火牙痛；耳鸣，耳聋；咳嗽，气喘，咯血；月经不调，带下；遗精，阳痿；小便频数；足跟痛。

【备注】足少阴经之"输"穴，"原"穴。

4. RN4 Dazhong

Localisation : sur la face interne du pied, en arrière et en bas de la malléole interne, dans un creux au-dessus du talon. (Fig.50)

Indications : toux, asthme, hémoptysies, rétention d'urines, polyurie, énurésie, hébétude, douleurs lombaires et du talon. C'est le point *luo*-communication du méridien.

4. 大钟

【位置、取法】足内侧，内踝后下方，当跟腱附着部内侧前方的凹陷处（见图50）。

【主治】咳嗽，气喘，咳血；癃闭，尿频，遗尿；痴呆；腰痛；足跟痛。

【备注】足少阴经之"络"穴。

5. RN5 Shuiquan

Localisation : face interne du pied, en arrière et en dessous de la malléole interne, à un cun en dessous de Taixi RN3, dans un creux en avant et

5. 水泉

【位置、取法】足内侧，内踝后下方，当太溪直下1寸，跟骨结节的内侧凹陷处（见图50）。

au-dessus de la tubérosité calcanéenne. (Fig.50)

Indications : règles irrégulières, dysménorrhées, difficultés de mictions.

C'est le point *xi*-d'urgence du méridien.

6. RN6 Zhaohai

Localisation : sur le côté interne du pied, dans un creux en dessous de l'extrémité de la malléole interne.

Indications : insomnies, somnolence, dépressions, maladies maniaco-dépressives, bouche sèche, enflure et douleur de gorge, gorge sèche, dysménorrhée, règles irrégulières, leucorrhées rouges et blanches, mictions difficiles, constipation, enflure et douleur de l'articulation de la cheville.

C'est le point d'ouverture du Vaisseau curieux associé à Yinqiao.

7. RN7 Fuliu

Localisation : situé sur la face interne de la jambe, à 2 cun au-dessus de Taixi RN3 et sur le bord antérieur du tendon calcanéen. (Fig.51)

【主治】月经不调，痛经；小便不利。

【备注】足少阴经之"郄"穴。

6. 照海

【位置、取法】足内侧，内踝尖下方凹陷处（见图50）。

【主治】失眠，嗜睡；癫狂；口干，咽喉肿痛；月经不调，痛经；赤白带下；小便不利，便秘；踝关节肿痛。

【备注】八脉交会穴之一，通于阴蹻脉。

7. 复溜

【位置、取法】小腿内侧，太溪直上2寸，跟腱的前方（见图51）。

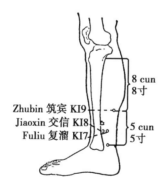

Fig. 51 Les points des membres inférieurs du méridien du Rein
图51 足少阴肾经下肢部经穴

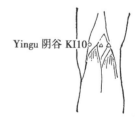

Fig.52 Les points du méridien du Rein au creux poplité
图52 足少阴肾经腘窝部经穴图

Indications : douleurs et distension abdominales, borborygmes, diarrhées, sueurs nocturnes, maladies fébriles sans sueur, raideur et douleurs des lombes et vertèbres, paralysie et douleurs des membres inférieurs (syndrome *wei bi*).

【主治】腹痛，腹胀，肠鸣，泄泻；盗汗，热病汗不出；腰脊强痛，下肢痿痹。

8. RN8 Jiaoxin

Localisation : situé sur la face interne de la jambe, à 2 cun au-dessus de Taixi RN3, à 0,5 cun en avant de Filiu RN7, en arrière du bord interne du tibia, entre Filiu RN7 et ce bord. (Fig.51)

Indications : règles irrégulières, métrorragies, oligospanioménorrhée, prolapsus de l'utérus, prurit des organes génitaux, hernie, diarrhées et constipation.

C'est le point *xi*-d'urgence du Vaisseau curieux Yinqiao.

9. RN9 Zhubin

Localisation : sur la surface interne de la jambe, sur une ligne joignant Taixi RN3 et Yingu RN10, à 5 cun au-dessus de Taixi RN3 au bord inférieur de la courbe des muscles jumeaux de la jambe. (Fig.51)

Indications : dépressions, maladie maniaco-dépressive, épilepsie, douleurs et distension abdominales, vomissements et douleurs de jambe.

C'est le point *xi*-d'urgence du Vaisseau curieux Yinwei.

10. RN10 Yingu

Localisation : situé sur le bord interne du creux poplité, entre les tendons du muscle semitendineux et du muscle semimembraneux lorsque le genou est en flexion. (Fig.52)

Indications : règles irrégulières, métrorragies et oligospasnioménorrhée, impuissance, hernie, rétention d'urines, douleurs du bord interne du genou et du creux poplité.

C'est le point *he*-mer du méridien.

11. RN11 Henggu

Localisation : situé dans la partie basse de l'abdomen, latéralement par rapport à la ligne médiane, à 5 cun en dessous de l'ombilic. (Fig.53)

8. 交信

【位置、取法】小腿内侧，太溪上2寸，复溜前0.5寸，胫骨内侧缘的后方。在复溜与胫骨内侧后缘之间取之（见图51）。

【主治】月经不调，崩漏，阴挺；阴痒，疝气；泄泻，便秘。

【备注】阴跷脉之"郄"穴。

9. 筑宾

【位置、取法】小腿内侧，当太溪与阴谷的连线上，太溪上5寸，腓肠肌肌腹的内下方（见图51）。

【主治】癫狂，痫证；腹痛，腹胀，呕吐；小腿内侧痛。

【备注】阴维脉之"郄"穴。

10. 阴谷

【位置、取法】腘窝内侧，屈膝时，当半腱肌腱与半膜肌腱之间（见图52）。

【主治】月经不调，崩漏；阳痿，疝气，癃闭；膝股内廉痛。

【备注】足少阴经之"合"穴。

11. 横骨

【位置、取法】在下腹部，当脐下5寸，前正中线旁开0.5寸（见图53）。

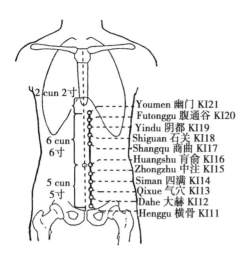

Fig. 53 Les points de l'abdomen du méridien du Rein

图 53 足少阴肾经腹部经穴图

Indications : douleurs du bas-ventre, hernie, impuissance, pertes séminales, énurésie, difficultés de miction.

12. RN12 Dahe

Localisations : situé sur l'abdomen, à 4 cun en dessous de l'ombilic, à 0,5 cun en dehors de la ligne médiane. (Fig.53)

Indications : douleurs du bas-ventre, règles irrégulières, leucorrhées, prolapsus de l'utérus, pertes séminales, impuissance, hernie.

13. RN16 Huangshu

Localisations : situé au centre de l'abdomen, à 0,5 cun en dehors de l'ombilic. (Fig.53)

Indications : douleurs dans la région ombilicale, distension de l'abdomen, diarrhées, dysenterie, constipation, règles irrégulières, hernie, douleurs lombaires et vertébrales.

14. RN27 Shufu

Localisation : situé sur la poitrine, au bord inférieur de la clavicule, à 2 cun en dehors de la ligne médiane. (Fig.54)

Indications : toux, asthme, douleurs thoraciques, vomissements et pas d'appétit.

【主治】少腹痛；疝气，阳痿，遗精；遗尿，小便不利。

12. 大赫

【位置、取法】在下腹部，当脐中下4寸，前正中线旁开0.5寸。（见图53）

【主治】少腹痛，月经不调，带下，阴挺；遗精，阳痿，疝气。

13. 肓俞

【位置、取法】在腹中部，当脐中旁开0.5寸。（见图53）

【主治】绕脐腹痛，腹胀，泄泻，痢疾，便秘；月经不调；疝气；腰脊痛。

14. 俞府

【位置、取法】胸部，锁骨下缘，前正中线旁开2寸（见图54）。

【主治】咳嗽，气喘；胸痛；呕吐，食欲不振。

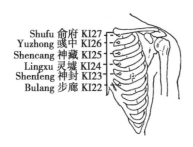

Shufu 俞府 KI27
Yuzhong 彧中 KI26
Shencang 神藏 KI25
Lingxu 灵墟 KI24
Shenfeng 神封 KI23
Bulang 步廊 KI22

Fig. 54 Les points de la poitrine du méridien du Rein

图 54 足少阴肾经胸部经穴图

2.1.10 Méridien de l'Estomac, Zu Yangming

(Estomac : Stomac, ST)

Trajet

Il débute sur le bord latéral du nez, il monte au canthus interne et rencontre le méridien de la Vessie, il descend le long du nez et pénètre dans la gencive supérieure, il contourne les lèvres et rencontre le Vaisseau conception dans le sillon mento-labial, il traverse la joue latéralement jusqu'à Daying E5, puis il descend à l'angle de la mandibule, il remonte en avant de l'oreille jusqu'à Shangguan VB3 suivant ensuite la ligne des cheveux et il atteint le front.

Un tronc vertical descend du creux sus-claviculaire passe à l'intérieur du sein, descend jusqu'à l'ombilic pour atteindre Qijie (Qichong E30).

Une première branche se détache du Daying E5, rejoint Renying E9, de là il longe la gorge et pénètre dans le creux sus-claviculaire, puis il descend, traverse le diaphragme, entre dans l'estomac et se relie à la rate.

Une deuxième branche part du pylore de l'estomac, descend à l'intérieur de l'abdomen, se relie à la branche précédente au niveau du Qijie, de là il se dirige latéralement vers E31 Biguan, atteint le genou en traversant le quadriceps de la cuisse, il continue à descendre le long du bord antérolatéral du tibia, travers la face dorsale du pied et atteint l'extrémité du 2e orteil.

Une troisième branche se sépare du méridien principal au niveau du genou, à 3 cun en dessous du genou et se termine sur la face latérale de l'orteil

2.1.10　足阳明胃经

循行分布

起始于鼻，上行至鼻根部，与足太阳经交会于睛明穴，沿鼻外侧下行入上齿中，回出夹口旁，环绕口唇，向下交会于承浆，向后沿口腮后下方出于下颌大迎（面动脉搏动部），再沿下颌角，上行耳前，经上关穴，沿着发际，至额颅中部。

其外行的主干从缺盆向下，经过乳房内侧，向下夹脐两旁，进入气街（腹股沟动脉部）。

分支一：从大迎前，下走人迎，（颈动脉博动部），沿着喉咙进入缺盆，向下通过横膈，连属于胃，络于脾。

分支二：从胃口向下沿着腹里下行至气街部与外行的主干会合，再由此下行经髋关节前，直抵股四头肌隆起处。下向膝髌中，沿着胫骨外侧前缘，下行足背部，进入中趾内侧，出次趾末端。

分支三：从膝下3寸处分出，向下进入足中趾外侧。

du milieu.

Une quatrième branche émerge du dos du pied, pénètre dans le gros orteil, puis sort à ce niveau pour se lier avec le Méridien de la Rate. (Fig.55)

分支四：从足背部分出，进入足大趾，出大趾末端，接足太阴脾经（见图55）。

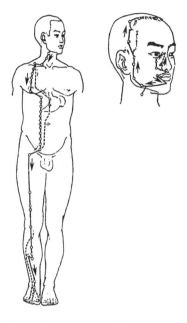

Fig. 55 Trajet du méridien de l'Estomac, Zu Yangming

图55 足阳明胃经循行示意图

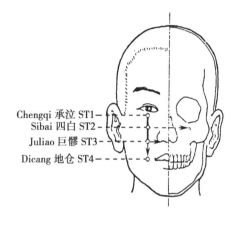

Chengqi 承泣 ST1
Sibai 四白 ST2
Juliao 巨髎 ST3
Dicang 地仓 ST4

Fig.56 Les points de la tête et du visage du méridien de l'Estomac

图56 足阳明胃经头面部经穴

Viscères associés : Estomac, Rate et Cœur.

联系脏腑：胃、脾。

Organes associés : yeux, nez, mâchoire inférieure, oreilles, bouche, larynx, sein.

联系器官：目、鼻、下齿、耳、口、喉咙、乳房。

Indications

Des maladies de l'estomac, des intestins, de la tête, du visage, des yeux, du nez, de la bouche, des dents ainsi que des problèmes psychiatriques, enfin des maladies relevant du trajet du méridien.

主治要点

本经腧穴主治肠胃病，头面、目、鼻、口、齿痛，神志病及经脉循行所过部位的其他病证。

Les points les plus utilisés

1. E1 Chengqi

Localisation : situé sur la face, directement en dessous de la pupille, entre le globe oculaire et le bord inférieur de l'orbite quand les yeux regardent droit devant. (Fig.56)

Indications : rougeur gonflement douleur des

常用腧穴

1. 承泣

【位置、取法】面部，目直视，瞳孔直下，当眼球与眶下缘之间正中（见图56）。

【主治】目赤肿痛，流泪，夜盲，眼睑瞤

yeux, écoulement lacrymal, héméralopie, spasmes des paupières et paralysies faciales.

2. E2 Sibai

Localisation : lorsque les yeux regardent droit devant, ce point est situé à un cun en dessous de la pupille, dans un creux du trou sous-orbitaire. (Fig.56)

Indications : rougeur douleur et prurit des yeux, cataracte, spasmes des paupières, paralysies faciales, céphalées et vertiges.

3. E3 Juliao

Localisation : lorsque les yeux regardent droit devant, ce point est situé directement en dessous de la pupille, au même niveau que le bord inférieur de l'aile du nez, sur le côté du sillon naso-labial. (Fig.56)

Indications : paralysies faciales, tics des paupières, épistaxis, douleurs dentaires, enflures des lèvres et des joues.

4. E4 Dicang

Localisation : un peu en dehors du coin de la bouche, directement en dessous de la pupille. (Fig.56)

Indications : spasmes du visage déviation de la bouche, écoulement de salives (baves), douleurs dentaires, spasmes des paupières.

5. E6 Jiache

Localisation : environ une largeur de doigt en avant et au-dessus de l'angle de la mâchoire, sur la saillie du muscle masséter. (Fig.57)

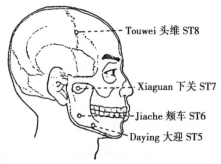

Indications : trismus, aphonie, spasme de la face, douleurs dentaires, gonflement des joues.

动，口眼㖞斜。

2. 四白

【位置、取法】面部，瞳孔直下，当眶下孔凹陷处。目直视，瞳孔直下1寸，当眶下孔凹陷中（见图56）。

【主治】目赤肿痛，目翳，眼睑瞤动，口眼㖞斜，头痛眩晕。

3. 巨髎

【位置、取法】面部，瞳孔直下，平鼻翼下缘处，当鼻唇沟外侧（见图56）。

【主治】口眼㖞斜，眼睑瞤动，鼻衄，口眼㖞斜，齿痛，唇颊肿。

4. 地仓

【位置、取法】面部，口角外侧，上直对瞳孔（见图56）。

【主治】口㖞，流涎，齿痛，眼睑瞤动。

5. 颊车

【位置、取法】面部，下颌角前上方约一横指，当咀嚼时咬肌隆起，按之凹陷处（见图57）。

Fig. 57 Les points de la tête et du visage du méridien de l'Estomac

图 57 足阳明胃经头面部经穴图

【主治】口噤不语，口㖞，齿痛，颊肿。

6. E7 Xiaguan

Localisation : en avant de l'oreille, dans un creux devant le condyle de la mandibule. Ce point est localisé avec la bouche ouverte. (Fig.57)

Indications : surdité, acouphène, otite, douleurs dentaires, trismus, paralysie faciale, gonflement et douleur des joues.

7. E8 Touwei

Localisation : situé sur le côté latéral de la tête, à 0,5 cun en dedans de la ligne antérieure des cheveux, à l'angle du front, à 4,5 cun du milieu de la tête. (Fig.57)

Indications : céphalées, vertiges, écoulement lacrymal avec le vent, spasmes des paupières.

8. E9 Renying

Localisation : situé sur le cou, au niveau de la pomme d'Adam, sur le bord antérieur du sterno-cléido-mastoïdien, on peut y sentir les pulsations de l'artère carotide. (Fig.58)

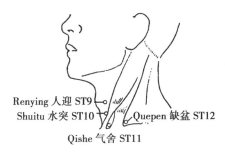

Fig.58 Les points du cou du méridien de l'Estomac
图 58　足阳明胃经颈部经穴图

Indications : douleurs et gonflement de gorge, asthme, scrofules, goitre, hypertension.

9. E12 Quepen

Localisation : situé au milieu de la clavicule, sur son bord supérieur, dans un creux à 4 cun de la ligne médiane. (Fig.58)

Indications : toux, asthme, douleurs et gonflement de gorge, douleurs supra claviculaires, scrofules.

6. 下关

【位置、取法】面部耳前方，当颧弓与下颌切迹所形成的凹陷中。闭口取穴，合口有孔，张口则闭（见图57）。

【主治】耳聋，耳鸣，聤耳，齿痛，口噤，口眼㖞斜。面颊肿痛。

7. 头维

【位置、取法】头侧当额角发际上0.5寸，头正中线旁4.5寸（见图57）。

【主治】头痛，目眩；迎风流泪，眼睑瞤动。

8. 人迎

【位置、取法】颈部喉结旁，胸锁乳突肌前缘，颈总动脉搏动处（见图58）。

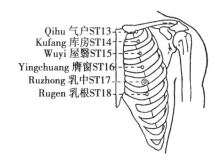

Fig.59 Les points de la poitrine du méridien de l'Estomac
图 59　足阳明胃经胸部经穴图

【主治】咽喉肿痛；气喘；瘰疬，瘿气；高血压病。

9. 缺盆

【位置、取法】锁骨上窝中央，距前正中线4寸（见图58）。

【主治】咳嗽；气喘；咽喉肿痛；缺盆中痛；瘰疬。

10. E18 Rugen

Localisation : directement en dessous du mamelon, dans le 5ᵉ espace intercostal. (Fig.59)

Indications : toux, asthme, hoquet, douleur thoracique, abcès du sein, hypolactation.

11. E21 Liangmen

Localisation : sur l'abdomen, 2 cun en dehors de la ligne médiane du corps, et 4 cun au-dessus de l'ombilic. (Fig.60)

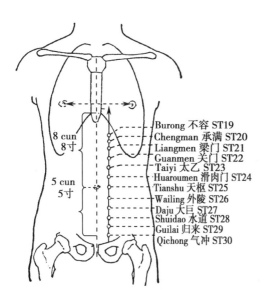

Indications : gastralgies, vomissements, manque d'appétit, distension abdominale, diarrhées.

12. E25 Tianshu

Localisation : au centre de l'abdomen, à 2 cun en dehors de l'ombilic. (Fig.60)

Indications : distension abdominale, borborygmes, douleurs dans la région de l'ombilic, diarrhées, dysenterie, constipation, règles irrégulières.

Point *mu* antérieur du Gros Intestin.

13. E28 Shuidao

Localisation : sur l'abdomen, à 2 cun en dehors de la ligne médiane, 2 cun en dessous de l'ombilic. (Fig.60)

---

10. 乳根

【位置、取法】胸部，乳头直下，乳房根部，第五肋间隙，距前正中线4寸（见图59）

【主治】咳嗽；气喘；呃逆；胸痛；乳痈；乳汁少。

11. 梁门

【位置、取法】上腹部，脐中上4寸，距前正中线2寸（见图60）。

Fig. 60 Les points de l'abdomen du méridien de l'Estomac

图60 足阳明胃经头腹部经穴图

【主治】胃痛，呕吐，食欲不振，腹胀，泄泻。

12. 天枢

【位置、取法】腹中部，脐中旁开2寸（见图60）。

【主治】腹胀肠鸣，绕脐痛，便秘，泄泻，痢疾；月经不调。

【备注】大肠之"募"穴。

13. 水道

【位置、取法】下腹部，脐中下3寸，距前正中线2寸（见图60）。

Indications : dysménorrhées, stérilité, mictions diffciles, hernie, distension abdominale.

14. E29 Guilai

Localisation : sur l'abdomen, 2 cun en dehors de la ligne médiane, 4 cun en dessous de l'ombilic. (Fig.60)

Indications : règles irrégulières, leucorrhées, hernie, prolapsus utérin, douleurs abdominales.

15. E30 Qichong

Localisation : sur l'abdomen, à 2 cun de la ligne médiane, au même niveau que la symphyse pubienne, 5 cun en dessous de l'ombilic. (Fig.60)

Indications : borborygmes, douleurs abdominales, règles irrégulières, stérilité, hernie, impuissance, gonflement des organes génitaux.

16. E32 Futu

Localisation : sur la cuisse, sur une ligne unissant le bord latéral de la rotule et l'épine iliaque antéro-supérieure, dans un creux à 6 cun du bord supérieur de la rotule. (Fig.61)

【主治】痛经，不孕；小便不利，疝气；小腹胀满。

14. 归来

【位置、取法】下腹部，当脐中下4寸，距正中线2寸（见图60）。

【主治】月经不调，白带；疝气，阴挺；腹痛。

15. 气冲

【位置、取法】腹股沟稍上方，当脐中下5寸，距正中线2寸（见图60）。

【主治】肠鸣腹痛；月经不调，不孕；疝气，阳痿，阴肿。

16. 伏兔

【位置、取法】大腿前面，当髂前上棘与髌底外侧端的连线上，髌底上6寸。（见图61）。

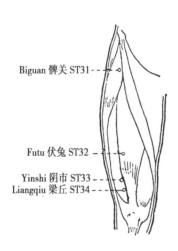

Fig.61 *Les points des membres inférieurs du méridien de l'Estomac*
图61 足阳明胃经下肢部经穴图

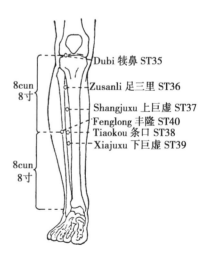

Fig.62 *Les points des membres inférieurs du méridien de l'Estomac*
图62 足阳明胃经下肢部经穴图

Indications : douleurs aigües des lombes, sensation de froid aux genoux, paralysie des membres inférieurs, béribéri, hernie.

【主治】腰痛膝冷，下肢麻痹，脚气；疝气。

17. E34 Liangqiu

Localisation : sur la cuisse, sur une ligne unissant le bord latéral de la rotule et l'épine iliaque antéro-supérieure, dans un creux, à 2 cun du bord supérieur de la rotule. (Fig.61)

Indications : gastralgies, hématurie, abcès des seins, gonflement et douleur du genou, paralysie des membres inférieurs.

C'est le point *xi*-d'urgence du méridien.

18. E35 Dubi

Localisation : sur le genou, dans un creux qui se forme juste en dessous de la rotule, lorsque le genou est fléchi. (Fig.62)

Indications : douleur du genou, paralysie et raideur des membres inférieurs, béribéri.

19. E36 Zusanli

Localisation : sur le bord latéral de la jambe, à 3 cun en dessous de Dubi E35, un travers de doigt en dehors de la crête tibiale antérieure. (Fig.62)

Indications : gastralgies, vomissements, dysphagie, distension abdominale, diarrhées, dysenterie, constipation, abcès intestinal, dépression, troubles maniaco-dépressifs, amnésie, insomnies, abcès du sein, douleur et gonflement du genou, paralysie et douleur des membres inférieurs, béribéri, œdème et amaigrissement par épuisement (maladie consomptive).

C'est le point *he*-mer du méridien de l'Estomac et le point *he*-inférieur de l'Estomac.

20. E37 Shangjuxu

Localisation : sur le bord latéral de la jambe, à 6 cun en dessous de Dubi E35, à un travers de doigt de la crête antérieure du tibia. (Fig.62)

Indications : borborygmes, douleurs abdominales, diarrhées, constipation, abcès intestinal, paralysie et douleurs des membres inférieurs (syndrome *wei bi*), béribéri.

C'est le point *he*-inférieur du Gros Intestin.

17. 梁丘

【位置、取法】屈膝，当髂前上棘与髌底外侧端的连线上，髌底上2寸（见图61）。

【主治】胃痛；血尿；乳痈；膝肿痛，下肢不遂。

【备注】足阳明经之"郄"穴。

18. 犊鼻

【位置、取法】屈膝，在膝部髌骨与髌韧带外侧凹陷中（见图62）。

【主治】膝痛，下肢麻痹，屈伸不利，脚气。

19. 足三里

【位置、取法】小腿前外侧，当犊鼻下3寸，距胫骨前缘一横指（见图62）。

【主治】胃痛，呕吐，噎膈；腹胀，泄泻，痢疾，便秘；肠痈；癫狂，健忘，失眠；乳痈；膝关节肿痛，下肢痹痛，脚气；水肿；虚劳羸瘦。

【备注】足阳明经之"合"穴、胃之"下合穴"。

20. 上巨虚

【位置、取法】小腿前外侧，当犊鼻下6寸，距胫骨前缘一横指（见图62）。

【主治】肠鸣，腹痛，泄泻，便秘，肠痈；肢痿痹，脚气。

【备注】大肠"下合穴"。

21. E38 Tiaokou

Localisation : sur le bord latéral de la jambe, à 8 cun en dessous de Dubi E35, à un travers de doigt de la crête antérieure du tibia. (Fig.62)

Indications : douleurs épigastriques, douleurs et paralysie des membres inférieurs (syndrome *wei bi*), contracture et gonflement du pied et douleur de l'épaule et du bras.

22. E39 Xiajuxu

Localisation : sur le bord latéral de la jambe, à 9 cun en dessous de Dubi E35, à un travers de doigt de la crête antérieure du tibia. (Fig.62)

Indications : douleur du bas-ventre, diarrhées, dysenterie, abcès du sein, paralysie des membres inférieurs (syndrome *wei bi*), douleurs lombaires et vertébrales irradiant aux testicules.

C'est le point *he*-inférieur de l'Intestin Grêle.

23. E40 Fenglong

Localisation : sur le bord latéral de la jambe, à 8 cun au-dessus du sommet de la malléole externe, au même niveau que Tiaokou E38, à deux travers de doigt de la crête antérieure du tibia. (Fig.62)

Indications : vomissements, constipation, œdème, céphalées, vertiges, glaires abondantes et toux, dépression, maladie maniaco-dépressive épilepsie, paralysie et douleurs des membres inférieurs (syndrome *wei bi*).

C'est le point *luo*-communication.

24. E41 Jiexi

Localisation : situé sur le dos du pied, dans un creux, entre le tendon de l'extenseur propre du gros orteil et celui de l'extenseur commun des orteils. (Fig.63)

Indications : céphalées, vertiges, maladies dépressives, psychotiques, maniaco-dépressives, distension abdominale, constipation, paralysie et douleurs des membres inférieurs (syndrome *wei bi*), gonflement et douleur de cheville.

C'est le point *jing*-fleuve du méridien.

21. 条口

【位置、取法】小腿前外侧，当犊鼻下8寸，距胫骨前缘一横指（见图62）。

【主治】脘腹疼痛；下肢痿痹，转筋，跗肿；肩臂痛。

22. 下巨虚

【位置、取法】小腿前外侧，当犊鼻下9寸，距胫骨前缘一横指（见图62）。

【主治】小腹痛，泄泻，痢疾；乳痈；下肢痿痹；腰脊痛引睾丸。

【备注】小肠"下合穴"。

23. 丰隆

【位置、取法】小腿前外侧，当外踝尖上8寸，条口外，距胫骨前缘二横指（见图62）。

【主治】呕吐，便秘，水肿；头痛，眩晕；痰多咳嗽；癫狂痫；下肢痿痹。

【备注】足阳明经之"络"穴。

24. 解溪

【位置、取法】足背与小腿交界处的横纹中央凹陷中，当拇长伸肌腱与趾长伸肌腱之间（见图63）。

【主治】头痛，眩晕；癫狂；腹胀，便秘；下肢痿痹，踝关节肿痛。

【备注】足阳明经之"经"穴。

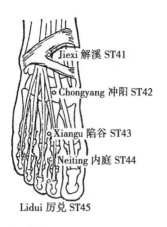

Jiexi 解溪 ST41

Chongyang 冲阳 ST42

Xiangu 陷谷 ST43

Neiting 内庭 ST44

Lidui 厉兑 ST45

Fig. 63 Les points du dos du pied du méridien de l'Estomac

图63 足阳明胃经足背部经穴图

25. E42 Chongyang

Localisation : sur le dos du pied, dans un creux formé par la jonction des 2e et 3e métatarsiens et les cunéiformes, à l'endroit où l'on peut sentir les battements de l'artère dorsale du pied. (Fig.63)

Indications : spasme facial, gonflement du visage, douleurs dentaires, dépression, maladie mania-co-dépressive, épilepsie, flaccidité du pied.

C'est le point *yuan*-source du méridien.

26. E43 Xiangu

Localisation : sur le dos du pied, dans un creux formé par la jonction des 2e et 3e métatarsiens. (Fig.63)

Indications : enflure du visage, rougeur enflure et douleurs des yeux, borborygmes, douleur abdominale, enflure et douleur du dos du pied, maladies fébriles.

C'est le point *shu*-rivière du méridien.

27. E44 Neiting

Localisation : sur le dos du pied, entre le 2e et le 3e métatarsiens, en arrière de la palmure interdigitale. (Fig.63)

Indications : douleurs dentaires, douleurs et gonflement de gorge, bouche déviée, épistaxis, gastralgies, régurgitation acide, distension abdominale, diarrhées, dysenterie, constipation, gonflement et douleur du dos du pied, maladies fébriles.

C'est le point *ying*-ruisseau du méridien.

25. 冲阳

【位置、取法】足背最高处，当拇长伸肌腱与趾长伸肌腱之间，足背动脉搏动处（见图63）。

【主治】口眼㖞斜；面肿；齿痛；癫狂痫；足痿无力。

【备注】足阳明经之"原"穴。

26. 陷谷

【位置、取法】足背，当二、三跖骨结合部前方凹陷处（见图63）。

【主治】面肿；目赤肿痛；肠鸣腹痛；足背肿痛；热病。

【备注】足阳明经之"输"穴。

27. 内庭

【位置、取法】足背，当二、三趾间，趾蹼缘后方赤白肉际处。足背第二、三趾的趾缝端（见图63）。

【主治】齿痛；咽喉肿痛；口斜；鼻衄；胃痛吐酸，腹胀，泄泻，痢疾，便秘；足背肿痛；热病。

【备注】足阳明经之"荥"穴。

28. E45 Lidui

Localisation : situé sur la face dorsale du 2ᵉ orteil, en arrière à 0,1 cun en arrière de l'angle unguéal externe du 2ᵉ orteil. (Fig.63)

Indications : épistaxis, douleurs dentaires, douleur de gorge, rêves abondants, états maniaco-dépressifs, maladies fébriles.

C'est le point *jing*-puits du méridien.

2.1.11 Méridien de la Vésicule Biliaire, Zu Shaoyang

(Vésicule Biliaire : Gallbladder, GB)

Trajet

Le méridien de la Vésicule Biliaire commence au canthus externe de l'œil, gagne la région temporale, descend en arrière de l'oreille, longe le cou, passe devant le méridien du Triple Réchauffeur (Shou Shaoyang). Puis retourne en arrière, passe en arrière du méridien du Triple Réchauffeur et descend dans le creux sus-claviculaire. De là, il passe devant l'aisselle, longe le bord latéral du thorax, va vers l'extrémité de la côte flottante, se dirige vers la hanche et s'unit à la branche précédente, puis descend le long de la cuisse sur son bord latéral et arrive au genou. Il descend en avant du péroné, longe la face externe de la jambe, atteint la malléole externe, finalement il parcourt la face dorsale du pied sur son bord latéral et se termine à l'extrémité du 4ᵉ orteil.

Une première branche débute dans la région rétro-auriculaire, pénètre dans l'oreille, ressort en avant de l'oreille et arrive à la commissure externe de l'œil.

Une deuxième branche débute du canthus externe de l'œil, descend vers le point Daying E5, s'unit au Méridien du Triple Réchauffeur dans la région sous-orbitaire. Puis elle se dirige vers le point Jiache E6, descend vers le cou et pénètre dans le creux sus-claviculaire, elle s'unit alors au tronc principal du méridien. Elle descend au thorax, traverse le diaphragme, se relie au foie, et à la

---

28. 厉兑

【位置、取法】在足第二趾末节外侧，当趾甲角0.1寸（见图63）。

【主治】鼻衄；齿痛；咽喉肿痛；多梦；癫狂；热病。

【备注】足阳明经之"井"穴。

2.1.11　足少阳胆经

循行分布

起于目外眦，上行到额角，下行于耳后完骨，沿着颈部行于手少阳经之前，至肩上，再交出手少阳经之后，进入缺盆。从缺盆部下走腋前，沿着侧胸部，经过季胁，向与行于躯干内的分支会合于髋关节部；沿着大腿外侧，出于膝部外侧，下行于腓骨小头之前，直下至腓骨下端，经外踝的前面，沿着足背进入第四趾外侧端。

分支一：从耳后进入耳中，出走耳前，至目外眦的后方。

分支二：从目外眦处分出，下走至大迎部，会手少阳经抵目眶下，向后下覆盖于颊车部至颈，与主干会合于缺盆部；然后向下进入胸中，通过横膈，络于肝，连属于胆，沿着胁里，出于少腹两侧的腹股沟动脉部，绕行阴部毛侧，横向后进入髋关节部。

vésicule biliaire auquel elle appartient. Elle longe la région de l'hypocondre, émerge du bord latéral du quadrant inférieur de l'abdomen près de l'artère fémorale dans la région inguinale. Elle contourne superficiellement le pubis puis pénètre dans la hanche.

Une troisième branche commence à la face dorsale du pied, se dirige entre le 1er et le 2e métatarsiens jusqu'à l'extrémité interne de l'angle unguéal du gros orteil dans la région dite de « trois poils » et se relie au Méridien du Foie. (Fig.64)

Viscères associés : Vésicule Biliaire, Foie.

Organes associés : yeux, oreilles.

分支三：从足背部分出，进入第一、二趾之间，出大趾端，回过来到穿过趾甲出于趾背毫毛部，接足厥阴肝经（见图64）。

联系脏腑：胆、肝。

联系器官：目、耳。

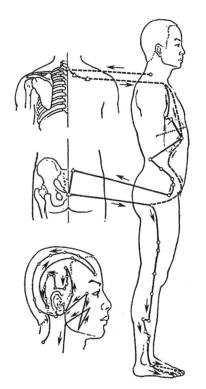

Fig. 64 Trajet du méridien de la Vésicule Biliaire, Zu Shaoyang
图64 足少阳胆经循行示意图

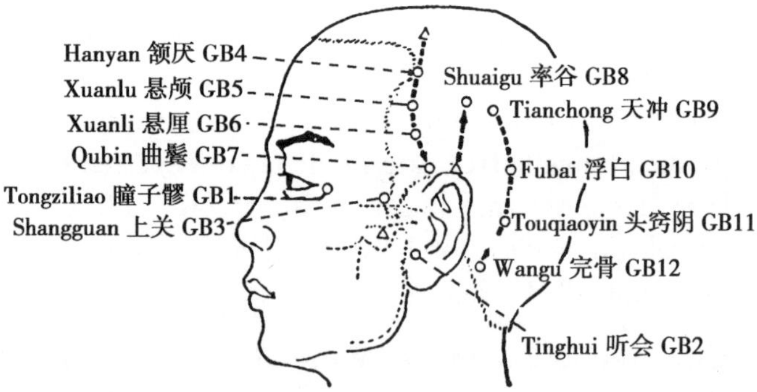

Hanyan 颌厌 GB4
Xuanlu 悬颅 GB5
Xuanli 悬厘 GB6
Qubin 曲鬓 GB7
Tongziliao 瞳子髎 GB1
Shangguan 上关 GB3
Shuaigu 率谷 GB8
Tianchong 天冲 GB9
Fubai 浮白 GB10
Touqiaoyin 头窍阴 GB11
Wangu 完骨 GB12
Tinghui 听会 GB2

Fig. 65 Les points de la tête du méridien de la Vésicule Biliaire
图65 足少阳胆经头部经穴图

Indications

Les maladies concernant la partie latérale de la tête : yeux, oreilles, gorge, les maladies mentales, les maladies de chaleur et celles relevant du trajet du méridien.

主治要点

本经腧穴主治侧头、目、耳、咽喉病，神志病，热病以及经脉循行部位的其他病证。

Les points les plus utilisés

1. VB1 Tongziliao

Localisation : dans un creux sur le bord latéral de l'orbite, en dehors du canthus externe. (Fig.65)

Indications : rougeur, gonflement et douleur des yeux, cataracte, glaucome, écoulement lacrymal dû au vent, céphalées.

2. VB2 Tinghui

Localisation : dans un creux, entre l'échancrure intertragienne en arrière et le condyle de la mandibule en avant. On le localise, la bouche ouverte. (Fig.65)

Indications : acouphène, surdité, otite, douleurs dentaires, spasme facial, céphalées, gonflement et douleur des joues.

3. VB3 Shangguan

Localisation : devant l'oreille, dans un creux, au-dessus du bord supérieur de l'arcade zygomatique, directement au-dessus de Xiaguan E7. (Fig.65)

Indications : acouphène, surdité, spasme facial, trismus, douleurs dentaires et migraines.

4. VB5 Xuanlu

Localisation : dans la région de la tempe, en dedans de la ligne des cheveux, à mi-distance entre Touwei E8 et Qubin VB7. (Fig.65)

Indications : migraines, rougeur, gonflement et douleurs des yeux, douleurs dentaires.

5. VB7 Qubin

Localisation : à mi-chemin sur la verticale reliant le sommet de l'oreille et la courbure des cheveux, à un cun en avant de Jiaosun TR20. (Fig.65)

Indications : migraines, douleurs dentaires, trismus, aphonie soudaine.

6. VB8 Shuaigu

Localisation : à 1,5 cun (soit deux travers de doigt

常用腧穴

1. 瞳子髎

【位置、取法】面部，目外眦旁，当眶外侧缘处（见图65）。

【主治】目赤肿痛，目翳，青盲，迎风流泪；头痛。

2. 听会

【位置、取法】面部，当耳屏间切迹的前方，下颌骨髁状突的后缘，张口有凹陷处（见图65）。

【主治】耳鸣，耳聋，聤耳；齿痛，口眼㖞斜；头痛，面颊肿痛。

3. 上关

【位置、取法】耳前，下关直上，当颧弓的上缘凹陷处（见图65）。

【主治】耳鸣，耳聋，口眼㖞斜，口噤不开；齿痛；偏头痛。

4. 悬颅

【位置、取法】在头部鬓发上，当头维与曲鬓弧形连线的中点处（见图65）。

【主治】偏头痛；目赤肿痛，齿痛。

5. 曲鬓

【位置、取法】头部，当耳前鬓角发际后缘的垂线与耳尖水平线交点处。约当角孙（三焦经）前一横指处之鬓发内。（见图65）。

【主治】偏头痛；齿痛，牙关紧闭；暴喑。

6. 率谷

【位置、取法】在头部，当耳尖直上入发际

index et médius) au-dessus du pavillon de l'oreille. Directement au-dessus de Jiaosun TR20. (Fig.65)

Indications : migraines, vertiges, convulsion aiguë ou chronique de l'enfant.

7. VB12 Wangu

Localisation : dans un creux, situé au-dessous et en arrière de la mastoïde. (Fig.65)

Indications : céphalées, raideur et douleur du cou, douleurs dentaires, contracture de la face, épilepsie et malaria.

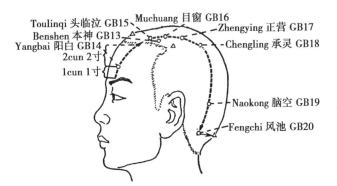

8. VB14 Yangbai

Localisation : à un cun au-dessus du milieu du sourcil, dans un creux de l'arcade sourcilière. (Fig.66)

Indications : douleurs des yeux, vision floue, tics des paupières, spasme du visage, céphalées et douleurs faciales.

9. VB15 Toulinqi

Localisation : au-dessus de la pupille à 0,5 cun de la ligne antérieure du cuir chevelu à mi-chemin entre Shenting VG24 et Touwei E8. (Fig.66)

Indications : céphalées, vertiges, rougeur, gonflement et douleurs des yeux, écoulement lacrymal dû au vent, cataracte, nez bouché, rhinorrhée, acouphène, surdité et convulsion de l'enfant.

10. VB20 Fengchi

Localisation : au-dessous de l'os occipital, parallèle à Fengfu VG16, dans un creux entre les muscles

1.5寸，角孙直上方。将耳折叠，于耳尖直上约两指（食、中指并拢之宽度）处（见图65）。

【主治】偏头痛，眩晕；小儿急、慢惊风。

7. 完骨

【位置、取法】头部，当耳后乳突的后下方凹陷处（见图65）。

【主治】头痛，颈项强痛；齿痛，口歪；癫痫；疟疾。

Fig. 66 Les points de la tête du méridien de la Vésicule Biliaire

图66　足少阳胆经头部经穴图

8. 阳白

【位置、取法】前额部，当瞳孔直上，眉上1寸（见图66）。

【主治】目痛，视物模糊，眼睑瞤动，口眼喎斜；头痛，面痛。

9. 头临泣

【位置、取法】头部，当瞳孔直上入前发际眉上0.5寸，神庭与头维连线的中点处（见图66）。

【主治】头痛，目眩；目赤肿痛，流泪，目翳；鼻塞，鼻渊；耳鸣，耳聋；小儿惊风。

10. 风池

【位置、取法】在项部，当枕骨之下，与风府（督脉）相平，胸锁乳突肌与斜方肌上

trapèze et sterno-cléido-mastoïdien, à mi-chemin entre Yifeng TR17 et Fengfu VG16. (Fig.66)

Indications : céphalées, vertiges, rougeur, gonflement et douleurs des yeux, myopie, écoulement lacrymal dû au vent, héméralopie, nez bouché, rhinorrhée, épistaxis, acouphène, surdité, épilepsie, apoplexie, raideur et douleur de la nuque, rhume, maladie de chaleur, malaria, goitre.

11. VB21 Jianjing

Localisation : sur l'épaule, à mi-chemin entre Dazhui VG14 et l'acromion. (Fig.67)

端之间的凹陷处。翳风（三焦经）与风府连线的中点（见图66）。

【主治】头痛，眩晕；目赤肿痛，近视，迎风流泪，雀目，鼻塞，鼻渊，衄衄；耳鸣，耳聋，癫痫，中风；颈项强痛；感冒，热病，疟疾，瘿气。

11. 肩井

【位置、取法】在肩上，当大椎（督脉）与肩峰端连线的中点上（见图67）。

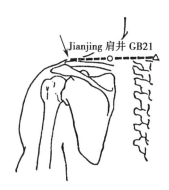

Fig. 67 Les points de l'épaule du méridien de la Vésicule Biliaire
图67 足少阳胆经肩部经穴图

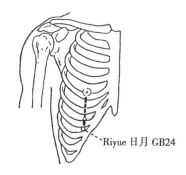

Fig. 68 Les points du thorax méridien de VB
图68 足少阳胆经胸部经穴图

Indications : raideur et douleur de la nuque, de l'épaule et du dos, paralysie des membres supérieurs, abcès du sein, pas de sécrétion de lait (agalactie), dystocie, et scrofules.

12. VB24 Riyue

Localisation : sur le thorax, en dessous du mamelon, dans le 7ᵉ espace intercostal, 4 cun en dehors de la ligne médiane. (Fig.68)

Indications : ictère, douleur de l'hypocondre, vomissements, régurgitations acides.

C'est le point *mu* antérieur du méridien de la Vésicule Biliaire.

13. VB25 Jingmen

Localisation : sur le thorax, au-dessous et en avant de l'extrémité de la 12ᵉ côte, à 1,8 cun en arrière de Zhangmen F13. (Fig.69)

【主治】头项强痛，肩背疼痛；上肢不遂；乳痛，乳汁不下；难产；瘰疬。

12. 日月

【位置、取法】上腹部，当乳头直下，第七肋间隙，前正中线旁开4寸（见图68）。

【主治】黄疸，胁肋疼痛，呕逆，吞酸。

【备注】胆之"募"穴。

13. 京门

【位置、取法】侧腰部，章门后1.8寸，当第十二肋骨游离端的下方（见图69）。

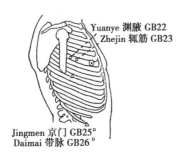

Yuanye 渊腋 GB22
Zhejin 辄筋 GB23

Jingmen 京门 GB25°
Daimai 带脉 GB26°

Fig. 69 Les points de la poitrine et des côtes de la Vésicule Biliaire

图 69 足少阳胆经胸胁部经穴图

Indications : dysurie, œdème, lumbago, douleurs de l'hypocondre, distension de l'abdomen et diarrhées.

C'est le point *mu* antérieur du méridien du Rein.

14. VB26 Daimai

Localisation : sur la partie latérale de l'abdomen, à 1,8cun au-dessous de Zhangmen F13, au-dessous de l'extrémité de la 11ᵉ côte flottante, au même niveau que l'ombilic. (Fig.69)

Indications : aménorrhée, règles irrégulières, leucorrhée, hernie, douleurs abdominales, douleurs lombaires, douleurs de l'hypocondre.

【主治】小便不利，水肿，腰痛；胁痛；腹胀，泄泻。

【备注】肾之"募"穴。

14. 带脉

【位置、取法】侧腹部，章门下1.8寸，当第十一肋骨游离端下方垂线与脐水平线的交点上（见图69）。

【主治】经闭，月经不调，带下病；疝气；腹痛，腰胁痛。

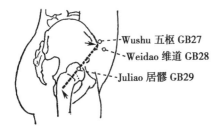

Wushu 五枢 GB27
Weidao 维道 GB28
Juliao 居髎 GB29

Fig. 70 Les points de la hanche du méridien de la Vésicule Biliaire

图 70 足少阳胆经髋部经穴图

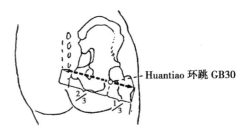

Huantiao 环跳 GB30

Fig.71 Les points de la hanche du méridien de la Vésicule Biliaire

图 71 足少阳胆经髋部经穴图

15. VB29 Juliao

Localisation : au milieu de la ligne reliant l'épine iliaque antéro-supérieure et le grand trochanter. (Fig.70)

Indications : lumbago, douleur et paralysie des membres inférieurs (syndrome *wei bi*), hernie.

15. 居髎

【位置、取法】髋部，当髂前上棘与股骨大转子最凸点连线的中点处（见图70）。

【主治】腰痛，下肢痿痹；疝气。

16. VB30 Huantiao

Localisation : côté latéral de la cuisse. Quand le genou est fléchi, le point se trouve à la jonction du tiers externe et du tiers moyen de la ligne reliant le sommet du grand trochanter et le hiatus sacré. (Fig.71)

Indications : douleurs des lombes et des jambes, paralysie et douleurs des membres inférieurs (syndrome *wei bi*), douleurs de la ceinture, urticaire (*fengzhen*).

16. 环跳

【位置、取法】在股外侧部，侧卧屈股，当股骨大转子最凸点与骶管裂孔连线的外1/3与中1/3交点处。取本穴应侧卧，伸下腿屈上腿，以使股骨大转子暴露更明显（见图71）。

【主治】腰腿痛，下肢痿痹，腰扭伤；风疹。

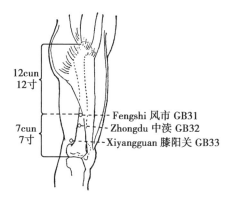

Fig. 72 Les points des membres inférieurs du méridien de la Vésicule Biliaire

图 72 足少阳胆经下肢部经穴图

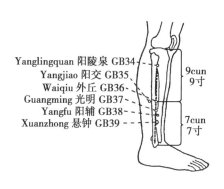

Fig.73 Les points des membres inférieurs de la Vésicule Biliaire

图 73 足少阳胆经下肢部经穴图

17. VB31 Fengshi

Localisation : au milieu de la cuisse, à 7 cun au-dessus du creux poplité, la main le long de la cuisse, le point est situé à l'extrémité du médius. (Fig.72)

Indications : paralysie et douleurs des membres inférieurs (syndrome *wei bi)*, prurit généralisé, béribéri.

17. 风市

【位置、取法】大腿外侧部的中线上，当腘横纹上7寸；或直立垂手时，中指尖处（见图72）。

【主治】下肢痿痹；遍身瘙痒；脚气。

18. VB33 Xiyangguan

Localisation : situé sur la partie latérale du genou, à 3 cun au-dessus de Yanglingquan VB34, dans un creux au-dessus de l'épicondyle externe du fémur. (Fig.72)

Indications : gonflement, douleurs et contracture

18. 膝阳关

【位置、取法】膝外侧，当阳陵泉上3寸，股骨外上髁上方的凹陷处（见图72）。

【主治】膝髌肿痛挛急，小腿麻木。

du genou et engourdissement des jambes.

19. VB34 Yanglingquan

Localisation : situé sur la face latérale de la jambe, dans un creux en dessous et en avant de la tête du péroné. (Fig.73)

Indications : douleurs de l'hypocondre, goût amer dans la bouche, ictère, vomissements, douleurs lombaires et des jambes, paralysie et douleurs des membres inférieurs (syndrome *wei bi*), douleurs aiguës et chroniques de la ceinture, raideur de nuque.

C'est le point *he*-mer du méridien, le point de réunion des tendons et muscles et le point *he*-inférieur de la Vésicule Biliaire.

20. VB35 Yangjiao

Localisation : situé sur le bord externe de la jambe, à 7 cun de l'extrémité de la malléole externe, sur le bord postérieur du péroné. (Fig.73)

Indications : distension et plénitude du thorax et de l'hypocondre, paralysie des membres inférieurs (syndrome *wei bi*), dépression et psychose (maladies maniaco-dépressives).

C'est le point *xi*-d'urgence du Yangwei.

21. VB36 Waiqiu

Localisation : sur le bord externe de la jambe, à 7 cun au-dessus de l'extrémité de la malléole externe, en avant du bord du péroné, parallèle à Yangjiao VB35. (Fig.73)

Indications : distension et plénitude du thorax et de l'hypocondre, paralysie des membres inférieurs (syndrome *wei bi*), dépression et psychose (maladies maniaco-dépressives).

C'est le point *xi*-d'urgence du méridien.

22. VB37 Guangming

Localisation : sur le bord externe de la jambe, à 5 cun au-dessus de la malléole externe, en avant du péroné. (Fig.73)

Indications : douleurs des yeux, héméralopie, myopie, larmoiements dû au vent, douleurs et pléni-

19. 阳陵泉

【位置、取法】小腿外侧，当腓骨头前下方凹陷处（见图73）。

【主治】胁痛，口苦，黄疸，呕吐；腰腿痛，下肢痿痹；急慢性腰扭伤，落枕。

【备注】足少阳经之"合"穴；八会穴之"筋会"；胆之"下合穴"。

20. 阳交

【位置、取法】小腿外侧，当外踝尖上7寸，腓骨后缘（见图73）。

【主治】胸胁胀满，下肢痿痹；癫狂。

【备注】阳维脉之"郄"穴。

21. 外丘

【位置、取法】小腿外侧，当外踝尖上7寸，腓骨前缘，平阳交（见图73）。

【主治】胸胁胀满，下肢痿痹；癫狂。

【备注】足少阳经之"郄"穴。

22. 光明

【位置、取法】小腿外侧，当外踝尖上5寸，腓骨前缘（见图73）。

【主治】目痛，夜盲，近视，迎风流泪；乳房胀痛；下肢痿痹。

tude du thorax, paralysie et douleurs des membres inférieurs (syndrome *wei bi*).

C'est le point de *luo*-communication du méridien.

23. VB38 Yangfu

Localisation : sur le bord externe de la jambe, à 4 cun au-dessus de l'extrémité de la malléole externe, un peu en avant du péroné. (Fig.73)

Indications : migraines, douleurs du canthus externe, gonflement et douleurs de la région axillaire, douleurs et distension du thorax et de l'hypocondre, paralysie des membres inférieurs (syndrome *wei bi*), douleurs de la gorge, scrofules et béribéri.

C'est le point *jing*-fleuve du méridien.

24. VB39 Xuanzhong

Localisation : sur la jambe, à 3 cun au-dessus de la malléole externe, en avant du péroné. (Fig.73)

Indications : raideur de la nuque, douleurs et distension du thorax et de l'hypocondre, paralysie des membres inférieurs (syndrome *wei bi*), douleur et enflure de la gorge, béribéri et hémorroïdes.

C'est le point de réunion de la moelle.

25. VB40 Qiuxu

Localisation : en avant et au-dessous de la malléole externe, dans un creux sur le bord latéral du tendon du muscle extenseur commun du pied. (Fig.74)

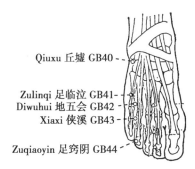

Qiuxu 丘墟 GB40

Zulinqi 足临泣 GB41
Diwuhui 地五会 GB42
Xiaxi 侠溪 GB43

Zuqiaoyin 足窍阴 GB44

Indications : douleurs et distension du thorax et de l'hypocondre, gonflement de la région axillaire, paralysie des membres inférieurs (syndrome *wei*

【备注】足少阳经之"络"穴

23. 阳辅

【位置、取法】小腿外侧，当外踝尖上4寸，腓骨前缘稍前方（见图73）。

【主治】偏头痛，目外眦痛；腋下肿痛；胸胁胀痛，下肢痿痹；咽喉肿痛；瘰疬；脚气。

【备注】足少阳经之"经"穴。

24. 悬钟

【位置、取法】小腿外侧，当外踝尖上3寸，腓骨前缘（见图73）。

【主治】项强；胸胁胀痛，下肢痿痹；咽喉肿痛；脚气；痔疾。

【备注】八会穴之一，"髓会"。

25. 丘墟

【位置、取法】在足外踝的前下方，当趾长伸肌腱的外侧凹陷处。踝关节背屈呈直角，当外踝前缘垂直线与外踝下缘水平线的相交处的凹陷中（见图74）。

Fig. 74 Les points du pied du méridien de la Vésicule Biliaire

图74 足少阳胆经足部经穴图

【主治】胸胁胀痛，腋下肿，下肢痿痹，外踝肿痛；目赤肿痛，目翳；疟疾。

bi), gonflement et douleurs de la malléole externe, rougeur, gonflement et douleurs des yeux, cataracte et malaria.

C'est le point *yuan*-source du méridien.

26. VB41 Zulinqi

Localisation : sur le bord externe de la face dorsale du pied, en arrière de la 4ᵉ articulation métatarso-phalangienne, dans un creux de l'extenseur du petit orteil. (Fig.74)

Indications : douleur de l'hypocondre, flaccidité du pied, douleur du dos du pied, engourdissement des orteils, règles irrégulières, leucorrhées blanches et rouges, rougeur, gonflement et douleurs des yeux, abcès du sein, scrofules et malaria.

C'est le point *shu*-ruisseau du méridien et le point d'ouverture du Vaisseau curieux associé à Daimai.

27. VB43 Xiaxi

Localisation : sur le bord externe de la face dorsale du pied, entre le 4ᵉ et le 5ᵉ orteils. (Fig.74)

Indications : céphalées, vertiges, gonflement et douleurs des yeux, acouphène, surdité, douleur de l'hypocondre, abcès du sein, maladies fébriles.

C'est le point *ying*-ruisseau du méridien.

28. VB44 Zuqiaoyin

Localisation : sur le bord latéral du 4ᵉ orteil, à 0,1 cun en arrière de l'angle unguéal. (Fig.74)

Indications : céphalées, gonflement et douleurs des yeux, surdité, douleur de gorge, douleur de l'hypocondre, apoplexie, perte de connaissance, insomnies, maladies fébriles et toux.

C'est le point *jing*-puits du méridien.

2.1.12 Méridien de la Vessie, Zu Taiyang

(Vessie : Bladder, BL)

Trajet

Le méridien de la Vessie débute à l'angle interne

【备注】足少阳经之"原"穴。

26. 足临泣

【位置、取法】在足背外侧，当第四趾本节（第四跖趾关节）的后方，小趾伸肌腱的外侧凹陷处（见图74）。

【主治】胁肋疼痛，足痿不用，足跗疼痛，足趾麻木；月经不调，赤白带下；目赤肿痛；乳痈；瘰疬；疟疾。

【备注】足少阳经之"输"穴；八脉交会穴之一，通于带脉。

27. 侠溪

【位置、取法】足背外侧，当第四、五趾间，趾蹼缘后方赤白肉际（见图74）。

【主治】头痛，目眩；目赤肿痛；耳鸣，耳聋；胁肋疼痛；乳痈；热病。

【备注】足少阳经之"荥"穴。

28. 足窍阴

【位置、取法】足第四趾末节外侧，距趾甲角0.1寸（见图74）。

【主治】头痛，目眩；目赤肿痛；耳聋；咽喉肿痛；胁痛；中风；昏厥，失眠；热病；咳逆。

【备注】足少阳经之"井"穴。

2.1.12 足太阳膀胱经

循行分布

起于目内眦，上行额部，交会于巅顶，从

de l'œil. Il remonte sur le front, rejoint le Vaisseau Gouverneur au sommet du crâne. De là il pénètre dans le cerveau, ressort et parcourt superficiellement du sommet de la tête jusqu'au bord interne de l'omoplate. Puis il longe la colonne vertébrale, pénètre dans l'abdomen en traversant la musculature para-vertébrale, se relie avec les reins puis, passe dans la vessie à laquelle il appartient.

Une première branche émerge du sommet de la tête, se dirige vers l'oreille.

Une deuxième branche part de la ceinture, descend à travers la région fessière et se termine dans le creux poplité.

Une troisième branche part en arrière du cou, descend directement le long du bord interne de l'épaule, passe la région fessière, la cuisse, rencontre la branche précédente, descend de la région lombaire jusqu'au creux poplité. De là elle descend sur la jambe, atteint le bord postérieur de la malléole externe. Enfin elle longe la tubérosité du 5ᵉ métatarsien et arrive au bord externe du petit orteil où il se relie au méridien du Rein. (Fig.75)

巅顶入络脑，复出浅表，经过项部，沿着肩胛部的内侧，挟脊柱两侧抵达腰中，进入脊柱两侧的肌肉深入腹内，络于肾，连属膀胱。

分支一：从巅顶分出到耳上角。

分支二：从腰中分出，向下挟脊两旁，穿过臀部，至腘窝中。

分支三：自项部分出，从肩胛内缘直下通过肩胛，挟行于脊柱两侧，通过臀部，沿大腿外侧后缘，与腰中下来的支脉会合于腘窝中；两脉相合由此向下，穿过腓肠肌，出外踝后面，沿第五跖骨粗隆，至足小趾外侧端，接足少阴肾经（见图75）。

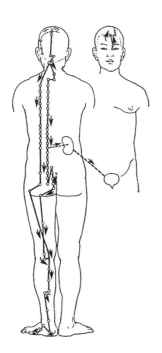

Fig. 75 Trajet du méridien de la Vessie, Zu Taiyang
图75 足太阳膀胱经循行示意图

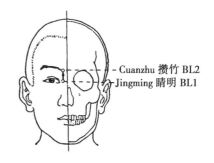

Fig. 76 Les points de la face du méridien de la Vessie
图76 足太阳膀胱经头面部经穴图

101

Viscères associés : Vessie, Rein et Cerveau.

Organes associés : yeux, nez, oreilles.

联系脏腑：膀胱、肾、脑。

联系器官：目、鼻、耳。

Indications

Les maladies de la tête, du cou, des yeux, du dos, de la ceinture, des membres inférieurs et des maladies mentales. Les indications des points Shu du dos relèvent des désordres des viscères, organes et des tissus concernés.

主治要点

本经腧穴主治头、项、目、背、腰、下肢部病证以及神志病，背部第一侧线的背俞穴及第二侧线相平的腧穴，主治与其相关的脏腑病证和有关的组织器官病证。

Les points les plus utilisés

1. V1 Jingming

Localisation : dans un creux un peu au-dessus du canthus interne de l'œil. (Fig.76)

Indications : rougeur, gonflement et douleurs des yeux, larmoiements, vision floue, vertiges, myopie, héméralopie, daltonisme.

2. V2 Cuanzhu

Localisation : à l'extrémité interne du sourcil. (Fig.76)

Indications : spasme du visage, paralysie faciale, vision floue, larmoiements, rougeur, gonflement et douleurs des yeux, tics des paupières, ptose des paupières, douleurs de la région supraorbitale, céphalées.

3. V10 Tianzhu

Localisation : dans un creux sur le bord externe du trapèze, à 1,3 cun de la ligne postérieure du cuir chevelu, à 2 travers de doigt de Yamen VG15. (Fig.77)

常用腧穴

1. 睛明

【位置、取法】面部，目内眦角稍上方的凹陷处（见图76）。

【主治】目赤肿痛，流泪，视物不明，目眩，近视，夜盲，色盲。

2. 攒竹

【位置、取法】面部，当眉头陷中，眶上切迹处。睛明直上眉头凹陷中（见图76）。

【主治】口眼㖞斜，目视不明，流泪，目赤肿痛，眼睑瞤动，眼睑下垂；眉棱骨痛，头痛。

3. 天柱

【位置、取法】在后头部，大筋（斜方肌）外缘之后发际凹陷中，约当后发际正中旁开1.3寸。在哑门穴旁约两横指，斜方肌外缘处（见图77）。

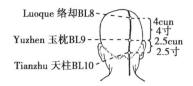

Fig. 77 Les points derrière la tête du méridien de la Vessie

图77 足太阳膀胱经头部经穴图

Indications : céphalées, raideur de la nuque, douleurs de l'épaule, du dos, nez bouché, maladies mentales, épilepsies et maladies fébriles.

4. V11 Dazhu

Localisation : à 1,5 cun en dehors du bord inférieur de l'apophyse épineuse du de la première vertèbre dorsale, dans le premier espace intercostal. (Fig.78)

Indications : raideur de la nuque, douleurs de l'épaule, du dos, céphalées, nez bouché, douleurs de gorge, toux et fièvre, fébrilité.

C'est le point de réunion des os.

5. V12 Fengmen

Localisation : à 1,5 cun en dehors du bord inférieur de l'apophyse épineuse de la 2ᵉ vertèbre dorsale. (Fig.78)

Indications : rhume, toux, nez bouché, rhinorrhées, fièvre, raideur de la nuque et douleur de la poitrine et du dos.

【主治】头痛，项强，肩背痛；鼻塞；癫狂痫证；热病。

4. 大杼

【位置、取法】背部，第一胸椎棘突下，旁开1.5寸（见图78）。

【主治】项强，肩背痛，头痛，鼻塞；咽喉肿痛；咳嗽；发热。

【备注】八会穴之"骨会"。

5. 风门

【位置、取法】背部，当第二胸椎棘突下，旁开1.5寸（见图78）。

【主治】伤风，咳嗽，鼻塞，流涕，发热头痛；项强，胸背痛。

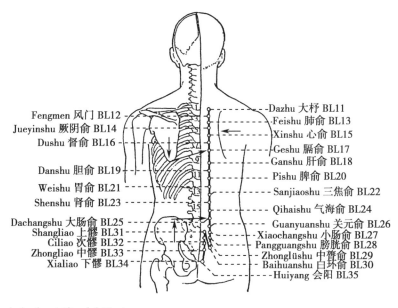

Fig. 78 Les points du dos du méridien de la Vessie
图78 足太阳膀胱经背腰面部经穴图

6. V13 Feishu

Localisation : à 1,5 cun en dehors du bord in-

6. 肺俞

【位置、取法】背部，当第三胸椎棘突下，

férieur de l'apophyse épineuse de la 3ᵉ vertèbre dorsale. (Fig.78)

Indications : toux, asthme, hématémèse, hémoptysie, sensation de chaleur aux os, fièvre avec frissons, sueurs nocturnes, nez bouché.

7. V14 Jueyinshu

Localisation : à 1,5 cun en dehors du bord inférieur de l'apophyse épineuse de la 4ᵉ vertèbre dorsale. (Fig.78)

Indications : angine de poitrine, palpitations, vomissements, toux et oppression thoracique.

8. V15 Xinshu

Localisation : à 1,5 cun en dehors du bord inférieur de l'apophyse épineuse de la 5ᵉ vertèbre dorsale. (Fig.78)

Indications : angine de poitrine, palpitation, hématémèse, insomnies, amnésie, rêves abondants, épilepsie, toux et sueurs nocturnes.

9. V16 Dushu

Localisation : à 1,5 cun en dehors du bord inférieur de l'apophyse épineuse de la 6ᵉ vertèbre dorsale. (Fig.78)

Indications : angine de poitrine, hoquet, hématémèse, asthme, toux, fièvre, sueurs nocturnes, douleur abdominale, syndrome mixte de froid et de chaleur.

10. V17 Geshu

Localisation : à 1,5 cun en dehors du bord inférieur de l'apophyse épineuse de la 7ᵉ vertèbre dorsale. (Fig.78)

Indications : vomissements, hoquet, hématémèse, asthme, toux, fièvre avec frissons, sueurs nocturnes.

C'est le point de réunion du sang.

11. V18 Ganshu

Localisation : à 1,5 cun en dehors du bord inférieur de l'apophyse épineuse de la 9ᵉ vertèbre dorsale. (Fig.78)

旁开1.5寸（见图78）。

【主治】咳嗽，气喘；咯血，咳血；骨蒸，潮热，盗汗；鼻塞。

7. 厥阴俞

【位置、取法】背部，当第四胸椎棘突下，旁开1.5寸（见图78）。

【主治】心痛，心悸；呕吐；咳嗽，胸闷。

8. 心俞

【位置、取法】背部，当第五胸椎棘突下，旁开1.5寸（见图78）。

【主治】心痛，惊悸，吐血；失眠，健忘，多梦，癫痫；咳嗽，盗汗。

9. 督俞

【位置、取法】背部，当第六胸椎棘突下，旁开1.5寸（见图78）。

【主治】心痛；胸闷，气喘；腹痛；寒热。

10. 膈俞

【位置、取法】背部，当第七胸椎棘突下，旁开1.5寸。平两肩胛下角（见图78）。

【主治】呕吐，呃逆，吐血；气喘，咳嗽，潮热，盗汗。

【备注】八会穴之"血会"。

11. 肝俞

【位置、取法】背部，当第九胸椎棘突下，旁开1.5寸（见图78）。

Indications : ictère, douleur de l'hypocondre, hématémèse, rougeur des yeux, vertiges, héméralopie, maladies mentales (démences), épilepsies, douleurs du dos et des vertèbres.

12. V19 Danshu

Localisation : à 1,5 cun en dehors du bord inférieur de l'apophyse épineuse de la 10ᵉ vertèbre dorsale. (Fig.78)

Indications : ictère, goût amer dans la bouche, douleurs de l'hypocondre, tuberculose pulmonaire, fièvre vespérale.

13. V20 Pishu

Localisation : à 1,5 cun en dehors du bord inférieur de l'apophyse épineuse de la 11ᵉ vertèbre dorsale. (Fig.78)

Indications : distension abdominale, ictère, vomissements, diarrhées, dysenterie, maladies hémorragiques, œdème et douleurs du dos.

14. V21 Weishu

Localisation : à 1,5 cun en dehors du bord inférieur de l'apophyse épineuse de la 12ᵉ vertèbre dorsale. (Fig.78)

Indications : gastralgies, vomissements, hoquet, distension abdominale, borborygmes, douleurs de la poitrine et du dos.

15. V22 Sanjiaoshu

Localisation : à 1,5 cun en dehors du bord inférieur de l'apophyse épineuse de la première vertèbre lombaire. (Fig.78)

Indications : borborygmes, distension abdominale, vomissements, diarrhées, dysenterie, œdème raideur et douleurs des lombes et du dos.

16. V23 Shenshu

Localisation : à 1,5 cun en dehors du bord inférieur de l'apophyse épineuse de la 2ᵉ vertèbre lombaire. (Fig.78)

Indications : énurésie, spermatorrhée, impuissance, règles irrégulières, leucorrhées, œdème, acouphène, surdité et lumbago.

【主治】黄疸，胁痛，吐血；目赤，目眩，雀目；癫狂痫证；脊背痛

12. 胆俞

【位置、取法】背部，当第十胸椎棘突下，旁开1.5寸（见图78）。

【主治】黄疸，口苦，胁痛；肺痨，潮热。

13. 脾俞

【位置、取法】背部，当第十一胸椎棘突下，旁开1.5寸（见图78）。

【主治】腹胀，黄疸，呕吐，泄泻，痢疾，便血，水肿；背痛。

14. 胃俞

【位置、取法】背部，当第十二胸椎棘突下，旁开1.5寸（见图78）。

【主治】胃脘痛，呕吐，呃逆，腹胀；肠鸣；胸背痛。

15. 三焦俞

【位置、取法】腰部，当第一腰椎棘突下，旁开1.5寸（见图78）。

【主治】肠鸣，腹胀，呕吐，泄泻，痢疾，水肿；腰背强痛。

16. 肾俞

【位置、取法】腰部，当第二腰椎棘突下，旁开1.5寸，平两肋弓下缘（见图78）。

【主治】遗尿；遗精，阳痿；月经不调，带下；水肿；耳鸣，耳聋；腰痛。

17. V24 Qihaishu

Localisation : à 1,5 cun en dehors du bord inférieur de l'apophyse épineuse de la 3ᵉ vertèbre lombaire. (Fig.78)

Indications : borborygmes, distension abdominale, hémorroïdes, dysménorrhées, lumbago.

18. V25 Dachangshu

Localisation : à 1,5 cun en dehors du bord inférieur de l'apophyse épineuse de la 4ᵉ vertèbre lombaire, au même niveau que la crête iliaque. (Fig.78)

Indications : distension abdominale, borborygmes, diarrhées, constipation, dysenterie et lumbago.

19. V26 Guanyuanshu

Localisation : à 1,5 cun en dehors du bord inférieur de l'apophyse épineuse de la 5ᵉ vertèbre lombaire. (Fig.78)

Indications : distension abdominale, diarrhées, polyurie mictions fréquentes ou difficiles, énurésie et lumbago.

20. V27 Xiaochangshu

Localisation : à 1,5 cun en dehors de la crête sacrée, au niveau du premier trou sacré. (Fig.78)

Indications : distension abdominale, diarrhées, dysenterie, énurésie, hématurie, spermatorrhée, règles irrégulières, leucorrhées et lumbago.

21. V28 Pangguanshu

Localisation : à 1,5 cun en dehors de la crête sacrée, au niveau du 2ᵉ trou sacré. (Fig.78)

Indications : mictions difficiles et fréquentes, énurésie, rétention urinaire, diarrhées, constipation, raideur et douleur lombaires et vertébrales.

22. V29 Zhonglüshu

Localisation : à 1,5 cun en dehors de la crête sacrée, au niveau du 3ᵉ trou sacré. (Fig.78)

Indications : diarrhées, hernie, raideur et douleurs

---

17. 气海俞

【位置、取法】腰部，当第三腰椎棘突下，旁开1.5寸（见图78）。

【主治】肠鸣腹胀，痔漏；痛经；腰痛。

18. 大肠俞

【位置、取法】腰部，当第四腰椎棘突下，旁开1.5寸（见图78）。

【主治】腹胀，肠鸣，泄泻，便秘，痢疾；腰痛。

19. 关元俞

【位置、取法】腰部，当第五腰椎棘突下，旁开1.5寸（见图78）。

【主治】腹胀，泄泻；小便频数或不利，遗尿；腰痛。

20. 小肠俞

【位置、取法】骶部，当骶正中嵴旁开1.5寸，平第一骶后孔（见图78）。

【主治】腹胀，泄泻，痢疾；遗尿，尿血；遗精；月经不调，带下；腰痛。

21. 膀胱俞

【位置、取法】骶部，当骶正中嵴旁开1.5寸，平第二骶后孔（见图78）。

【主治】小便不利，遗尿，癃闭；泄泻，便秘；腰脊强痛。

22. 中膂俞

【位置、取法】骶部，当骶正中嵴旁开1.5寸，平第三骶后孔（见图78）。

【主治】泄泻，疝气；腰脊强痛。

lombaires, vertébrales.

23. V30 Baihuanshu

Localisation : à 1,5 cun en dehors de la crête sacrée, au niveau du 4e trou sacré. (Fig.78)

Indications : énurésie, hernie, spermatorrhée, règles irrégulières, leucorrhées et douleurs lombo-sacrées.

24. V31 Shangliao

Localisation : dans le premier trou sacré, entre le bord postéro-supérieur de l'épine iliaque et de la ligne médiane postérieure. (Fig.78)

Indications : dysurie, spermatorrhée, impuissance, règles irrégulières, leucorrhées, prolapsus de l'utérus, lumbago.

25. V32 Ciliao

Localisation : dans le 2e trou sacré, un peu en dehors de la ligne médiane, même niveau que Pangguanshu V28. (Fig.78)

Indications : règles irrégulières, dysménorrhées, leucorrhées, hernie, spermatorrhée, impuissance, lumbago, paralysie des membres inférieurs (syndrome *wei bi*).

26. V33 Zhongliao

Localisation : dans le 3e trou sacré. (Fig.78)

Indications : constipation, diarrhées, mictions difficiles et fréquentes, règles irrégulières, leucorrhées et lumbago.

27. V34 Xialiao

Localisation : au-dessous de Zhongliao V33, dans le 4e trou sacré. (Fig.78)

Indications : douleurs abdominales, constipation, mictions difficiles, leucorrhées, règles irrégulières, lumbago.

28. V35 Huiyang

Localisations : à 0,5 cun de la ligne médiane postérieure, à côté du sommet du coccyx. (Fig.78)

23. 白环俞

【位置、取法】骶部，当骶正中嵴旁开1.5寸，平第四骶后孔（见图78）。

【主治】遗尿，疝气，遗精；月经不调，带下；腰骶疼痛。

24. 上髎

【位置、取法】骶部，当髂后上棘与后正中线之间，适对第一骶后孔处（见图78）。

【主治】小便不利，遗精，阳痿；月经不调，带下，阴挺；腰痛。

25. 次髎

【位置、取法】骶部，当髂后上棘内下方，适对第二骶后孔处。约当膀胱俞与背中线的中点（见图78）。

【主治】月经不调，痛经；带下，疝气；小便不利；遗精；腰痛，下肢痿痹。

26. 中髎

【位置、取法】骶部，当次髎下内方，适对第三骶后孔处（见图78）。

【主治】便秘，泄泻；小便不利；月经不调；带下；腰痛。

27. 下髎

【位置、取法】骶部，当中、下髎内方，适对第四骶后孔处（见图78）。

【主治】腹痛，便秘；小便不利；带下；月经不调；腰痛。

28. 会阳

【位置、取法】骶部，尾骨端旁开0.5寸（见图78）。

Indications : diarrhées, méléna, hémorroïdes, impuissance et leucorrhées.

29. V36 Chengfu

Localisation : au milieu du pli fessier. (Fig.79)

Indications : hémorroïdes, douleurs de la ceinture, du sacrum, de la fesse et de la cuisse.

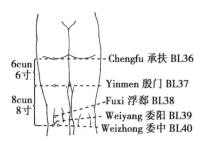

30. V37 Yinmen

Localisation : en arrière de la cuisse, à 6 cun au-dessous de Chengfu V36 et directement en dessus de Weizhong V40. (Fig.79)

Indications : lumbago, paralysie et douleurs des membres inférieurs (syndrome *wei bi*). (Fig.79)

31. V39 Weiyang

Localisation : sur la partie externe du creux poplité, sur le bord interne du tendon du biceps fémoral. (Fig.79)

Indications : plénitude abdominale, mictions difficiles et fréquentes, raideur et douleurs de la ceinture et des vertèbres, contracture et douleurs de la jambe et du pied.

C'est le point *he*-inférieur du Triple Réchauffeur.

32. V40 Weizhong

Localisation : au milieu du creux poplité entre les tendons du biceps fémoral et du semitendineux. (Fig.79 et 81)

Indications : lumbago, paralysie des membres inférieurs par atrophie (paralysie flasque, syndrome *wei bi*), mictions difficiles et fréquentes, énurésie, douleurs abdominales, vomissements, diarrhées et érysipèle.

【主治】泄泻，便血，痔疾，阳痿；带下。

29. 承扶

【位置、取法】大腿后面，臀下横纹的中点（见图79）。

【主治】痔疾；腰、骶、臀、股部疼痛。

Fig. 79 Les points des membres inférieurs du méridien de la Vessie

图79　足太阳膀胱经下肢部经穴图

30. 殷门

【位置、取法】大腿后面，承扶与委中的连线上，承扶下6寸（见图79）。

【主治】腰痛，下肢痿痹。

31. 委阳

【位置、取法】腘横纹外侧端，当股二头肌腱的内侧（见图79）。

【主治】腹满，小便不利；腰脊强痛，腿足挛痛。

【备注】三焦"下合穴"。

32. 委中

【位置、取法】腘横纹中点，当股二头肌腱与半腱肌肌腱的中间（见图79，图81）。

【主治】腰痛，下肢痿痹；小便不利，遗尿；腹痛，吐泻；丹毒。

C'est le point *he*-mer du méridien et le point *he*-inférieur de la Vessie.

【备注】足太阳经之"合"穴、膀胱之"下合穴"。

33. V43 Gaohuang

Localisation : à 3 cun en dehors du bord inférieur de l'apophyse épineuse de la 4ᵉ vertèbre dorsale, dans un creux situé en dedans du bord interne de l'omoplate. (Fig.80)

33. 膏肓

【位置、取法】背部，当第四胸椎棘突下，旁开3寸（见图80）。

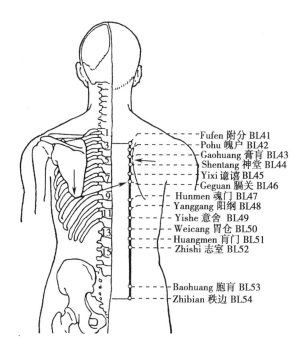

Fufen 附分 BL41
Pohu 魄户 BL42
Gaohuang 膏肓 BL43
Shentang 神堂 BL44
Yixi 谚谑 BL45
Geguan 膈关 BL46
Hunmen 魂门 BL47
Yanggang 阳纲 BL48
Yishe 意舍 BL49
Weicang 胃仓 BL50
Huangmen 肓门 BL51
Zhishi 志室 BL52
Baohuang 胞肓 BL53
Zhibian 秩边 BL54

Fig. 80 Les points du dos du méridien de la Vessie
图80 足太阳膀胱经背腰部经穴图

Indications : tuberculose pulmonaire, toux, asthme, hémoptysie, sueurs nocturnes, insomnies, perte de mémoire, rêves abondants, spermatorrhée et dyspepsie.

【主治】肺痨，咳嗽，气喘，咳血，盗汗；失眠，健忘，多梦；遗精；完谷不化。

34. V46 Geguan

Localisation : à 3 cun en dehors du bord inférieur de l'apophyse épineuse de la 7ᵉ vertèbre dorsale. (Fig.80)

Indications : vomissements, éructation, hoquet, oppression thoracique, raideur et douleur vertébrale et du dos.

34. 膈关

【位置、取法】背部，当第七胸椎棘突下，旁开3寸（见图80）。

【主治】呕吐，嗳气，呃逆；胸闷；脊背强痛。

35. V48 Yanggang

Localisation : à 3 cun en dehors du bord inférieur de l'apophyse épineuse de la 10ᵉ vertèbre dorsale. (Fig.80)

35. 阳纲

【位置、取法】背部，当第十胸椎棘突下，旁开3寸（见图80）。

Indications : borborygmes, douleurs abdominales, diarrhées, ictère, douleur de l'hypocondre, et diabète.

36. V52 Zhishi

Localisation : à 3 cun en dehors et au-dessous de l'apophyse épineuse de la 2e vertèbre lombaire. (Fig.80)

Indications : spermatorrhée, mictions difficiles et fréquentes, raideur et douleurs des lombes et des vertèbres.

37. V54 Zhibian

Localisation : au niveau du 4e trou sacré à 3 cun en dehors de la crête du sacrum. (Fig.80)

Indications : mictions difficiles et fréquentes, constipation, hémorroïdes, douleurs lombo-sacrées, paralysie des membres inférieurs (syndrome *wei bi*).

38. V57 Chengshan

Localisation : au milieu et au-dessous des jumeaux, à mi-distance entre Weizhong V40 et le tendon d'Achille. (Fig.81)

Indications : contracture et douleurs des lombes, des jambes, crampe du mollet, hémorroïdes, constipation, méléna, prolapsus du rectum.

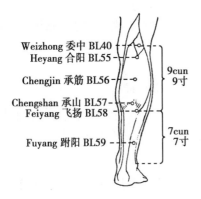

39. V58 Feiyang

Localisation : sur la partie postérieure de la jambe, à 7 cun directement au-dessus de Kunlun V60, 1 cun en dehors et en dessous de Chengshan V57. (Fig.81)

【主治】肠鸣，腹痛，泄泻；黄疸；胁痛；消渴。

36. 志室

【位置、取法】腰部，当第二腰椎棘突下，旁开3寸（见图80）。

【主治】遗精，阳痿，小便不利；腰脊强痛。

37. 秩边

【位置、取法】臀部，平第四骶后孔，骶正中嵴旁开3寸（见图80）。

【主治】小便不利，便秘，痔疾；腰骶痛，下肢痿痹。

38. 承山

【位置、取法】小腿后正中，约委中与跟腱之中点（见图81）。

【主治】腰腿拘急疼痛，转筋；痔疾，便秘，便血，脱肛。

Fig. 81 Les points des membres inférieurs du méridien de la Vessie

图81 足太阳膀胱经下肢部经穴图

39. 飞扬

【位置、取法】小腿后面，当外踝后，昆仑穴直上7寸，承山外下方1寸处（见图81）。

Indications : céphalées, vertiges, épistaxis, douleurs de la ceinture, des jambes, hémorroïdes.

C'est le point *luo*-communication du méridien.

40. V59 Fuyang

Localisation : en arrière de la jambe, derrière la malléole externe, à 3 cun au-dessus de Kunlun V60. (Fig.81)

Indications : céphalées, douleurs lombo-sacrées, paralysie des membres inférieurs par atrophie (paralysie flasque, syndrome *wei bi*), gonflement et douleur de la malléole externe.

C'est le point *xi*-d'urgence du Yangqiao.

41. V60 Kunlun

Localisation : en arrière de la malléole externe, dans un creux, entre la malléole et le tendon calcanéen. (Fig.82)

Indications : céphalées, raideur de la nuque, vertiges, épistaxis, épilepsie, dystocie, douleurs lombosacrées, gonflement et douleurs du talon.

C'est le point *jing*-fleuve du méridien.

【主治】头痛，目眩，衄血；腰腿疼痛；痔疾。

【备注】足太阳经之"络"穴。

40. 跗阳

【位置、取法】小腿后面，外踝后，昆仑穴直上3寸（见图81）。

【主治】头痛；腰骶疼痛，下肢痿痹，外踝肿痛。

【备注】阳跷脉之"郄"穴。

41. 昆仑

【位置、取法】足部外踝后方，当外踝尖与跟腱之间的凹陷处（见图82）。

【主治】头痛，项强；目眩；鼻衄；癫痫；难产；腰骶疼痛，脚跟肿痛。

【备注】足太阳经之"经"穴。

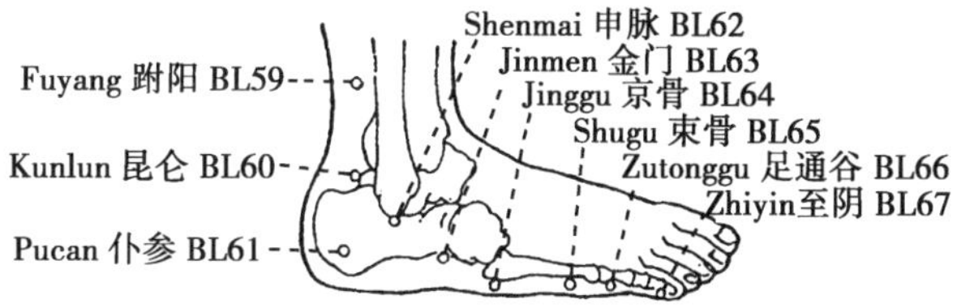

Fig. 82 Les points du pied du méridien de la Vessie
图82 足太阳膀胱经足部经穴图

42. V61 Pucan

Localisation : sur le bord externe du pied, en arrière et en dehors de la malléole externe, directement en dessous de Kunlun V60, à la jonction de la peau rouge et blanche. (Fig.82)

Indications : paralysie des membres inférieurs par atrophie paralysie flasque syndrome *wei bi*, douleurs du talon et épilepsie.

42. 仆参

【位置、取法】足外侧部，外踝后下方，昆仑直下，跟骨外侧，赤白肉际处（见图82）。

【主治】下肢痿痹，足跟痛；癫痫。

43. V62 Shenmai

Localisation : sur le bord externe du pied, dans un creux, directement en dessous de la malléole externe. (Fig.82)

Indications : céphalées, vertiges, rougeur et douleur des yeux, spasmes des paupières, maladies mentales, épilepsie, insomnies, somnolence, douleurs aiguës des lombes et des jambes.

C'est le point d'ouverture du Vaisseau curieux associé à Yangqiao.

44. V63 Jinmen

Localisation : bord externe du pied, directement en dessous du bord antérieur de la malléole externe, partie externe du cuboïde. (Fig.82)

Indications : céphalées, épilepsie, convulsion de l'enfant, lumbago, paralysie des membres inférieurs par atrophie, paralysie flasque (syndrome *wei bi*), douleurs de la malléole externe.

C'est le point *xi*-d'urgence du méridien.

45. V64 Jinggu

Localisation : partie externe du pied, en dessous de la tubérosité du 5ᵉ métatarse, à la jonction de la peau rouge et blanche. (Fig.82)

Indications : céphalées, raideur de la nuque, cataracte, épilepsie et lumbago.

C'est le point *yuan*-source du méridien.

46. V65 Shugu

Localisation : au bord externe du pied, en arrière de la tête du 5ᵉ métatarse, à la jonction de la peau rouge et blanche. (Fig.82)

Indications : céphalées, raideur de la nuque, vertiges, maladies mentales, douleurs des lombes, et des jambes.

C'est le point *shu*-rivière du méridien.

47. V66 Zutonggu

Localisation : au bord externe du pied, en avant de la 5ᵉ articulation métatarso-phalangienne, à la jonction de la peau rouge et blanche. (Fig.82)

43. 申脉

【位置、取法】足外侧部，外踝直下方凹陷处（见图82）。

【主治】头痛，眩晕，目赤痛，眼睑瞤动；癫狂痫，失眠，嗜睡；腰腿酸痛。

【备注】八脉交会穴之一，通于阳跷脉。

44. 金门

【位置、取法】足外侧，当外踝前缘直下，骰骨下缘处（见图82）。

【主治】头痛，癫痫，小儿惊风；腰痛，下肢痿痹，外踝痛（见图82）。

【备注】足太阳经之"郄"穴。

45. 京骨

【位置、取法】足外侧，第五跖骨粗隆下方，赤白肉际处（见图82）。

【主治】头痛，项强，目翳；癫痫；腰痛。

【备注】足太阳经之"原"穴。

46. 束骨

【位置、取法】足外侧，足小趾本节（第五跖趾关节）的后方，赤白肉际处（见图82）。

【主治】头痛，项强；目眩；癫狂；腰腿痛。

【备注】足太阳经之"输"穴。

47. 足通谷

【位置、取法】足外侧，足小趾本节（第五跖趾关节）的前方，赤白肉际处（见图82）。

Indications : céphalées, raideur de la nuque, vertiges, épistaxis, maladies mentales.

C'est le point *ying*-ruisseau du méridien.

48. V67 Zhiyin

Localisation : au bord externe du pied, à 0,1 cun en arrière de l'angle unguéal du petit orteil. (Fig.82)

Indications : céphalées, douleurs des yeux, nez bouché, épistaxis, malposition du fœtus, dystocie.

C'est le point *jing*-puits du méridien.

【主治】头痛，项强；目眩；鼻衄；癫狂。

【备注】足太阳经之"荥"穴。

48. 至阴

【位置、取法】足小趾末节外侧，距趾甲角 0.1寸（见图82）。

【主治】头痛；目痛；鼻塞，鼻衄；胎位不正，难产。

【备注】足太阳经之"井"穴。

2.2 Les huit Vaisseaux Extraordinaires ou Curieux

2.2 奇经八脉

2.2.1 Vaisseau Gouverneur, Du Mai

(Vaisseau Gouverneur : Governor Vessel, GV)

2.2.1 督脉

Trajet

Le Vaisseau Gouverneur prend naissance dans le *Bao Gong*[1] (utérus chez la femme), descend dans le pelvis jusqu'aux organes génitaux externes, l'urètre, le pénis pour l'homme, il se relie au Vaisseau Conception dans la région périnéale, passe par l'anus, remonte vers le coccyx, le sacrum, il parcourt l'arrière du corps en suivant la ligne médiane du sacrum, à l'intérieur de la colonne vertébrale jusqu'à Fengfu VG16, puis il pénètre dans le cerveau. Une portion externe descend

循行分布

督脉起于胞宫，下向骨盆的中央，络循阴器——在女子入系溺孔，男子循阴茎；与任、冲脉会合于会阴，绕过肛门之后，从尾骶沿脊内上行，到项后风府穴进入脑内，连属于脑，其外从头顶正中经前额到鼻柱下端，至龈交而止。督脉循行的旁支：一支在下部与足少阴肾经同行，在肛门之后尾骶部贯脊，连属于肾；一支在上部与足太阳膀胱经的主干同行，从目内眦上行，交巅顶，络脑，下项，挟脊两旁，抵达腰

---

[1] À propos du point de départ de Du Mai, Ren Mai, Chong Mai, Pr Shen Xueyong de l'Université de MTC de Shanghai dit « *Bao Gong* n'est pas tout à fait utérus, si oui, comment décrire cet endroit chez les hommes. » Pour lui, *Bao Gong* désigne en réalité le *Dan Tian*.

le long de la ligne médiane de la tête jusqu'à l'arête du nez, se termine à la jonction de la lèvre supérieure et de la gencive.

Une première branche pénètre dans le Méridien du Rein, entre dans la colonne vertébrale par le coccyx et se relie au rein.

Une deuxième branche longe côte à côte avec le tronc du Méridien de la Vessie, remonte jusqu'au canthus interne, atteint le vertex et se relie au cerveau, puis il descend jusqu'au cou au niveau vertébral, continue sa descente jusqu'à la ceinture, entre par la musculature des vertèbres pour se relier au rein et rejoint les branches des Méridiens de la Vessie et du Rein dans le rein.

Une troisième branche émerge directement de l'utérus, se dirige vers l'ombilic, passe par le cœur, entre dans la gorge, va vers le mandibule, tourne autour des lèvres et se termine au-dessous de l'œil. (Fig.83)

中，入循脊柱两旁肌肉，连络于肾，足太阳、足少阴同行支在肾中会合；一支前行，自少腹中之胞宫直上，穿过脐中央，经过心，入于喉咙，上至下颌部，环绕唇口，上系于两目之下（见图83）。

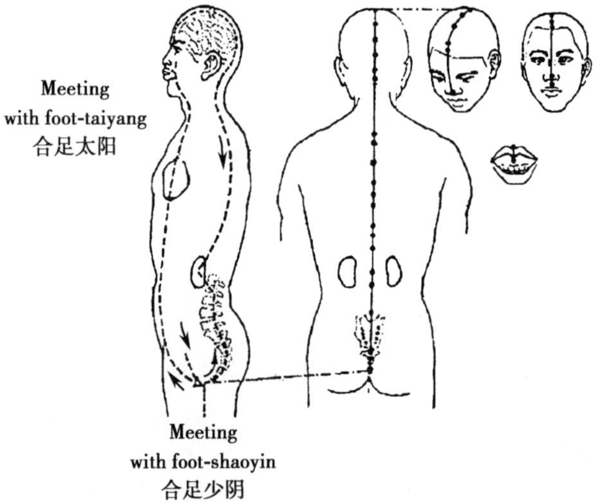

Meeting with foot-taiyang
合足太阳

Meeting with foot-shaoyin
合足少阴

Fig.83 Trajet du Vaisseau Gouverneur, Du Mai
图83 督脉循行示意图

Viscères associés : Cœur, Reins, Cerveau et Moelle

Organes associés : nez, yeux, lèvres, gorge, appareil génital et anus.

联系脏腑：心、肾、脑、髓。

联系器官：鼻、目、唇口、喉咙、阴器、肛门。

Indications

Maladies mentales, maladies de chaleur, pathologies des régions lombo-sacrées, du dos, de la tête

主治要点

本经腧穴主治神志病，热病，腰骶、背、头项局部病证相应的内脏疾病。

et du cou, y compris les pathologies des viscères qui correspondent au trajet.

Les points les plus utilisés

1. VG1 Changqiang

Localisation : à mi-chemin entre l'anus et le sommet du coccyx. Point localisé sur le malade couché sur le ventre, les genoux ramenés vers le thorax. (Fig.84)

1. 长强

【位置、取法】跪伏，或胸膝位，在尾骨端下，当尾骨端与肛门连线的中点处（见图84）。

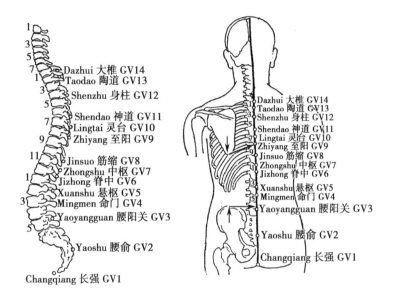

Fig. 84 Les points du dos du Vaisseau Gouverneur
图84 督脉背腰部经穴图

Indications : constipation, méléna, hémorroïdes, prolapsus du rectum, maladies mentales (dépression, troubles maniaco-dépressifs) épilepsie, raideur de la colonne vertébrale, douleurs du coccyx et de la région sacrée.

C'est le point *luo*-communication du méridien.

【主治】便秘，便血，痔疾，脱肛；癫狂痫证；脊强反折，尾骶部疼痛。

【备注】督脉之"络"穴。

2. VG2 Yaoshu

Localisation : sur la ligne médiane, dans le hiatus sacro-coccygien. Le hiatus se trouve dans un creux entre les cornes du sacrum et du coccyx. (Fig.84)

Indications : raideur et douleur lombaires, paralysie des membres inférieurs (syndrome *wei bi*), règles irrégulières, hémorroïdes et épilepsie.

3. VG3 Yaoyangguan

Localisation : sur la ligne médiane du bas du dos, dans un creux en dessous de l'apophyse épineuse

2. 腰俞

【位置、取法】骶部，当后正中线上，适对骶管裂孔处（见图84）。

【主治】腰脊强痛，下肢痿痹；月经不调；痔疾；癫痫。

3. 腰阳关

【位置、取法】在腰部，当后正中线上，第四腰椎棘突下凹陷中（见图84）。或两

115

de la 4e vertèbre lombaire. Point localisé en dessous de la ligne qui rejoint le sommet des deux crêtes iliaques. (Fig.84)

Indications : douleurs lombo-sacrées, paralysie des membres inférieurs (syndrome *wei bi*), règles irrégulières, spermatorrhée et impuissance.

4. VG4 Mingmen

Localisation : sur la ligne médiane du bas du dos, dans un creux situé en dessous de l'apophyse épineuse de la deuxième vertèbre lombaire. (Fig.84)

Indications : raideur et douleur lombaires, paralysie des membres inférieurs (syndrome *wei bi*), leucorrhées, règles irrégulières, diarrhées matinales[1], spermatorrhée et impuissance.

5. VG6 Jizhong

Localisation : sur la ligne médiane postérieure, dans un creux en dessous de l'apophyse épineuse de la 11e vertèbre dorsale. (Fig.84)

Indications : hémorroïdes, prolapsus du rectum, raideur et douleur lombaires, épilepsie, diarrhées, ictère, malnutrition infantile.

6. VG8 Jinsuo

Localisation : sur la ligne médiane postérieure, dans un creux, en dessous de l'apophyse épineuse de la 9e vertèbre dorsale. (Fig.84)

Indications : raideur vertébrale, flaccidité des membres ou contracture, maladies mentales (dépression, troubles maniaco-dépressifs) épilepsie, gastralgie et ictère.

7. VG9 Zhiyang

Localisation : sur la ligne médiane postérieure, dans un creux, en dessous de l'apophyse épineuse de la 7e vertèbre dorsale. Ou bien dans un creux situé au croisement de la ligne reliant les angles infra-scapulaires et la ligne médiane postérieure.

Indications : distension et douleur de la poitrine et de l'hypocondre, ictère, toux, raideur et douleur

髂嵴高点的连线与后正中线交点处的凹陷中取穴。

【主治】腰骶痛，下肢痿痹；月经不调；遗精，阳痿。

4. 命门

【位置、取法】在腰部，当后正中线上，第二腰椎棘突下凹陷中（见图84）。

【主治】腰脊强痛，下肢痿痹；带下；月经不调；五更肾泻；遗精，阳痿。

5. 脊中

【位置、取法】在背部，当后正中线上，第十一胸椎棘突下凹陷中（见图84）。

【主治】痔疾，脱肛；腰脊强痛；癫痫；泄泻；黄疸；小儿疳积。

6. 筋缩

【位置、取法】在背部，当后正中线上，第九胸椎棘突下凹陷中（见图84）。

【主治】脊强，四肢不收，筋挛拘急；癫狂痫证；胃痛，黄疸。

7. 至阳

【位置、取法】在背部，当后正中线上，第七胸椎棘突下凹陷中。在两肩胛骨下角连线与后正中线的交点处凹陷中取穴（见图84）。

【主治】胸胁胀痛，黄疸；咳嗽；脊强，背痛。

---

[1] *Shen xie* =diarrhée du matin (avant l'aube) due au vide de yang de Rein

des vertèbres dorsales.

8. VG10 Lingtai

Localisation : sur la ligne médiane postérieure, dans un creux, en dessous de l'apophyse épineuse de la 6ᵉ vertèbre dorsale. (Fig.84)

Indications : toux, asthme, raideur et douleur des vertèbres dorsales, furoncle.

9. VG11 Shendao

Localisation : sur la ligne médiane postérieure, dans un creux, en dessous de l'apophyse épineuse de la 5ᵉ vertèbre dorsale. (Fig.84)

Indications : angine de poitrine, palpitations, perte de mémoire, toux, asthme, raideur et douleur des vertèbres dorsales.

10. VG12 Shenzhu

Localisation : sur la ligne médiane postérieure, dans un creux, en dessous de l'apophyse épineuse de la 3ᵉ vertèbre dorsale. (Fig.84)

Indications : toux, asthme, épilepsie, raideur et douleur des vertèbres dorsales.

11. VG13 Taodao

Localisation : sur la ligne médiane postérieure, dans un creux, en dessous de l'apophyse épineuse de la première vertèbre dorsale.(Fig.84)

Indications : céphalées, raideur de la nuque, raideur vertébrale, aversion du froid, fièvre, toux, asthme, sensation de chaleur aux os, fièvre avec frissons, manie et épilepsie, malaria, furoncle du dos.

12. VG14 Dazhui

Localisation : sur la ligne médiane postérieure, dans un creux, en dessous de l'apophyse épineuse de la 7ᵉ vertèbre cervicale. (Fig.84)

Indications : céphalées, raideur de la nuque, toux, asthme, sensation de chaleur aux os fièvre, sueurs nocturnes, épilepsie, maladie de chaleur, malaria, urticaire, amaigrissement par épuisement (maladie consomptive).

8. 灵台

【位置、取法】在背部，当后正中线上，第六胸椎棘突下凹陷中（见图84）。

【主治】咳嗽，气喘；脊背强痛；疔疮。

9. 神道

【位置、取法】在背部，当后正中线上，第五胸椎棘突下凹陷中（见图84）。

【主治】心痛，心悸，健忘，失眠；咳嗽；气喘；脊背强痛。

10. 身柱

【位置、取法】在背部，当后正中线上，第三胸椎棘突下凹陷中（见图84）。

【主治】咳嗽，气喘；癫痫；脊背强痛。

11. 陶道

【位置、取法】在背部，当后正中线上，第一胸椎棘突下凹陷中（见图84）。

【主治】头痛，项强，脊强；恶寒发热，咳嗽，气喘，骨蒸潮热，狂痫证；疟疾；疔疮发背。

12. 大椎

【位置、取法】俯卧位，当后正中线上，第七颈椎棘突下凹陷中（见图84）。

【主治】头痛项强；咳嗽，气喘，骨蒸盗汗；癫痫；热病；疟疾；风疹；虚劳羸瘦。

13. VG15 Yamen

Localisation : sur la nuque, à 0,5 cun du bord du cuir chevelu, entre le premier et la deuxième vertèbre cervicale. (Fig.85)

Indications : perte soudaine de voix, langue raide par suite d'apoplexie[①], céphalées, raideur de nuque, maladies mentales (dépression, troubles maniaco-dépressifs), épilepsie.

【位置、取法】正坐位，在项部，当后发际正中直上0.5寸，第一颈椎下（见图85）。

【主治】暴喑，中风舌强不语；头痛项强；癫狂痫。

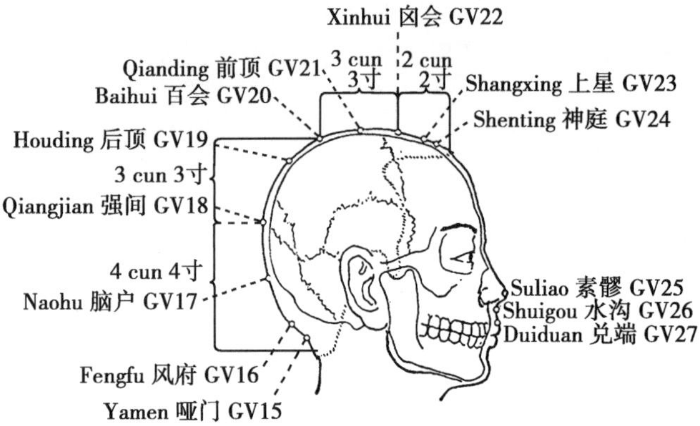

Fig. 85 Les points de la tête et du cou du Vaisseau Gouverneur

图85 督脉颈部经穴图

14. VG16 Fengfu

Localisation : à un cun au-dessus du cuir chevelu, juste au-dessous de la protubérance occipitale. (Fig.85)

Indications : épilepsie, difficultés de parler après une crise d'apoplexie, raideur de la nuque, céphalées, vertiges, enflement et douleur de gorge, perte de voix et épistaxis.

14. 风府

【位置、取法】正坐位，在项部，当后发际正中直上1寸，枕外粗隆直下，两侧斜方肌之间凹陷处（见图85）。

【主治】癫痫，中风不语；项强；头痛，眩晕；咽喉肿痛，失音；鼻衄。

15. VG17 Naohu

Localisation : situé à 2,5 cun du cuir chevelu, 1,5 cun au-dessus de Fengfu VG16, dans un creux, sur le bord supérieur de la protubérance occipitale. (Fig.85)

Indications : états maniaques, raideur de la nuque, céphalées, perte de voix.

15. 脑户

【位置、取法】正坐位，在头部，当后发际正中直上2.5寸，风府上1.5寸，枕外粗隆上缘凹陷处（见图85）。

【主治】头痛，头晕；失音；项强；癫狂。

16. VG18 Qiangjian

Localisation : à 4 cun au-dessus du cuir chevelu, à

16. 强间

【位置、取法】正坐位，在头部，当后发际

---

① Apoplexie peut se traduire ici par accident vasculo-cérébral (AVC). Cf. Séquelles des AVC.

1,5 cun au-dessus de Naohu VG17. (Fig.85)

Indications : céphalées, éblouissement, spasme facial, raideur de la nuque, épilepsie et insomnies.

17. VG19 Houding

Localisation : à 5,5 cun au-dessus du cuir chevelu, à 3 cun au-dessus de Naohu VG17. (Fig.85)

Indications : céphalées, vertiges, raideur et douleur de la nuque, états maniaco-dépressifs et épilepsie, insomnies.

18. VG20 Baihui

Localisation : à 7 cun au-dessus du cuir chevelu de la nuque, sur la ligne médiane de la voûte crânienne, au croisement entre la ligne reliant les apexs des oreilles et le Vaisseau Gouverneur. (Fig.85)

Indications : céphalées, vertiges, apoplexie, états maniaco-dépressifs, insomnies, prolapsus du rectum, prolapsus de l'utérus, ptose gastrique, prolapsus des reins et diarrhées chroniques.

19. VG21 Qianding

Localisation : à 3,5 cun au-dessus du cuir chevelu du front. (Fig.85)

Indications : céphalées, vertiges, sinusites, rougeur gonflement et douleur des yeux, épilepsie.

20. VG22 Xinhui

Localisation : à 2 cun au-dessus du cuir chevelu frontal, à 3 cun en avant de Bahui VG20. (Fig.85)

Indications : céphalée, vertiges, sinusites, épistaxis, polype nasal, rougeur gonflement et douleur des yeux, épilepsie.

21. VG23 Shangxing

Localisation : à 1 cun au-dessus du cuir chevelu frontal. (Fig.85)

Indications : nez bouché, sinusites, épistaxis, céphalées, vertiges, douleur des yeux, larmoiements dus au Vent pervers, épilepsie, malaria, maladie de chaleur.

正中直上4寸（脑户上1.5寸）（见图85）。

【主治】头痛，目眩，口喝，项强；癫痫，失眠。

17. 后顶

【位置、取法】正坐位，在头部，当后发际正中直上5.5寸（脑户上3寸）（见图85）。

【主治】头痛，眩晕；颈项强痛；癫狂痫证；失眠。

18. 百会

【位置、取法】正坐位，在头部，当后发际正中直上7寸，或于两耳尖连线与头部中线的交点处取穴（见图85）。

【主治】头痛，眩晕；中风，癫狂，不寐；脱肛；阴挺；胃下垂；肾下垂；久泄。

19. 前顶

【位置、取法】正坐位，在头部，当前发际正中直上3.5寸（百会前1.5寸）（见图85）。

【主治】头痛，眩晕；鼻渊；目赤肿痛；癫痫。

20. 囟会

【位置、取法】正坐位，在头部，当前发际正中直上2寸（百会前3寸）（见图85）。

【主治】头痛，眩晕，鼻渊，鼻衄，鼻痔；目赤肿痛；癫痫。

21. 上星

【位置、取法】在头部，当前发际正中直上1寸（见图85）。

【主治】鼻塞，鼻渊，鼻衄；头痛，眩晕；目痛，迎风流泪；癫痫；疟疾，热病。

22. VG24 Shenting

Localisation : à 0,5 cun au-dessus du cuir chevelu frontal. (Fig.85)

Indications : céphalées, vertiges, sinusites, épistaxis, cataracte, larmoiements dus au Vent pervers, insomnies, épilepsie.

23. VG25 Suliao

Localisation : situé à l'extrémité du nez. (Fig.85)

Indications : sinusites, épistaxis, polype nasal, rhinorrhées, perte de conscience, convulsion, asphyxie du nouveau-né.

24. VG26 Shuigou (Renzhong)

Localisation : au point de jonction du 1/3 supérieur et des 2/3 inférieurs de la gouttière labiale. (Fig.85)

Indications : apoplexie, perte de conscience, états maniaco-dépressifs et épilepsie, convulsion de l'enfant, paralysie et spasmes de la face, odontalgie, trismus, nez bouché, épistaxis, lumbago (douleur aiguë par entorse des vertèbres lombaires), raideur du cou, énurésie de l'enfant.

25. VG28 Yinjiao

Localisation : entre la lèvre et les gencives supérieures, sur le frein labial. (Fig.86)

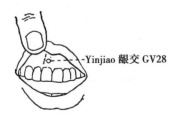

Indications : enflure et douleurs de la gencive (gingivites), aphtes, mauvaise haleine, halitose, états maniaco-dépressifs et démence (folie).

22. 神庭

【位置、取法】在头部，当前发际正中直上 0.5寸（见图85）。

【主治】头痛，眩晕；鼻渊，鼻衄；目翳，迎风流泪；失眠，癫痫。

23. 素髎

【位置、取法】在面部，当鼻尖正中央处（见图85）。

【主治】鼻渊，鼻衄，鼻痔，鼻流清涕；昏迷，惊厥，新生儿窒息。

24. 水沟

【位置、取法】在面部，当人中沟的上1/3 与中1/3交点处（见图85）。

【主治】中风，昏迷，癫狂痫，小儿惊风；口眼㖞斜，齿痛，口噤；鼻塞，鼻衄；急性腰扭伤，落枕；小儿遗尿。

25. 龈交

【位置、取法】在上唇内，唇系带与上齿龈 的相接处（见图86）。

Fig. 86 Le point derrière la lèvre supérieure du Vaisseau Gouverneur
图86 督脉上唇内经穴图

【主治】齿龈肿痛，口疮，口臭；癫狂。

2.2.2 Vaisseau Conception, Ren Mai

2.2.2 任脉

(Vaisseau Conception : Conception Vessel, CV)

Trajet

Le Vaisseau Conception prend naissance dans le *Bao Gong* (utérus chez la femme) et émerge au périnée. Il se dirige en avant dans la région du pubis, remonte à l'intérieur de l'abdomen, arrive au Guanyuan VC4, il longe ensuite la ligne médiane de l'abdomen, de la poitrine jusqu'à la gorge, contourne les lèvres, entre dans la joue, pénètre dans la région infraorbitaire. Une des branches parcourt avec le Chong Mai, remonte le long du dos. (Fig.87)

循行分布

任脉起始于胞宫，下出于会阴部，经阴器向上到阴毛处，沿腹里，上出关元，沿胸腹正中线上至咽喉部，再经下颌络唇口，沿面部入眼内；一支与冲脉同沿着背脊的里面上行（见图87）。

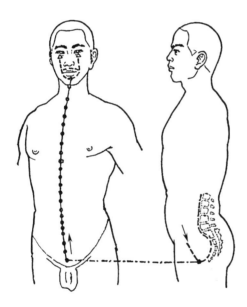

Fig. 87 Trajet du Vaisseau Conception, Ren Mai
图87 任脉循行示意图

Viscères associés : *Bao Gong* (utérus chez la femme)

Organes associés : lèvres, yeux, gorge, appareil génital.

联系脏腑：胞宫。

联系器官：唇口、目、咽喉、阴器。

Indications

Les maladies relevant de l'abdomen, de la poitrine, du cou, de la tête en relation avec les viscères. Quelques points sont efficaces pour renforcer la vitalité du corps.

主治要点

本经腧穴主治腹，胸，颈，头面局部病证相应的内脏器官病证，少数腧穴有强壮作用。

Les points les plus utilisés

1. VC2 Qugu

Localisation : sur la ligne médiane antérieure, au bord supérieur de la symphyse pubienne. (Fig.88)

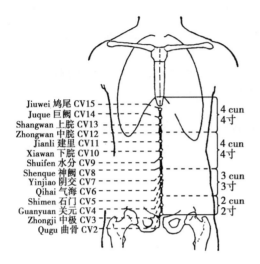

Jiuwei 鸠尾 CV15
Juque 巨阙 CV14 — 4 cun / 4寸
Shangwan 上脘 CV13
Zhongwan 中脘 CV12
Jianli 建里 CV11 — 4 cun / 4寸
Xiawan 下脘 CV10
Shuifen 水分 CV9
Shenque 神阙 CV8 — 3 cun / 3寸
Yinjiao 阴交 CV7
Qihai 气海 CV6
Shimen 石门 CV5 — 2 cun / 2寸
Guanyuan 关元 CV4
Zhongji 中极 CV3
Qugu 曲骨 CV2

Indications : règles irrégulières, leucorrhées, dysurie, énurésie, spermatorrhées et impuissance.

2. VC3 Zhongji

Localisation : sur le bas-ventre, sur la ligne médiane à 4 cun en dessous de l'ombilic. (Fig.88)

Indications : règles irrégulières, métrorragies, leucorrhées, prolapsus de l'utérus, stérilité, énurésie, dysurie, hernie, spermatorrhées et impuissance.

C'est le point *mu* de la Vessie.

3. VC4 Guanyuan

Localisation : au bas-ventre, sur la ligne médiane à 3 cun en dessous de l'ombilic. (Fig.88)

Indications : diarrhées, règles irrégulières, leucorrhées, stérilité, énurésie, polyurie, anurie, spermatorrhées, hernie, amaigrissement dû à des maladies d'épuisement (maladies de consomption).

C'est le point *mu* de l'Intestin Grêle.

4. VC5 Shimen

Localisation : au bas-ventre, sur la ligne médiane à 2 cun en dessous de l'ombilic. (Fig.88)

常用腧穴

1. 曲骨

【位置、取法】前正中线上，耻骨联合上缘的中点处（见图88）。

Fig. 88 Les points de l'abdomen du Vaisseau Conception

图88 任脉腹部经穴图

【主治】月经不调，带下；小便不利，遗尿；遗精，阳痿。

2. 中极

【位置、取法】在下腹部，前正中线上，当脐中下4寸（见图88）。

【主治】月经不调，崩漏；带下；阴挺；不孕；遗尿，小便不利；疝气；遗精，阳痿。

【备注】膀胱之"募"穴。

3. 关元

【位置、取法】在下腹部，前正中线上，当脐中下3寸（见图88）。

【主治】泄泻，月经不调，带下，不孕；遗尿，小便频数，尿闭；遗精，阳痿，疝气；虚劳羸瘦。

【备注】小肠之"募"穴。

4. 石门

【位置、取法】在下腹部，前正中线上，当脐中下2寸（见图88）。

Indications : douleurs abdominales, œdème, mictions difficiles dysurie, diarrhées, aménorrhée, leucorrhées, métrorragies, hernie.

Point *mu* du Triple Réchauffeur

5. VC6 Qihai

Localisation : sur le bas-ventre, sur la ligne médiane à 1,5 cun en dessous de l'ombilic. Ou bien au milieu de la ligne joignant le centre de l'ombilic et Guanyuan VC4. (Fig.88)

Indications : dysménorrhées, aménorrhées, règles irrégulières, énurésie, spermatorrhées, hernie, douleurs abdominales, diarrhées, constipation, prostration.

C'est le point *yuan*-source de Huang (région au-dessous du cœur, au-dessus du diaphragme, au centre du médiastin)

6. VC8 Shenque

Localisation : au centre de l'ombilic. (Fig.88)

Indications : douleurs abdominales, diarrhées, prolapsus du rectum, œdème, prostration.

7. VC9 Shuifen

Localisation : sur la ligne médiane, à 1 cun au-dessus de l'ombilic. (Fig.88)

Indications : douleurs abdominales, régurgitation, vomissements, diarrhées, anurie et œdème.

8. VC10 Xiawan

Localisation : sur la ligne médiane, à 2 cun au-dessus de l'ombilic. (Fig.88)

Indications : douleurs abdominales et distension abdominale, dyspepsie, vomissements, diarrhées, tumeurs abdominales.

9. VC11 Jianli

Localisation : sur la ligne médiane, à 3 cun au-dessus de l'ombilic.

Indications : gastralgies, distension abdominale,

【主治】腹痛；水肿，小便不利，泄泻；经闭，带下；崩漏；疝气。

【备注】三焦之"募"穴。

5. 气海

【位置、取法】在下腹部，前正中线上，当脐中下 1.5 寸，或当脐中与关元连线之中点处取穴（见图 88）。

【主治】痛经，经闭，月经不调；遗尿；遗精；疝气；腹痛，泄泻，便秘；虚脱。

【备注】肓之"原"穴。

6. 神阙

【位置、取法】仰卧位，在腹中部，脐中央（见图 88）。

【主治】腹痛；泄泻，脱肛；水肿；虚脱。

7. 水分

【位置、取法】仰卧位，在上腹部，前正中线上，当脐中上 1 寸（见图 88）。

【主治】腹痛，翻胃吐食，泄泻；小便不通；水肿。

8. 下脘

【位置、取法】仰卧位，在上腹部，前正中线上，当脐中上 2 寸（见图 88）。

【主治】腹痛，腹胀，食谷不化，呕吐，泄泻；痞块。

9. 建里

【位置与取法】仰卧位，在上腹部，前正中线上，当脐中上 3 寸（见图 88）。

【主治】胃痛，腹胀，呕吐，食欲不振，

vomissements, peu d'appétit, œdème.

水肿。

10. VC12 Zhongwan

Localisation : sur la ligne médiane, à 4 cun au-dessus de l'ombilic, mi-distance entre l'ombilic et la xyphoïde. (Fig.88)

Indications : gastralgies, distension abdominale, vomissements, hoquet, hématémèse, régurgitation acide, ictère, borborygmes, diarrhées, œdème, inappétence, digestion difficile, maladies mentales, évanouissement du post-partum dû à l'hémorragie de la délivrance, perte de connaissance, insomnies, maladies d'épuisement (consomptives), asthme.

C'est le point *mu* de l'Estomac, le point de réunion des Entrailles.

10. 中脘

【位置、取法】在上腹部，前正中线上，当脐中上4寸。当胸剑联合与脐中连线的中点处是穴（见图88）。

【主治】胃痛，腹胀，呕吐，呃逆，吐血，吞酸；黄疸，肠鸣，泄泻，水肿，纳呆，食谷不化，癫狂，产后血晕，晕厥；失眠；虚劳；哮喘。

【备注】胃之"募"穴，八会穴之"腑会"。

11. VC13 Shangwan

Localisation : sur la ligne médiane, à 5 cun au-dessus de l'ombilic. (Fig.88)

Indications : gastralgies, vomissements, distension abdominale et maladies mentales (dépression, troubles maniaco-dépressifs) épilepsie.

11. 上脘

【位置、取法】在上腹部，前正中线上，当脐中上5寸（见图88）。

【主治】胃痛，呕吐，腹胀；癫痫。

12. VC14 Juque

Localisation : sur la ligne médiane, à 6 cun au-dessus de l'ombilic. (Fig.88)

Indications : angine de poitrine, dysphorie, palpitations, amnésie, vomissements, régurgitation acide, hoquet, dysphagie, ictère, démence et épilepsie.

C'est le point *mu* du Cœur.

12. 巨阙

【位置、取法】在上腹部，前正中线上，当脐中上6寸（见图88）。

【主治】心痛，心烦，心悸，健忘；呕吐，吞酸，呃逆，噎膈，黄疸；癫狂痫证。

【备注】心之"募"穴。

13. VC15 Jiuwei

Localisation : sur la ligne médiane, à 7 cun au-dessus de l'ombilic, sur l'appendice xyphoïde. (Fig.88)

Indications : angine de poitrine, dysphorie, palpitations, démence et épilepsie, douleur de la poitrine, distension abdominale, vomissements, hoquet, ictère, diarrhées.

13. 鸠尾

【位置、取法】在上腹部，前正中线上，当胸剑结合部下1寸（见图88）。

【主治】心痛，心烦，心悸；癫狂痫证；咳嗽，气喘，胸痛；腹胀，呕吐，呃逆，黄疸，泄利。

C'est le point *luo*-communication du méridien, le point *yuan*-source du Gao (milieu du médiastin).

14. VC17 Danzhong

Localisation : sur la ligne médiane, chez la femme au niveau du 4e espace intercostal, chez l'homme entre les 2 mamelons. (Fig.89)

Indications : toux, asthme, douleur de la poitrine (cardialgie), angine de poitrine, palpitations, dysphorie, insomnies, hypogalactie, abcès du sein, vomissements, dysphagie.

C'est le point *mu* du méridien du Maître du Cœur et le point de réunion du Qi (Qi hui).

【备注】任脉之"络"穴，膏之"原"穴。

14. 膻中

【位置、取法】在胸部，女性在前正中线上，平第四肋间隙；男性在两乳头连线的中点（见图89）。

【主治】咳嗽，气喘，胸痛，心痛，心悸，心烦，失眠；乳少，乳痛；呕吐，噎膈。

【备注】心包之"募"穴，八会穴之"气会"。

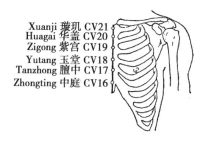

Fig. 89 Les points de la poitrine du Vaisseau Conception
图89 任脉胸部经穴图

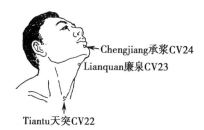

Fig.90 Les points du cou du Vaisseau Conception
图90 任脉颈颏部经穴图

15. VC18 Yutang

Localisation : sur la ligne médiane, au niveau du 3e espace intercostal. (Fig.89)

Indications : toux, asthme, douleur de la poitrine et vomissements.

16. VC21 Xuanji

Localisation : sur la ligne médiane, à 1 cun en dessous du creux sus-sternal. (Fig.89)

Indications : toux, asthme, douleurs de la poitrine, douleurs et gonflement de la gorge.

17. VC22 Tiantu

Localisation : sur la ligne médiane, dans le creux sus-sternal. (Fig.90)

15. 玉堂

【位置、取法】在胸部，当前正中线上，平第三肋间隙（见图89）。

【主治】咳嗽，气喘，胸痛；咽喉肿痛。

16. 璇玑

【位置、取法】在胸部，当前正中线上，胸骨上窝中央下1寸（见图89）。

【主治】咳嗽，气喘，胸痛；咽喉肿痛。

17. 天突

【位置、取法】在颈部，当前正中线上，胸骨上窝中央（见图90）。

Indications : toux, asthme, douleurs de poitrine, douleurs et gonflement de gorge, perte soudaine de voix, goitre, dysphagie, globus hystericus[1] « ou noyau de prune » *mei he qi*.

18. VC23 Lianquan

Localisation : sur la ligne médiane, au-dessus de la pomme d'Adam, dans un creux sur les bords de l'os hyoïde. (Fig.90)

Indications : douleurs et gonflement de la langue, langue empâtée, sialorrhée, aphasie par raideur de la langue, perte de voix soudaine et difficulté à avaler.

19. VC24 Chengjiang

Localisation : situé sur un creux au milieu du sillon mento-labial. (Fig.90)

Indications : spasmes de la face, enflure et douleur des gencives (gingivites), sialorrhée et maladies mentales (dépression, troubles maniaco-dépressifs) épilepsie.

2.2.3 Vaisseau d'assaut, Chong Mai

Trajet

Le Chong Mai prend naissance à *Bao Gong* (utérus chez la femme). Une branche parcourt le long du Vaisseau Conception dans la colonne vertébrale, une autre branche émerge de l'utérus, traverse le périnée et les organes génitaux puis sort au niveau du Qijie (la voie de l'énergie). La branche ascendante se dirige vers le Méridien du Rein et celui de l'Estomac à partir de Qijie, se distribue sur toute la poitrine, atteint la gorge puis arrive à la face et contourne les lèvres. La branche descendante part de Qijie, parcourt la face interne de la cuisse et pénètre dans le creux poplité, de là il entre plus profondément dans les muscles situés sur le tibia, se divise en deux en arrière de la malléole interne. Une des ramifications se relie au Méridien du Rein puis se jette dans les trois méridiens yin du

【主治】咳嗽，气喘，胸痛；咽喉肿痛，暴喑；瘿气；噎膈；梅核气。

18. 廉泉

【位置、取法】在颈部，当前正中线上，喉结上方，舌骨上缘凹陷处（见图90）

【主治】舌下肿痛，舌缓流涎，舌强不语，暴喑，吞咽困难。

19. 承浆

【位置、取法】在面部，当颏唇沟的正中凹陷处。（见图90）

【主治】口㖞；齿龈肿痛；流涎；癫痫。

2.2.3 冲脉

循行分布

冲脉起始于胞宫，一支与任脉同循背脊的里面上行；一支自胞宫，经会阴，过阴器，出气街。其上行者，从气街与足少阴、足阳明经并行，循腹上行，散布于胸中，上行至咽喉，出于咽喉上部和后鼻道，分出分支联络唇口，渗灌头面诸阳经与目。其下行者，从气街沿大腿内侧下行，进入腘中，下行于胫骨内侧的深部，至足内踝之后而分成两支：下行者并少阴之经，渗灌足三阴经，入于足下；前行者，斜行进入内踝，深行于踝关节，出足背，进入足大趾间。（见图91）

---

[1] Globus hystericus : Sensation subjective d'une boule ou d'une masse dans la gorge, phénomène classé dans le domaine de l'hystérie. Cf.p.279

pied et se termine à l'extrémité du pied. Une autre ramification pénètre obliquement dans la malléole interne, entre profondément à la cheville, sort du dos du pied puis entre dans le gros orteil. (Fig.91)

Viscères associés : Utérus

Organes associés : lèvres, bouche, gorge, yeux et appareil génital.

联系脏腑：胞宫。

联系器官：唇口、咽喉（颃颡）、眼、阴器。

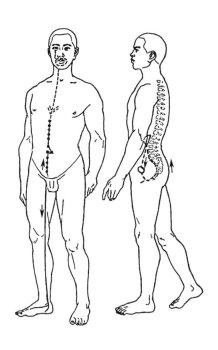

Fig. 91 Trajet du Vaisseau d'Assaut, Chong Mai
图91 冲脉循行示意图

Indications

Les maladies gynécologiques, les pathologies de la poitrine, de l'abdomen, de l'estomac, des intestins, du rein et les affections relevant du trajet du méridien.

Les points de croisement

Vaisseau Conception : Huiyin VC1 et Yinjiao VC7

Méridien de l'Estomac : Qichong E30

Méridien du Rein : Henggu RN11, Dahe RN12, Qixue RN13, Siman RN14, Zhongzhu RN15, Huangshu RN16, Shangqu RN17, Shiguan RN18, Futonggu RN20 et Youmen RN21.

主治要点

本经在临床上主治妇科疾病，胸腹部的胃肠、肾等脏器的综合病症以及经脉所过部位的其他病证。

交会穴

任脉：会阴，阴交。

足阳明经：气冲。

足少阴经：横骨，大赫，气穴，四满，中注，肓俞，商曲，石关，腹通谷，幽门。

Gongsun RT4 est le point d'ouverture des 8 Vaisseaux curieux associé à Chong Mai.

此外，足太阴脾经的公孙穴通于冲脉。

2.2.4 Vaisseau de Ceinture, Dai Mai

2.2.4　带脉

Trajet

循行分布

Le Dai Mai a son origine en dessous de l'hypocondre, fait le tour de l'abdomen et de la région lombaire, au même niveau que l'ombilic et parallèle à la 14ᵉ vertèbre. (Fig.92)

带脉起始于季肋部的下面，横绕腰腹一周，前平脐，后平十四椎（见图92）。

Indications

主治要点

Maladies gynécologiques, pathologies lombaires et abdominales, paralysies flasques.

本经在临床上主治妇科疾病，胸腹部病证以及痿证等。

Les points de croisement

交会穴

Méridien de la Vésicule Biliaire : Daimai VB26, Wushu VB27, Weidao VB28.

足少阳经：带脉，五枢，维道。

Zulinqi VB41 est le point d'ouverture des 8 Vaisseaux curieux associé à Dai Mai.

此外，足少阳胆经的足临泣通于带脉。

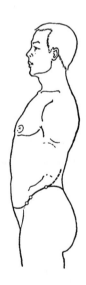

Fig. 92 Trajet du Vaisseau de Ceinture, Dai Mai
图92　带脉循行示意图

2.2.5 Vaisseau Yin du talon et Vaisseau Yang du talon, Yinqiao et Yangqiao

2.2.5　阴跷脉与阳跷脉

Trajets

循行分布

-Yinqiao : débute en dessous de la malléole interne, longe la face interne de la jambe et de la cuisse, pénètre dans la paroi pelvienne, suit la paroi

阴跷脉：起于足内踝之下，上行于内踝上方，向上沿大腿内侧，进入阴器，上行腹，沿着胸里、缺盆，抵达咽喉，左右交会贯

interne de l'abdomen, gagne le thorax, et apparaît à la région sus-claviculaire, monte à la gorge, là il se relie au Chong Mai, passe par le nez, se réunit avec Yangqiao au canthus interne de l'œil, puis monte avec Yangqiao et pénètre dans le cerveau et se termine à la nuque entre deux tendons. (Fig.93)

Viscères associés : Cerveau.

Organes associés : appareil génital, gorge et yeux.

-Yangqiao : commence en avant de la malléole externe, longe la face externe de la jambe, puis de la cuisse, arrive à la face externe de la fesse, longe le côté du corps jusqu'à l'épaule, de là il monte au cou, se dirige vers le coin de la bouche, arrive au canthus interne de l'œil où il se relie au Yinqiao, monte le long du méridien de la Vessie jusqu'au Fengchi VB20, pénètre ensuite dans le cerveau et se termine entre deux tendons de la nuque. (Fig.94)

穿冲脉，上行鼻外，与阳跷脉会于目内眦，会合阳跷而上行，在项中两筋间入脑（见图93）。

联系脏腑：脑。

联系器官：阴器、咽喉、目。

阳跷脉： 起于跟中之外下方，经外踝下，过小腿外侧，直上循大腿外侧，上行胁肋后侧，从腋后上肩，循颈、挟口，上循鼻外，至目内眦，与阴跷脉会合，沿足太阳经上行入风池，在项中两筋间入脑（见图94）。

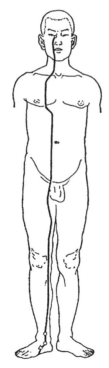

Fig. 93 Trajet du Vaisseau yin du talon Yinqiao

图93 阴跷脉循行示意图

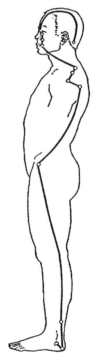

Fig.94 Trajet du vaisseau yang du talon Yangqiao

图94 阳跷脉循行示意图

Viscères associés : Cerveau.

Organes associés : bouche et yeux.

Indications

Somnolence, insomnies, épilepsie et les troubles de la motilité des membres inférieurs.

Points de croisement

-Yinqiao

Méridien du Rein : Zhaohai RN6 et Jiaoxin RN8.

Méridien de la Vessie : Jingming V1.

Zhaohai RN6 est le point d'ouverture des 8 Vaisseaux curieux associé à Yinqiao.

-Yangqiao

Méridien de la Vessie : Pucan V61, Shenmai V62, Fuyang V59 et Jingming V1.

Méridien de la Vésicule Biliaire : Juliao VB29 et Fengchi VB20 [selon *Nanjing*].

Méridien de l'Estomac : Dicang E4, Juliao E3 et Chengqi E1.

Méridien du Gros Intestin : Jianyu GI15 et Jugu GI16.

Méridien de l'Intestin Grêle : Naoshu IG10.

Vaisseau Gouverneur : Fengfu VG16 [selon *Lingshu*].

Shenmai V62 est le point d'ouverture des 8 Vaisseaux curieux associé à Yangqiao.

2.2.6 Vaisseau de liaison Yin et Vaisseau de liaison Yang, Yinwei et Yangwei

Trajets

-Yinwei

Le vaisseau Yinwei débute sur la face interne de la jambe, monte à la cuisse et se relie avec le Méridien de la Rate, puis gagne l'abdomen et le tho-

联系脏腑：脑。

联系器官：口、目。

主治要点

阴、阳蹻脉相对，在临床上主治多眠，不寐，癫痫以及与下肢运动功能有关的疾病。

交会穴

阴蹻脉

足少阴经：照海，交信。

足太阳经：睛明。

此外，足少阴肾经的照海通于阴蹻脉。

阳蹻脉

足太阳经：仆参，申脉，跗阳，睛明。

足少阳经：居髎，风池（依《难经》）。

足阳明经：地仓，巨髎，承泣。

手阳明经：肩髃，巨骨。

手太阳经：臑俞。

督脉：风府（据《灵枢》）。

此外，足太阳膀胱经的申脉通于阳蹻脉。

2.2.6　阴维脉与阳维脉

循行分布

阴维脉

起于小腿内侧，沿大腿内侧上行到腹部，与足太阴经相合，循胸在颈部合于任脉（见图95）。

rax pour s'associer avec le Vaisseau Conception. (Fig.95)

-Yangwei

Le vaisseau Yangwei débute au talon, émerge de la malléole externe, de là, il monte sur la face latérale du membre inférieur passe ensuite en arrière de l'hypocondre, dans la région costale, gagne la face postérieure de l'axillaire puis monte à l'épaule, se dirige en avant vers le front puis se retourne en arrière jusqu'à la nuque et se relie avec le Vaisseau Gouverneur. (Fig.96)

Indications

Les vaisseaux Yinwei et Yangwei relient respectivement les méridiens Yin et les méridiens Yang. Les indications de Yinwei concernent essentiellement les pathologies internes, les syndromes de plénitude du Cœur, de la poitrine, et de l'Estomac, alors que les indications du vaisseau Yangwei concernent les pathologies d'origine externe, les syndromes *biao* tels que l'aversion du froid et de la

阳维脉

起于足外踝下，上向下肢外侧，上行胁肋后侧，从腋后上肩，循颈额角再到后项，合于督脉（见图96）。

主治要点

阴、阳维脉互相维系，主一身之表里，在临床上阴维脉主治里实证，如心、胸、胃的病证；阳维脉主要治疗营卫不和的表证，如恶寒发热，外感热病，以及经脉循行所过部位的病证。

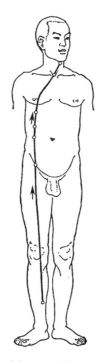

Fig. 95 Trajet du Vaisseau de liaison yin, Yinwei

图95 阴维脉循行示意图

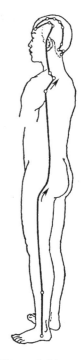

Fig. 96 Trajet du Vaisseau de liaison yang , Yangwei

图96 阳维脉循行示意图

fièvre. Yinwei et Yangwei ont aussi des indications pour des pathologies relevant du parcours des deux vaisseaux.

Points de croisement

-Yinwei

Méridien du Rein : Zhubin RN9.

Méridien de la Rate : Chongmen RT12, Fushe RT13, Daheng RT15, Fuai RT16.

Méridien du Foie : Qimen F14.

Vaisseau Conception : Tiantu VC22 et Lianquan VC23.

Neiguan MC6 est le point d'ouverture des 8 Vaisseaux curieux associé à Yinwei.

-Yangwei

Méridien de la Vessie : Jinmen V63.

Méridien de la Vésicule Biliaire : Yangjiao VB35, Jianjing VB21, Fengchi VB20, Naokong VB19, Chengling VB18, Zhengying VB17, Muchuang VB16, Toulinqi VB15, Benshen VB13 et Yangbai VB14.

Méridien Intestin Grêle : Naoshu IG10.

Méridien du Triple Réchauffeur : Tianliao TR5.

Vaisseau Gouverneur : Fengfu VG16 et Yamen VG15.

Waiguan TR5 est le point d'ouverture des 8 Vaisseaux curieux associé à Yangwei.

交会穴

阴维脉

足少阴经：筑宾。

足太阴经：冲门，府舍，大横，腹哀。

足厥阴经：期门。

任脉：天突，廉泉。

此外，手厥阴心包经的内关穴通于阴维脉。

阳维脉

足太阳经：金门。

足少阳经：阳交，肩井，风池，脑空，承灵，正营，目窗，头临泣，本神，阳白。

手太阳经：臑俞。

手少阳经：天髎。

督脉：风府，哑门。

此外，手少阳三焦经的外关穴通于阳维脉。

2.3.1 Les points de la tête et du cou [1]

2.3.1　头颈部穴

1. Sishencong (PC-TC1)

Localisation : c'est un groupe de 4 points au sommet de la tête, à un cun respectivement en arrière, en avant et latéralement de Bahui. (Fig.97)

1. 四神聪

【位置、取法】头顶部，当百会前后左右各 1 寸，共四穴（见图 97）。

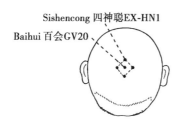

Fig. 97 Les points curieux de la tête et du cou
图 97　头项部奇穴图

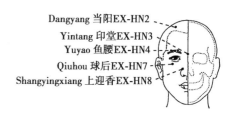

Fig.98 Les points curieux de la tête et du cou
图 98　头面部奇穴图

Indications : céphalées, vertiges, insomnies, amnésie et épilepsie.

【主治】头痛，眩晕；失眠，健忘，癫痫。

2. Yintang (PC-TC3)

Localisation : au milieu de la ligne reliant les extrémités internes des sourcils. (Fig.98)

Indications : céphalées, vertiges, épistaxis, sinusites, convulsions infantiles, insomnies et insolation.

2. 印堂

【位置、取法】额部，当两眉头之中间（见图 98）。

【主治】头痛，眩晕；鼻衄，鼻渊；小儿惊风，失眠，中暑。

3. Taiyang (PC-TC5)

Localisation : entre l'extrémité externe du sourcil et le point situé à un pouce en arrière de la commissure externe de l'œil, dans un creux. (Fig.99)

3. 太阳

【位置、取法】颞部，当眉梢与目外眦之间，向后一横指的凹陷处（见图 99）。

---

① PC=Point Curieux, TC=Tête, Cou. En anglais : EX=Extraordinary, HN=Head, Neck

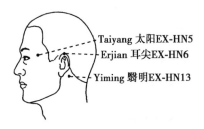

Fig. 99 Les points curieux de la tête et du cou

图99 头颈部奇穴图

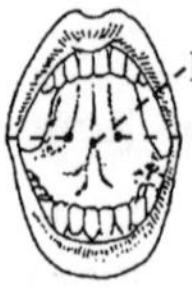

Fig.100 Les points curieux sous la langue

图100 舌底部奇穴图

Indications : migraines, céphalées et pathologies ophtalmiques.

【主治】偏正头痛，目疾。

4. Jinjin, Yuye (PC-TC12)

Localisation : sur les deux veines sous linguales, de chaque côté du frein. (Fig.100)

Indications : stomatite, œdème de la langue, vomissements et diabète.

4. 金津　玉液

【位置、取法】口腔内，舌下系带左侧与右侧的静脉上（见图100）。

【主治】口疮；舌肿；呕吐；消渴。

5. Yiming (PC-TC13)

Localisation : sur le bord inférieur de la mastoïde, à un pouce en arrière de Yifeng TR17. (Fig.99)

Indications : pathologies de l'œil, acouphène et insomnies.

5. 翳明

【位置、取法】项部，当翳风后1寸（见图99）。

【主治】目疾；耳鸣；失眠。

2.3.2 Les points du thorax et de l'abdomen [1]

2.3.2　胸腹部穴

Zigong (PC-TA1)

Localisation : à 4 cun en dessous de l'ombilic et à 3 cun horizontalement du point Zhongji VC3 . (Fig.102)

子宫

【位置、取法】下腹部，当脐下4寸，中极旁开3寸（见图102）。

---

① Point Curieux-Thorax Abdomen = PC-TA

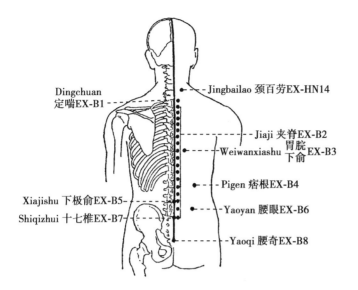

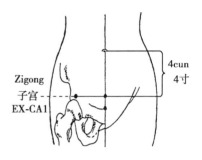

Fig.101 Les points curieux du dos

图 101 背腰部奇穴图

Fig.102 Les points curieux de l'abdomen

图 102 腹部奇穴图

Indications : prolapsus de l'utérus, règles ir- régulières et stérilité.

【主治】阴挺，月经不调，不孕。

2.3.3 Les points du dos[1]

2.3.3 背部穴

1. Dingchuan (PC-D1)

1. 定喘

Localisation : situé en dessous de l'apophyse épineuse de la 7e vertèbre cervicale, à 0,5 cun en dehors de la ligne médiane.(Fig.101)

Indications : asthme et toux.

【位置、取法】背部，当第七颈椎棘突下，旁开0.5寸（见图101）。

【主治】气喘，咳嗽。

2. Jiaji (PC-D2)

2. 夹脊

Localisation : c'est un groupe de 17 points, d'un côté et de l'autre de la colonne vertébrale, s'étalant sous l'apophyse épineuse de la première vertèbre thoraci- que (D1) jusqu'à la 5e vertèbre lombaire (L5) , à 0,5 cun en dehors de la ligne médiane. (Fig.101)

Indications :

D1-D3 : pour les pathologies des membres supérieurs.

D1-D8 : pour les pathologies thoraciques.

D6-L5 : pour les maladies de l'abdomen.

【位置、取法】背腰部，当第一胸椎至第五腰椎棘突下两侧，后正中线旁开0.5寸，一侧17个穴（见图101）。

【主治】

胸一至胸三两侧夹脊穴：上肢疾患。

胸一至胸八两侧夹脊穴：胸部疾患

胸六至腰五两侧夹脊穴：腹部疾患

---

① Point Curieux-Dos=PC-D

L1-L5 : réservés principalement pour les problèmes des membres inférieurs.

3. Weiwanxiashu (PC-D3)

Localisation : à 1,5 cun en dehors du bord inférieur de l'apophyse épineuse de la 8e vertèbre dorsale. (Fig.101)

Indications : gastralgie, douleurs abdominales, diabètes et gorge sèche.

4. Yaoyan (PC-D6)

Localisation : à 3,5 cun en dehors du bord inférieur de l'apophyse épineuse de la 4e vertèbre lombaire, dans un creux. (Fig.101)

Indications : lumbago, règles irrégulières et leucorrhées.

5. Shiqizhui (PC-D7)

Localisation : dans un creux en dessous de l'apophyse épineuse de la 5e vertèbre lombaire. (Fig.101)

Indications : douleur de la ceinture et des jambes, paralysie des membres inférieurs, métrorragies, règles irrégulières, dysurie pendant la grossesse.

6. Yaoqi (PC-D8)

Localisation : à 2 cun au-dessus du coccyx. (Fig.101)

Indications: épilepsie, céphalées, insomnies, constipation.

2.3.4 Les points des membres supérieurs[1]

1. Yaotongdian (PC-MS7)

Localisation : sur la face dorsale de la main, à mi-chemin du pli du poignet et de l'articulation métacarpo-phalangienne : entre le 2e et le 3e métacarpes et entre le 4e et 5e métacarpes, 4 points pour les 2 mains. (Fig.103)

腰一至腰五两侧夹脊穴：下肢疾患。

3. 胃脘下俞

【位置、取法】背部，当第八胸椎棘突下，旁开1.5寸（见图101）。

【主治】胃痛，腹痛；消渴；咽干。

4. 腰眼

【位置、取法】腰部，当第四腰椎棘突下，旁开3.5寸凹陷中（见图101）。

【主治】腰痛；月经不调；带下。

5. 十七椎

【位置、取法】腰部，后正中线上，当第五腰椎棘突下（见图101）。

【主治】腰腿痛，下肢瘫痪，崩漏；月经不调；转胞。

6. 腰奇

【位置、取法】骶部，当尾骨端直上2寸，骶角之间凹陷中（见图101）。

【主治】癫痫，头痛，失眠，便秘。

2.3.4　上肢部穴

1. 腰痛点

【位置、取法】手背部，当第二三掌骨及第四五掌骨之间，腕横纹与掌指关节中点处，一侧2穴（见图103）。

---

① Point Curieux-Membres Supérieurs=PC-MS

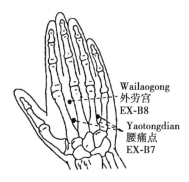

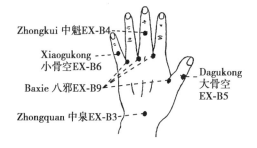

Fig. 103 Les points curieux sur le dos de la main

图103 手背部奇穴图

Fig.104 les points curieux sur le dos de la main

图104 手背部奇穴图

Indications : douleurs aiguës des lombes (lombago aigu).

【主治】急性腰扭伤。

2. Baxie (PC-MS9)

2. 八邪

Localisation : sur la face dorsale de la main, à la jonction de la couleur blanche et la couleur rouge de la main, entre les articulations métacarpo-pha-langiennes. Au total 8 points pour les deux mains. (Fig.104)

【位置、取法】手背部，微握拳，第一至第五指间，指蹼缘后方赤白肉际处，左右共8穴。（见图104）

Indications : fièvre et dysphorie, douleurs des yeux, œdème et douleurs du bras dus aux mor-sures de serpent venimeux.

【主治】烦热，目痛，毒蛇咬伤手臂肿痛。

3. Sifeng (PC-MS10)

3. 四缝

Localisation : à la face palmaire, au milieu des lignes interphalangiennes proximales des 2ᵉ, 3ᵉ, 4ᵉ et 5ᵉ doigts. 4 points dans chaque main. (Fig.105)

【位置、取法】手背部，第二至第五指掌侧，近端指关节的中央，一侧4穴。（见图105）

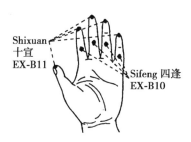

Fig. 105 Les points curieux sur la paume

图105 手掌部奇穴图

Indications : malnutrition de l'enfant, coqueluche.

4. Shixuan (PC-MS11)

Localisation : à l'extrémité des 10 doigts, à 0,1 cun en avant de l'ongle, 10 points pour les deux mains. (Fig.105)

Indications : coma, épilepsie, fièvre élevée, douleurs et gonflement de la gorge.

2.3.5 Les points des membres inférieurs[1]

1. Heding (PC-MI2)

Localisation : au milieu du bord supérieur de la rotule, dans un creux. (Fig.106)

Indications : gonalgies, faiblesse des pieds et des jambes, paralysies.

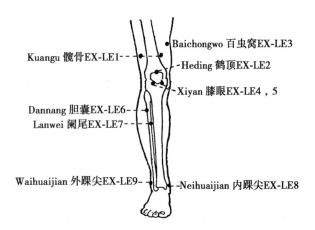

2. Xiyan (PC-MI4-5)

Localisation : 2 points situés dans 2 creux en dessous de la rotule, à chaque côté du ligament rotulien. (Fig.106)

Indications : gonalgies, lourdeur et douleur des jambes, béribéri.

3. Dannang (PC-MI6)

Localisation : situé à la partie supérieure et latérale de la jambe, dans un creux à 2 cun en dessous de Yanglinquan VB 34. (Fig.106)

【主治】小儿疳积，百日咳。

4. 十宣

【位置、取法】手十指尖端，距指甲游离缘0.1寸，左右共10穴（见图105）。

【主治】昏迷，癫痫，高热，咽喉肿痛。

2.3.5　下肢部穴

1. 鹤顶

【位置、取法】膝上部，髌底的中点上方凹陷处（见图106）。

【主治】膝痛，足胫无力，瘫痪。

Fig. 106 Les points curieux sur les membres inférieurs
图106 下肢部奇穴图

2. 膝眼

【位置、取法】髌韧带两侧凹陷处。内侧者称内膝眼，外侧者称外膝眼。（见图106）

【主治】膝痛，脚腿重痛，脚气。

3. 胆囊

【位置、取法】小腿外侧上部，当腓骨小头前下方凹陷处（阳陵泉）直下2寸（见图106）。

---

① Point Curieux-Membres Inférieurs=PC-MI

Indications : douleurs aiguës et chroniques de la vésicule biliaire, lithiases de la vésicule biliaire, ascaridioses biliaires, paralysie des membres inférieurs (syndrome *wei bi*).

4. Lanwei (PC-MI7)

Localisation : à la face antéro-externe de la jambe, à 5 cuns en dessous de Dubi E35. (Fig.106)

Indications : douleurs aiguës et chroniques de l'appendice, dyspepsies, et paralysie des membres inférieurs.

5. Bafeng (PC-MI10)

Localisation : au dos du pied, dans les espaces métatarso-phalangiennes. Chaque pied en a 4, au total il y a 8 points. *Bafeng* veut dire « huit vent ». (Fig.107)

Indications : berbéri, douleur des orteils, douleurs et œdème du pied après morsures de serpent.

6. Qiduan (PC-MI12)

Localisation : à l'extrémité des 10 orteils, à 0,1 cun des ongles. (Fig.107)

Indications : engourdissement (paresthésie) des orteils, rougeur douleur et œdème de la face dorsale du pied, traitement d'urgence de l'apoplexie.

【主治】急、慢性胆囊炎，胆石症，胆道蛔虫症，下肢痿痹。

4. 阑尾

【位置、取法】小腿前侧上部，当犊鼻下5寸，胫骨前缘旁开一横指（见图106）。

【主治】急、慢性阑尾炎，消化不良，下肢瘫痪。

5. 八风

【位置、取法】足背侧，第一至第五趾间，趾蹼缘后方赤白际处，一侧4穴，左右共8穴（见图107）。

【主治】脚气，趾痛，毒蛇咬伤足跗肿痛。

6. 气端

【位置、取法】在足十趾尖端，距趾甲游离缘0.1寸，左右共10穴（见图107）。

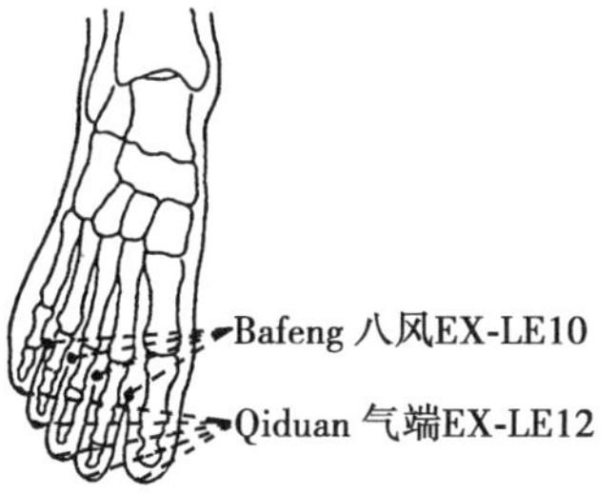

Fig. 107 Les points curieux sur le pied
图107 足部奇穴图

【主治】足趾麻木，脚背红肿疼痛，中风急救。

3 Techniques et Manipulation

Les malades qui bénéficient pour la première fois un traitement par acupuncture et moxibustion peuvent se sentir un peu angoissés. La pose des aiguilles dans certaines régions du corps peut effrayer, comme celles de la tête par exemple, il est du devoir du médecin de les tranquilliser afin d'obtenir une bonne coopération au traitement.

针灸操作方法

3

一些初诊病人对针灸疗法会产生紧张心理，或怕刺痛，或对重要部位如头部的针刺存有疑虑，医者应认真观察病人神态，适当解说，使病人缓解紧张，消除疑虑，放松肌肉，配合施术。

3.1 Préparation avant le traitement

3.1 针灸施术前的准备

3.1.1 Les aiguilles

Les aiguilles utilisées fréquemment sont filiformes (fines), elles sont souvent en acier inoxydable, les longueurs et les diamètres sont variables. (Tableau 3-1, 3-2), on utilise le plus souvent des aiguilles de numéros 28 à 32 et de diamètres et de 1 à 3 cun de longueur. Les aiguilles doivent être adaptées au malade : sa constitution, son âge, les régions puncturées. Elles doivent être examinées avant la puncture pour déceler les défauts : aiguilles émoussées, pointes crochues, etc.

3.1.1 针具

临床常用针具是毫针，多由不锈钢制成，针身长度和直径有不同规格，主要有以下几种（见表3-1，3-2）。其中以28~32号，1~3寸长的毫针较为常用。临床上对具体针具的选择，要根据病人的体质、年龄、病情以及针刺部位等不同情况来确定。针刺前要检查针具，凡针身有锈痕、弯曲或与针柄相接处有松动，针尖过钝或有钩，均会影响进针，不宜使用。

Tableau 3-1 表3-1
Longueur des aiguilles 不同规格毫针长度对照表

Cun	0,5	1	1,5	2	2,5	3	3,5	4	4,5	5
mm	15	25	40	50	65	75	90	100	115	125

Tableau 3-2 表3-2
Numéros et Diamètre des aiguilles 不同规格毫针直径对照表

Aiguilles N°	26	28	30	32	34
Diamètre(mm)	0,45	0,38	0,32	0,28	0,23

3.1.2 Les postures du malade

Les postures des malades sont importantes pour la localisation des points. Avant de piquer, on doit s'assurer que le malade est à l'aise, dans une posture qui supporte la durée du temps de pose.

3.1.2 体位

针刺时须要求病人采取和保持一定的体位姿势，以便于取穴、持久留针、防止针身弯曲折断或晕针。针前嘱病人尽量将身体放轻松自然，能维持长时间而不移动。常用针刺体位如下：

1. Position couchée

La position allongée est la posture la plus fréquente, elle est indiquée pour des malades âgés, maigres, nerveux, ou ayant des affections graves, cette position prévient la fatigue, le mal d'aiguilles.

1. 卧位：一般多取卧位，尤其是年老、体弱、病重以及精神紧张者，以防病人疲劳难支或晕针。卧位又分为：

-La position de décubitus dorsal est adaptée pour les punctures de la tête, du thorax et de l'abdomen ainsi que la plupart des points dans les membres.

-La position de décubitus latéral est adaptée pour piquer les points de la région postérieure de la tête, du cou, du dos et le côté latéral des membres.

-Le décubitus ventral est indiqué pour les régions postérieures de la tête, du cou, du dos, des lombes, les fesses et la face postérieure des membres.

2. Position assise

Elle est préconisée pour les points de la tête, du cou, des parties supérieures du corps, elle est réservée aux maladies bénignes.

-Position assise, tête penchée en avant avec appui pour les régions occipitales, nuque et dos.

-Position assise, tête penchée en arrière conseillée pour les points de la tête, la face et la partie supérieure du thorax.

-Position assise, tête penchée latéralement avec appui sur un bras replié pour les points latéraux de la face et les points de l'oreille et autour de l'oreille.

Les aiguilles doivent être stérilisées et la peau désinfectée.

仰卧位：适用于取头面、胸腹部腧穴，以及四肢部的多数腧穴。

侧卧位：适用于取头后、项、背部腧穴，以及四肢部的部分腧穴。

俯卧位：适用于取头后、项、背、腰、臀部腧穴，以及下肢后侧的腧穴。

2. 坐位：一般用于取穴局限在头项、上肢或背部腧穴，且病情较轻者。坐位又分为：

俯伏坐位：适用于取头后、项、背部腧穴。

仰靠坐位：适用于取头面部和上胸部的腧穴。

侧伏坐位：适用于取侧头部、耳部腧穴。针具及针刺部位皮肤应该消毒。

3.2   Acupuncture

3.2   针刺方法

3.2.1 Méthodes traditionnelles

3.2.1 传统方法

La puncture

毫针刺法

Puncture avec des aiguilles fines : L'aiguille est tenue en principe par la main droite, la main gauche exerce une pression sur la peau. Il existe plusieurs modalités de puncture dont les plus

针刺施术时，一般是右手持针，左手配合按切所刺部位或夹持针身以帮助右手持针。常用进针方法有以下几种：

couramment utilisées sont les suivantes :

Puncture avec une pression unguéale : Exercer avec l'ongle du pouce ou de l'index une pression profonde sur l'emplacement du point énergétique, enfoncer l'aiguille à l'aide des doigts de la main droite dans ce point en rasant l'ongle du pouce (ou index) gauche. Cette technique convient aux aiguilles courtes. (Fig.108)

指切进针法：用左手拇指或示指的指甲切按在穴位处，右手将针紧靠左手指甲缘刺入腧穴。此法适用于短针的进针（见图108）。

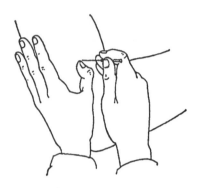

Fig. 108 Puncture unguéale
图108 指切进针法

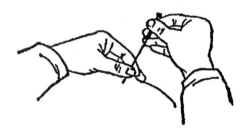

Fig.109 Puncture en tenant l'aiguille à deux mains
图109 夹持进针法

Puncture en tenant l'aiguille à deux mains: Entourer le bout de l'aiguille avec une petite boule de coton stérile, tenir l'aiguille ainsi entre le pouce et l'index gauches. Enfoncer l'extrémité de l'aiguille, de la main gauche vers le point et simultanément de la main droite diriger et propulser l'aiguille vers la même direction. Cette technique convient bien aux longues aiguilles. (Fig.109)

夹持进针法：用左手的拇指和示指拿消毒干棉球夹住针身的下端，将针尖轻置于穴位的皮肤表面，然后右手与左手同时用力，将针刺入皮肤。此法适用于长针的进针（见图109）。

Puncture avec pression et étirement : Tendre la peau bordant les deux côtés du point à l'aide du pouce et de l'index gauches. Tenir l'aiguille avec la main droite et enfoncer l'aiguille entre le pouce et l'index gauches. Cette technique s'applique surtout aux points siégeant dans les régions où la peau est flasque. (Fig.110)

舒张进针法：用左手拇指和示指将穴位处的皮肤向两侧撑开而使皮肤绷紧，右手将针从两指之间刺入。此法适用于皮肤松弛部位的进针（见图110）。

Puncture avec pincement : Pincer la peau avec le pouce et l'index gauches dans la région correspondant au point, saisir l'aiguille avec la main droite et la planter dans le point. Cette méthode convient aux endroits où les chairs sont peu épaisses. (Fig.111)

提捏进针法：用左手拇指和示指将穴位处的皮肤捏起，右手将针从捏起处刺入。此法适用于皮薄肉少部位的进针（见图111）。

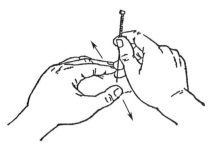

Fig. 110 Puncture avec pression et étirement
图110 舒张进针法

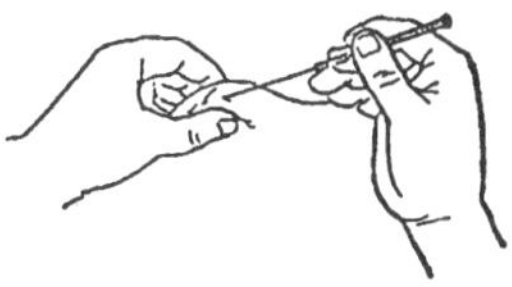

Fig.111 Puncture avec pincement
图111 提捏进针法

Angles et profondeur de puncture

Les angles et la profondeur de puncture varient selon la topographie du corps. La détermination de l'angle et de la profondeur est basée sur la localisation des points et sur l'objectif thérapeutique à atteindre. On distingue 3 techniques d'acupuncture selon les angles de puncture : (Fig.112)

针刺的角度与深度

针刺的角度与深度根据腧穴所处部位及治疗目的相应有所变化。针刺角度是指进针时，针身与皮肤表面之间形成的夹角，一般分为三种角度（见图112）。

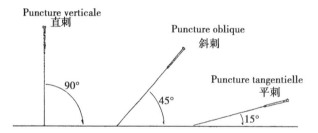

Fig. 112 Angles de puncture
图112 针刺角度

Puncture perpendiculaire : l'angle que forme l'aiguille avec la surface de la peau est de 90°. Cette technique s'applique à la majorité des points.

Puncture oblique : l'angle que forme l'aiguille avec la surface de la peau est de 45°. Cette technique s'applique surtout aux points proches des organes vitaux, la puncture ne doit pas être profonde.

Puncture tangentielle : l'angle que fait l'aiguille avec la surface cutanée est de 15° environ, cette technique est connue sous le nom de puncture transversale, elle s'applique en superficie, quand les chairs sont fines.

La profondeur de la puncture dépend essentiellement de la localisation des points. On doit prendre en compte l'âge du malade, sa constitution physique et le mécanisme pathogénique de la ma-

直刺： 指针身与皮肤表面呈90°角左右垂直刺入。适用于大部分腧穴。

斜刺： 指针身与皮肤表面呈45°角左右斜向刺入。适用于内有重要组织或脏器，或不宜直刺、深刺的腧穴。

平刺： 指针身与皮肤表面呈15°角左右沿皮刺入。又称"横刺""沿皮刺"。适用于皮薄肉少部位的腧穴。

针刺深度是指针身刺入肌肤的深浅程度。临床上主要根据腧穴部位、病人体质、疾病情况等因素决定针刺的深浅。比如头面胸腹部、小儿、瘦弱、年老者宜浅刺，四

ladie. Ainsi : la puncture superficielle est réservée à la face, la tête et la poitrine, elle s'applique aussi aux enfants, aux malades de faible constitution ou aux personnes âgées ; la puncture profonde s'applique aux points situés sur les membres, les fesses chez les jeunes, les adultes avec une bonne constitution et chez les personnes obèses.

肢腹臀部、青壮年、体胖者可深刺。

Manipulation de l'aiguille et « saisie » du Qi

La manipulation des aiguilles et sa stimulation a pour but de provoquer l'arrivée du Qi. Cette arrivée est ressentie comme des sensations de douleur, d'engourdissement, de lourdeur et de tension autour du point piqué. En même temps, l'acupuncteur peut sentir une lourdeur et une tension sous-jacente.

L'arrivée du Qi est interprétée comme un effet positif du traitement, son absence comme un faible résultat thérapeutique. Plusieurs facteurs influencent l'arrivée du Qi : la constitution du malade, les pathologies concernées, la sélection des points, les méthodes de manipulation des points. Quand un malade est prospère en énergie yang, il sentira rapidement l'arrivée du Qi, alors qu'un malade en excès d'énergie yin aura la sensation plus lentement. Quand la localisation du point est juste, la puncture est aisée dans la profondeur musculaire, on provoque facilement la sensation ; quand le point est mal localisé, on a plus de difficulté à provoquer cette sensation. Une manipulation correcte, bien raisonnée facilite cette arrivée du Qi, alors on aura des résultats thérapeutiques intéressants.

On peut distinguer différentes méthodes de manipulation pour obtenir la « saisie » du Qi :

1. Les techniques de base

Nianzhuan : après la puncture de l'aiguille, on peut lui imprimer des mouvements de rotation, l'aiguille tenue entre le pouce, l'index et le médius.

Ticha : On peut aussi, après l'implantation perpendiculaire de l'aiguille lui imprimer des mouvements de va-et-vient pendant un certain temps.

L'amplitude de la rotation, la durée des mouvements de va-et-vient dépendent de la constitution

行针与得气

行针，指进针后为产生一定的针刺效应而施用针刺手法。得气，是指针刺时产生的一定感觉，患者会由针刺部位产生酸、麻、重、胀等的感觉，医者会觉得指下的针有沉紧感。

得气与针刺治疗的效果有直接关系，一般是得气明显、迅速时疗效较好，得气不明显或缓慢时疗效较差。影响得气的因素与病人体质、病情、选取的腧穴、针刺手法有关。临床上，若病人属阳盛体质者易于得气，阴盛体质者不易得气；取穴准确、肌肉丰厚处易得气，反之不易得气；使用适当针刺手法且手法熟练者，可促使得气。因此，掌握正确的行针方法是提高疗效的重要环节。

行针方法可分为基本手法和辅助手法两类：

1. 基本手法

捻转法：是指进针至一定深度后，（以右手拇指和食、中二指持针柄）来回捻转针柄。

提插法：是指进针至一定深度后，将针身在肌肉中进行上提、下插的反复操作。

操作的角度、幅度及频率持续时间的量度，要根据病人的体质、病情与所刺部位而定。

du malade, de la pathologie concernée et des points de l'acupuncture.

2. Les techniques complémentaires

Elles sont utilisées selon les circonstances.

La pression : frotter et presser le long du trajet du méridien ou bien autour du point pour faire arriver l'énergie et le sang. Elle favorise l'arrivée du Qi.

Le grattage : gratter avec l'ongle du pouce ou de l'index ou du médius le manchon de l'aiguille pour obtenir la saisie du Qi. Cette méthode renforce l'effet de l'aiguille.

Le percutage : pratiquer des chiquenaudes sur l'aiguille pour obtenir la venue du Qi.

Le tapotage : remuer l'aiguille avec des mouvements légers pour obtenir des sensations, en dirigeant la direction de l'aiguille on peut obtenir des différentes sensations.

Temps de pose et retrait de l'aiguille

Le temps de pose : consiste à laisser l'aiguille en place pendant un certain temps après son implantation. Il varie selon la constitution des malades ; aux malades qui sont lents à ressentir une sensation, il sera plus long. Cette technique peut augmenter les effets de l'acupuncture en activant la sensation. Le temps de pose de l'aiguille dépend de la pathologie concernée, en pratique courante, elle varie de 10 à 20 minutes, mais peut atteindre plusieurs heures dans certaines maladies. Durant le temps de pose, on peut stimuler les aiguilles de temps en temps pour renforcer l'effet du traitement.

Le retrait : on retire l'aiguille en pressant au pourtour du point, puis on désinfectera le point par une compresse alcoolisée pour prévenir un éventuel saignement. On n'oublie pas de compter les aiguilles pour ne pas en laisser sur le patient.

Techniques de tonification et de dispersion

Elles sont utilisées pour traiter des syndromes de vide ou de plénitude. Ces deux techniques sont

2. 辅助手法

是指进针后根据情况施行的辅助行针方法。

循法： 在所刺腧穴四周或经脉的循行路径，以手指轻柔地按压促使气血运行。属催气方法。

刮法： 以拇指或示指或中指指甲，由下而上或由上而下频频刮动针柄。此法可加强得气感。

弹法： 用手指轻弹针柄，使针身产生轻微的振动。常用以加强得气感。

摇法： 手持针柄轻微摇动以加强得气感。如果是斜刺或平刺而摇动，可使针感向一定方向传导。

留针和出针

留针： 即在施用针刺手法后，将针留置于腧穴内。留针能加强针刺的作用，对得气较慢较弱者还可起到候气的作用。留针与否、留针时间的长短，主要依病情而定。一般病症，施用一定针刺手法后即可出针，或留针10~20分钟；某些特殊病症，可适当延长留针时间，并在留针过程中间歇行针，以增强疗效。

出针： 出针时，左手用消毒干棉球轻轻压住针孔周围的皮肤，右手微捻针柄，慢慢将针上提至皮下，而后迅速拔出，随即用消毒干棉球按住针孔，以防出血。最后，医者应检查针数，以防遗漏。

针刺补泻手法

针刺补泻手法是一类用于虚证和实证的有特定操作方式的针刺方法。具有调整机体

intimement liées. Nous allons envisager les principales techniques de tonification et de dispersion.

1. Technique basée sur la rotation de l'aiguille (*Nianzhuan*) :

Quand on puncture l'aiguille lentement, on tourne l'aiguille doucement et légèrement avec une petite amplitude, on est en tonification. Quand on enfonce rapidement l'aiguille, on la tourne rapidement avec une grande amplitude, on est en dispersion.

Dans la rotation, le pouce en avant, c'est la tonification ; le contraire, c'est la dispersion.

2. Technique de va-et-vient (*Ticha*) :

Tonification : après la « saisie » du Qi, on continue les stimulations en imprimant des mouvements de propulsions énergiques et de rétropulsions faibles, d'abord dans les couches superficielles puis dans les couches profondes.

Dispersion : c'est le procédé inverse. Il consiste à imprimer des mouvements de propulsions faibles et de rétropulsion forts, d'abord dans les couches profondes puis dans les couches superficielles.

3. Technique de tonification et de dispersion selon la vitesse de l'implantation des aiguilles :

Après l'implantation lente de l'aiguille, on la retire rapidement, c'est la tonification, l'inverse c'est la dispersion.

4. Technique d'ouverture et fermeture du point énergétique :

Au moment du retrait de l'aiguille, on l'enlève rapidement en bouchant le point par pression sur l'orifice de la puncture, c'est la tonification, quand on élargit l'orifice de puncture en remuant l'aiguille dans tous les sens, c'est la dispersion.

5. Technique de puncture dans le sens du méridien :

Quand on insère l'aiguille dans le sens du trajet du méridien, on tonifie. Quand l'aiguille est plantée dans le sens contraire du trajet du méridien, on disperse.

虚实状态的作用，每种补泻手法的补法与泻法都是相互对应的。

1. **捻转补泻法**：进针得气后，进行小角度的缓慢捻转为补法；大角度的较快捻转为泻法。或以拇指向前、示指向后的左转为补法；拇指向后、示指向前的右转为泻法。

2. **提插补泻法**：进针得气后，将针由浅层快速下插，而后缓慢上提，反复操作，为补法；由深层快速上提，而后缓慢下插，反复操作，为泻法。

3. **徐疾补泻法**：刺入表皮后，由浅入深缓慢进针，出针时速度快为补法；由浅入深快速进针，慢速出针为泻法。

4. **开阖补泻法**：出针后迅速按闭针孔为补法；出针时，摇针以扩大针孔，不按闭针孔为泻法。

5. **迎随补泻法**：针尖顺着经脉循行方向刺入为补法；针尖逆着经脉循行方向刺入为泻法。

6. Technique basée sur les mouvements respiratoires :

Quand on enfonce l'aiguille à l'expiration et on retire à l'inspiration du patient, on tonifie. Quand on enfonce l'aiguille à l'inspiration, on retire à l'expiration, on disperse.

On peut utiliser toutes ces techniques isolément ou combinées. Lorsqu'il est difficile de discerner le vide ou plénitude, il est conseillé d'appliquer une stimulation neutre, celle-ci consiste à pratiquer *Ticha* ou *Nianzuan* d'une façon moyenne après la saisie du Qi.

Les précautions à prendre

Il est déconseillé de faire de l'acupuncture au malade agité, exténué, aux femmes enceintes ou aux femmes en période de menstruation. La craniopuncture est interdite chez l'enfant dont la fontanelle n'est pas encore fermée. On ne puncture pas les zones infectieuses, ulcéreuses, cicatricielle, tumorales, on ne puncture pas les malades atteints de troubles de l'hémostase, on fera attention en puncturant les endroits où se trouvent les gros vaisseaux sanguins. Enfin, on respectera le choix des malades.

Les incidents de l'acupuncture

Mal des aiguilles

La cause est souvent liée à l'état de nervosité, de grande fatigue ou au mauvais état général des patients. Il peut survenir lors de la première séance ou quand le malade est à jeun. Il peut être induit par des manœuvres brutales au cours de la puncture.

Dans la plupart des cas, on observe un tableau clinique impressionnant : installation brusque de malaise avec pâleur progressivement intense accompagnée de céphalées, d'éblouissement et de nausées. Dans certains cas graves, le tableau est dominé par l'apparition brutale d'une syncope avec perte de connaissance, sueurs profuses, extrémités froides et pouls imperceptibles.

L'apparition de ces signes impose quelques mesures d'urgence : interrompre immédiatement la

6. 呼吸补泻法：待病人呼气时进针，吸气时出针为补法；吸气时进针，呼气时出针为泻法。

以上各种补泻手法，既可单独应用，也可数种综合运用。此外，对虚实不甚明显的病证，可用"平补平泻法"，方法是进针得气后，均匀地、速度适中地进行提插、捻转操作。

注意事项

对精神过度紧张、过于疲劳者，不宜立即针刺。孕妇、妇女月经期不宜针刺；小儿囟门未合时，头顶部不宜针刺；皮肤有感染、溃疡、瘢痕及肿瘤部位，不宜针刺；凝血功能障碍，有出血倾向者，不宜针刺。还应尊重病人的选择。

异常情况的处理

晕针

可由病人精神过度紧张、体质虚弱、过于疲劳、初次针灸、饥饿状态或针刺手法过重等原因引起。

病人在针刺过程中突然出现头晕目眩、面色苍白、心慌胸闷、恶心欲呕、四肢发冷，甚或突然昏倒。

此时应立即停止操作并出针，同时安慰病人，使其平卧。

puncture, enlever toutes les aiguilles déjà plantées, allonger le malade s'il est assis.

Dans les cas bénins, il faut faire boire au malade un peu d'eau chaude. Dans des cas graves, on peut faire l'acupuncture sur les points Shuigou DM26, Suliao DM25, Neiguan MC6 et on peut faire du moxa sur Baihui DM20, Guanyuan RM4. S'il n'y a pas de réponse à ce traitement, il faut recourir aux services d'urgence.

轻者经饮温开水、休息片刻后，就可恢复；重者还要针刺人中、素髎、内关，灸百会、关元等穴，以促苏醒。如仍不省人事，应采取其他急救措施。

Blocage des aiguilles

Il arrive qu'après l'implantation de l'aiguille, l'acupuncteur sent une résistance l'empêchant de tourner l'aiguille. Cette résistance peut être causée par une hypertonie musculaire ou une adhérence des fibres musculaires à l'aiguille, cette adhérence est favorisée par l'emploi des aiguilles rouillées, tordues. En cas de contraction musculaire, on attendra quelques instants avant de stimuler, on pressera doucement et profondément sur les bords de l'aiguille ou bien on plantera une autre aiguille à côté de la précédente. En cas d'adhérence, il faut tourner l'aiguille légèrement à droite ou à gauche, soulever et enfoncer l'aiguille pour la dégager.

滞针

是指医者感觉针下非常紧涩，难以进行捻转和提插等操作，病人也感觉疼痛难忍。处理方法须视不同原因而定，如果是由于病人紧张致局部肌肉过度收缩者，应安慰病人，适当延长留针时间，或在局部轻柔按压，或在邻近处再刺一针；如果是因医者单向捻针所致，应反方向捻针，再轻轻提插，即可消除滞针。

Torsion de l'aiguille

Quand l'aiguille se tord, il est recommandé de ne pas la manipuler. Il faut essayer de la soulever doucement pour la retirer en suivant la courbure de la torsion. Pour éviter cet incident, on ne change pas d'une façon intempestive la position du malade après l'implantation des aiguilles, on ne puncture pas avec une force brutale l'aiguille, ni la manipuler irrégulièrement et en discontinue.

弯针

如果在针刺后出现针身弯曲，不可再行捻转等操作，应将针顺着弯曲方向缓缓退出。针刺前应嘱病人不要变更体位；医者针刺操作要轻柔，不可用力过猛；留针时针柄不得受外物碰撞和压迫，以避免发生弯针。

Cassure de l'aiguille

Il faut garder le calme quand l'aiguille se casse après son implantation, on demande au patient de ne pas bouger pour empêcher sa migration dans le corps. L'extraction de l'aiguille et son fragment après cassure peut se faire à l'aide d'une pince quand le bout de l'aiguille est visible. Lorsque l'on ne voit plus l'aiguille, mais que le corps de l'aiguille fait saillie sous la peau, on l'extériorise en pressant fortement sur le pourtour de l'orifice de puncture,

断针

若出现针身断于体内的情况，医者须镇静，令病人不要变动体位，以防断针陷入深部。如果针身尚有部分露于体外，可用镊子取出；如果断端与皮肤相平或稍陷，可用左手拇、食二指在针旁垂直向下按压皮肤，以使针体露出，右手用镊子将针取出；如果针体已进入深部，应手术取出。

puis on l'enlève avec une pince. Mais lorsque le fragment inclus reste profondément enfoncé, on doit recourir à une solution chirurgicale.

La prévention de cet incident impose le choix d'un matériel de haute qualité, le patient ne doit pas changer de position sans contrôle et la manipulation des aiguilles doit être douce et légère.

Hématomes

C'est un phénomène fréquent, après avoir enlevé les aiguilles, il peut apparaître une macule ou papule rouge traduisant petit saignement sous-cutané qui disparaitra spontanément. Par contre, l'apparition d'une coloration violacée ou d'un œdème important nécessite l'utilisation d'une compresse froide pour arrêter le saignement, un léger massage peut favoriser sa résorption.

Pneumothorax

La puncture profonde des points situés au niveau du creux sus-claviculaire, au thorax, dans le dos, au creux axillaire, et dans la région de l'hypocondre peut provoquer un pneumothorax par blessure de la plèvre et du poumon. Les signes cliniques sont : une détresse respiratoire avec douleurs de la poitrine, souffle court. Dans des cas sévères, on a des dyspnées, une cyanose des lèvres et des ongles, des sueurs, et une chute de la tension artérielle. À l'examen on trouve à la percussion du poumon atteint un tympanisme et une diminution du murmure vésiculaire. La radio renseignera sur l'importance du pneumothorax. Dans des cas bénins, on place le malade en position semi-allongée, on prescrit un anti-tussif, éventuellement un antibiotique et on surveille l'évolution. Dans les cas sévères, on doit prendre des mesures d'urgence.

La puncture à l'aiguille triangulaire

C'est une aiguille avec une extrémité triangulaire qu'on appelle « aiguille lancette » dans l'ancien temps. À l'aide de ces aiguilles, on pique très superficiellement dans un petit vaisseau sanguin (veine) ou dans des points énergétiques.

针刺前要做好预防工作，应认真检查针具；嘱病人不要变更体位；医者针刺操作要轻柔，不可用力过猛等，以防断针。

血肿

是指针刺部位出现皮下出血而致肿痛。如果出针后局部青紫或疼痛，应立即用消毒干棉球按压针孔片刻，即能止血；若是微量的皮下出血所致局部小块青紫，可自行消退；若局部肿胀疼痛较剧，青紫面积大，须即时冷敷止血，待血止后改用热敷或轻轻揉按以助消散。

气胸

在针刺缺盆、胸、背、腋、胁等部位的腧穴时，如果直刺过深，刺伤胸膜和肺脏，则使空气进入胸腔而致气胸。表现为病人突感胸闷、胸痛、气短；甚则呼吸困难、唇甲发绀、出汗、血压下降等。体检时胸部叩诊过度反响，肺泡呼吸音减弱或消失，甚者气管向健侧移位。X线胸部透视可确诊气胸的程度。对轻者可取半卧位休息，给予镇咳、抗菌药物等对症处理，并严密观察；重者应立即采取抢救措施。

三棱针刺法

三棱针是一种针身呈三棱形、针尖锋利的针具，古代称"锋针"。用于刺络放血。

Indications thérapeutiques

Cette technique est utilisée pour drainer les vaisseaux et collatéraux des méridiens. Elle lève les obstructions par stase de sang, elle réanime les malades en chassant la chaleur. C'est une indication pour les syndromes d'excès de chaleur dus à une stagnation d'énergie et de sang dans les méridiens et collatéraux, telles une forte fièvre, perte de conscience, convulsion et syncope.

Manipulations

Il existe trois façons de piquer : 1) dans un vaisseau sanguin à 2-3mm de profondeur en punctiforme de façon à provoquer un petit saignement, 2) faire bien des micro-saignées autour du point, 3) pincer le point à piquer puis faire une puncture superficielle de 2mm de profondeur puis lever rapidement l'aiguille vers le haut.

Précaution

On prendra soin d'expliquer la méthode au patient. Il faut désinfecter soigneusement la région à piquer ; la puncture doit être faite d'une façon superficielle et rapide, éviter de faire saigner abondamment, éviter de piquer les malades en mauvais état général, les femmes enceintes, les malades présentant des troubles de la coagulation, les malades sous anticoagulant.

3.2.2 Les méthodes modernes(electro-acupuncture, injection de liquides dans les points d'acupuncture, crâniopuncture, auriculothérapie)

1) *Électro-acupuncture*

C'est une méthode nécessitant un appareil électrique, lié aux aiguilles d'acupuncture, il produit des effets de stimulation. La plupart de ces appareils comportent des éléments semi-conducteurs avec des oscillateurs. On utilise volontiers des fréquences basses qui sont habituelles dans le corps humain.

适用范围

以三棱针刺络放血，可起到疏通经络、活血祛瘀、开窍泄热的作用。多用于经络气血壅滞、血脉瘀阻、邪气盛实的实证、热证、急症以及某些慢性病，如高热、昏迷、惊厥、局部瘀血、痛证等。

操作方法

共有三种操作方法：**1. 点刺法：**右手持针迅速刺入要放血部位约2~3毫米深，随之立即出针，以出血为度。**2. 散刺法：**在患部周围散在点刺出血。**3. 挑刺法：**以左手捏起疾病反应点上的皮肤，刺入表皮约2毫米深，迅速向上一挑，即可挑破出血。

注意事项

宜对病人详尽解释。施术部位必须严格消毒。针刺操作要轻浅快，出血不宜过多，切勿刺伤深部大动脉。体弱者及孕妇慎用，有出血倾向者不宜使用。

3.2.2 现代方法（电针、穴位注射、头皮针、耳针）

1）电针

电针是在刺入人体的（毫）针上通以微量的脉冲电流，利用针、电两种刺激的综合作用治疗疾病的一种疗法。应用器材主要是电针仪，种类较多，多以半导体元件装置，采用振荡发生器，输出接近人体生物电的低频脉冲电流。

Manipulations

On connecte les deux cordons du stimulateur aux aiguilles, on sélectionne la fréquence qu'on augmente progressivement jusqu'au seuil de tolérance du patient. Au bout d'une à deux minutes de test, quand l'adaptation se fait, la stimulation s'affaiblit, on peut alors l'augmenter pour atteindre une efficacité maximale. On peut stimuler pendant 10 à 20 minutes ou plus longtemps encore selon la pathologie traitée.

Indications

Les principales indications concernent les douleurs, les syndromes obstructifs (*bi*), les paralysies (*wei*), on peut aussi faire d'électro-acupuncture dans les anesthésies.

Précautions

Il faut éviter les augmentations brusques des stimulations, on préfère une augmentation progressive. Le voltage ne dépasse pas 40volt. L'intensité doit avoisiner 1 mA.

Les patients porteurs de pathologie cardiaque feront l'objet de plus d'attention ainsi que les patients de faible constitution. Enfin, il faudra choisir des aiguilles qui sont conducteur d'électricité.

2) *Injection de liquides dans les points d'acupuncture*

Cette technique est encore appelée « pharmacopuncture » ou « hydropuncture ». Elle consiste à introduire une solution médicamenteuse dans les points d'acupuncture pour avoir un double effet thérapeutique : acupuncture et phytothérapie.

Technique

La solution médicamenteuse est introduite lentement par une seringue en sous-cutané dans la région du point d'acupuncture. Dès que l'on a une sensation de douleur ou de tension, on injecte le liquide de la seringue, en prenant soin de ne pas avoir de sang dans la seringue. Pour les patients déjà affaiblis, la vitesse d'injection doit être très lente.

操作方法

毫针刺入穴位得气后，选择所需波型和频率，经1～2分钟的电刺激后，人体会因适应而感觉刺激变弱，此时可适当加大输出电流以使疗效最大化。通电时间为10～20分钟，可根据病情适当延长通电时间。

适用范围

凡针刺治疗的适应证，一般都可适用。多用于各种痛证、痹证、痿证，也常用于针刺麻醉。

注意事项

调节电流量时，应逐渐由小到大，不可突然增强。电针仪最大输出电压在40伏以上者，其最大输出电流应控制在1毫安内。

心脏病患者和体弱者宜谨慎操作。最后，注意应选择可导电的针。

2）穴位注射

穴位注射也称"水针"，是将药液注入穴位或阳性反应点，通过针刺和药物的双重作用治疗疾病的一种疗法。

操作方法

以注射器及针头吸取药液，快速刺入穴位处的皮下，然后慢慢刺达一定深度，待病人有酸胀等得气感后，将针头回抽一下，如无回血，即可注入药液。虚证、体弱者，注入速度宜慢；实证、体强者，注入速度应适当加快。

Le produit d'injection, la dose, la concentration, doivent être conformes à la pathologie traitée. En principe on injecte environ 0,3 à 0,5cc pour la tête et la face et 0,5 à 1cc dans la région du dos et du thorax, pour les muscles, les membres la ceinture et les fesses 2 à 5cc. On diluera à 1/10 ou à moitié dose. On renouvellera les injections tous les jours ou bien tous les 2 à 3 jours, 6 à 8 injections doivent être suffisantes pour une cure. Pour les cas urgents, on peut faire 1 à 2 injections par jour.

每个穴位的注射剂量，要根据部位、病情、药物浓度酌情而定。一般情况下，头面部注射0.3~0.5毫升，胸背部注射0.5~1毫升，四肢及腰臀部等肌肉丰厚处可注射2~5毫升。作小剂量注射时，可用原药物剂量的1/10~1/2。一般每日或隔日注射一次，6~8次为一个疗程；急症每日1~2次。

Indications

L'injection peut être utilisée dans presque toutes pathologies : syndromes obstructifs (*bi*), gastralgies, bronchites chroniques, asthme, et hypertension artérielle.

适用范围

穴位注射可用于临床各科的大部分病证，常用于痹证、胃痛、慢性支气管炎、哮喘、高血压病等。

Précautions

La stérilisation des aiguilles doit être faite afin d'éviter toute infection. On tiendra compte des actions thérapeutiques des médicaments utilisés, des actions pharmacologiques, leur posologie, les incompatibilités des mélanges médicamenteux, les dates de péremption, les effets secondaires et les réactions allergiques. En cas d'allergie il faudra pratiquer des tests d'allergologie. On ne doit pas injecter dans les vaisseaux sanguins, dans les articulations, et intrathécale. Si le patient ressent des secousses électriques, on retire tout de suite les aiguilles. On doit être très vigilant avec des malades faibles, âgés, des femmes enceintes, et des enfants.

注意事项

严格消毒以防感染；注意药物的性能、药理作用、剂量、配伍禁忌、有效期、副作用和过敏反应等，凡能引起过敏反应的药物，须先作过敏试验。切勿将药物注入血管、关节腔、脊髓腔；若针尖触及神经干，患者有触电感，须退针，改变角度，避开神经干后方可注入药物；年老体弱者、孕妇、小儿等慎用。

3) *Crâniopuncture*

Cette méthode consiste à piquer des zones de stimulation spécifiques du cuir chevelu de la tête, principalement pour traiter des maladies neurologiques.

3）头皮针

头皮针又称"头针"是针刺头皮上特定刺激区域以治疗疾病，主要适用于脑源性疾病。

Localisation et indications des zones de stimulation

Il faut déterminer deux lignes directrices : (Fig.113)

Une ligne médiane antéro-postérieure reliant le Yintang (PC-TC3) situé entre les sourcils à la base de la protubérance occipitale externe.

刺激区部和主治

先确定划分刺激区的两条标准定位线（见图113）。

前后正中线：从两眉间中点即印堂穴（为正中线的前点）至枕外粗隆尖端下缘（为正中线的后点）的经过头顶的连线。

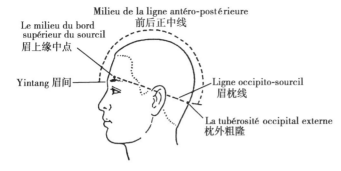

Fig. 113 Les lignes de localisation standard

图 113 标准定位线

Une ligne sourcilo-occipitale reliant le milieu des deux sourcils en passant par l'oreille et la base de l'occiput.

眉枕线：从眉中点上缘和枕外粗隆尖端的头侧面连线。

1. Zone motrice

Localisation : La zone motrice est constituée par une ligne dont l'extrémité supérieure se trouve à 0,5cm en arrière du point situé au milieu de la ligne médiane antéro-postérieure. L'extrémité inférieure est située au point d'intersection de la ligne sourcilo-occipitale et de la ligne antérieure de la naissance des cheveux.

Cette zone motrice est divisée en 3 segments : le 1/5 supérieur correspond au segment moteur du membre inférieur et du tronc ; les 2/5 moyens correspondent au segment moteur du membre supérieur ; les 2/5 inférieurs correspondent au segment moteur de la face et du langage 1. (Fig 114)

1. 运动区

部位：上点在前后正中线中点向后0.5cm处，下点在眉枕线和鬓角发际前缘相交处，上下两点的连线即是运动区。

将连线五等分，连线的上1/5段，为下肢、躯干运动区；中2/5段，为上肢运动区；下2/5段，为面运动区，也称言语一区（见图114）。

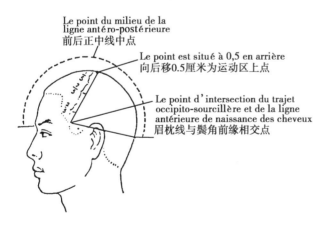

Fig. 114 Localisation de la zone motrice

图 114 运动区定位

Indications :

Segment supérieur : paralysies du membre in-férieur du côté opposé.

主治：

上段主治对侧下肢瘫痪。

155

Segment moyen : paralysies du membre supérieur du côté opposé.

Segment inférieur : paralysies faciales d'origine centrale du côté opposé, aphasie motrice, ptyalisme et anarthrie.

中段主治对侧上肢瘫痪。

下段主治对侧中枢性面瘫，运动性失语，流涎，发音障碍。

2. Zone sensorielle (ou sensitive)

Localisation : cette zone est parallèle à la zone motrice à 1,5cm en arrière de celle-ci. Elle se partage aussi en 3 segments : le 1/5 supérieur correspond à la zone sensitive du membre inférieur et du tronc; les 2/5 moyen correspondent à la zone sensitive du membre supérieur ; et les 2/5 inférieurs correspondent à la zone sensitive de la face. (Fig. 115)

2. 感觉区

部位：由运动区向后1.5cm的平行线即是。将全线也作五等分，上1/5段，为下肢、躯干感觉区；中2/5段，为上肢感觉区；下2/5段，为面感觉区（见图115）。

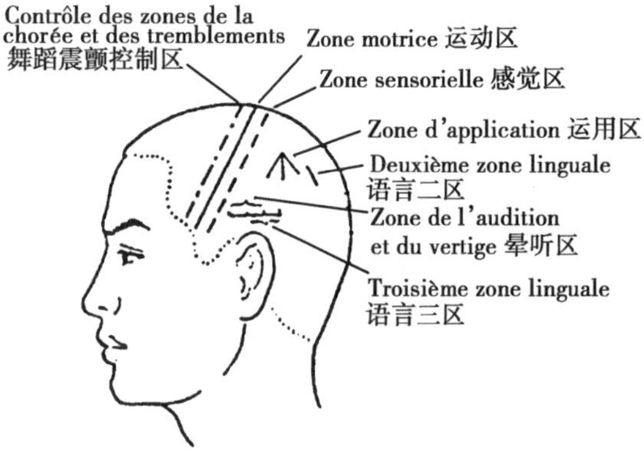

Contrôle des zones de la chorée et des tremblements 舞蹈震颤控制区
Zone motrice 运动区
Zone sensorielle 感觉区
Zone d'application 运用区
Deuxième zone linguale 语言二区
Zone de l'audition et du vertige 晕听区
Troisième zone linguale 语言三区

Fig. 115 Zones de stimulation latérales

图115 侧面刺激区

Indications :

Segment supérieur : douleurs, engourdissement, paresthésie de la cuisse et de la région lombaire du côté opposé, céphalées occipitales, douleurs du cou et de la nuque, bourdonnements et vertiges.

Segment moyen : douleurs, engourdissement et paresthésie du membre supérieur du côté opposé.

Segment inférieur : paresthésie de la face du côté opposé, hémicrânies du côté opposé, les pathologies de l'articulation temporo-mandibulaire.

主治：

上段主治对侧腰腿痛、麻木、感觉异常、后头与颈项疼痛、头晕、耳鸣。

中段主治对侧上肢疼痛、麻木、感觉异常。

下段主治对侧面部麻木，偏头痛，颞颌关节炎。

3. Zone de la chorée et des tremblements

Localisation : elle est parallèle à la zone motrice à 1,5cm en avant de celle-ci. (Fig 115)

Indications : chorée, la maladie de Parkinson.

3. 舞蹈震颤控制区

部位：自运动区向前1.5cm的平行线即是（见图115）。

主治：舞蹈病，震颤麻痹。

156

4. Zone de vertiges et d'audition

Localisation : ligne horizontale de 4cm à 1,5cm au-dessus du sommet de l'oreille. (Fig 115)

Les indications : vertiges, bourdonnements d'oreilles, hypoacousie.

5. Zone du langage 2

Localisation : à 2cm en arrière et en dessous de la suture pariéto-temporale, sur une ligne de 3cm parallèle à la ligne médiane antéro-postérieure. (Fig 115)

Indication : aphasie motrice.

6. Zone du langage 3

Localisation : elle couvre une longueur de 4cm à partir du milieu de la zone des vertiges et de l'audition, c'est la continuation de celle-ci. (Fig 115)

Indication : aphasie sensorielle.

7. Zone d'application (ou psychomotrice)

Localisation : à partir de la tubérosité pariétale, tracer une ligne verticale et deux lignes obliques formant un angle de 40°. Ces trois lignes de 3cm chacune constituent la zone psychomotrice. (Fig 115)

Indication : apraxie idéomotrice.

8. Zone sensitivo-motrice du pied

Localisation : Elle couvre une longueur de 3cm, parallèle à la ligne médiane antéro-postérieure, à 1cm de celle-ci. Le point de départ de cette ligne correspond à l'extrémité supérieure de la zone sensitive, à 1cm en arrière de celle-ci. (Fig 116)

Indications : douleurs et engourdissement ou paralysie du membre inférieur du côté opposé ; lombalgies aiguës; énurésie, polyurie d'origine centrale, prolapsus utérin.

4. 晕听区

部位：从耳尖直上1.5cm处，向前、后各引2cm的水平线即是（见图115）。

主治：眩晕，耳鸣，听力减退。

5. 言语二区

部位：从顶骨结节后下方2cm处引一平行于前后正中线的直线，向下取3cm长直线（见图115）。

主治：命名性失语。

6. 言语三区

部位：在晕听区中点向后引4cm长的水平线（见图115）。

主治：感觉性失语。

7. 运用区

部位：以顶骨结节为起点向下引三条线，中间的为一垂直线，两侧的线分别与中线呈40°夹角，长度均为3cm（见图115）。

主治：失用症。

8. 足运感区

部位：在前后正中线的中点旁开左右各1cm，向后引3cm长的平行于正中线的直线（见图116）。

主治：对侧下肢瘫痪、疼痛、麻木、急性腰扭伤、夜尿、皮质性多尿、子宫脱垂等。

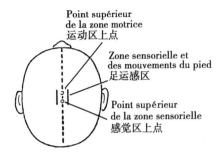

Point supérieur
de la zone motrice
运动区上点

Zone sensorielle et
des mouvements du pied
足运感区

Point supérieur
de la zone sensorielle
感觉区上点

Fig. 116 Zones de stimulation du vertex

图116 顶面刺激区

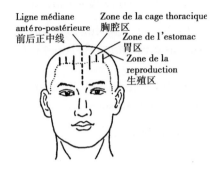

Ligne médiane
antéro-postérieure
前后正中线

Zone de la cage thoracique
胸腔区

Zone de l'estomac
胃区

Zone de la
reproduction
生殖区

Fig. 117 Zones de stimulation antérieure

图117 前面刺激区

9. Zone de la vision

Localisation : à la base de la protubérance occipitale externe (VG17), tracer deux lignes verticales longues de 4 cm vers le haut et écartées de 1cm de la ligne médiane. Ces deux lignes constituent la zone de la vision. (Fig.117)

Indications : trouble de la vision d'origine corticale.

9. 视区

部位：在前后正中线的后点旁开左右各1cm处，向上引4cm长的平行于前后正中线的直线（见图117）。

主治：皮质性视力障碍。

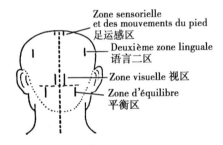

Zone sensorielle
et des mouvements du pied
足运感区

Deuxième zone linguale
语言二区

Zone visuelle 视区

Zone d'équilibre
平衡区

Fig. 118 Zone de stimulation postérieure

图118 后面刺激区

10. Zone de l'équilibre

Localisation : à 3,5cm de distance de chaque côté de la protubérance, tracer deux lignes verticales de 4cm s'orientant vers le bas, parallèles à la ligne médiane antéro-postérieure, ces deux lignes sont les zones de l'équilibre. (Fig. 117)

Indication : ataxie d'origine cérébelleuse.

10. 平衡区

部位：在前后正中线的后点旁开左右各3.5cm处向下引4cm长的平行于前后正中线的直线（见图117）。

主治：小脑疾病引起的共济失调，平衡障碍。

11. Zone de l'estomac

Localisation : du centre de la pupille, on mène une verticale parallèle à la ligne médiane antéro-postérieure jusqu'à la ligne naturelle des cheveux. La zone cherchée est le prolongement de cette verticale vers le haut de 2cm. (Fig.118)

Indication : douleurs de l'estomac, distension épigastrique.

12. Zone du thorax

Localisation : elle est constituée par une verticale de 4cm (2cm de part et d'autre de la ligne naturelle des cheveux), située à mi-chemin entre la zone de l'estomac et la ligne médiane antéro-postérieure, parallèle à celle-ci. (Fig.118)

Indications : dyspnée, asthme, malaise thoracique.

13. Zone uro-génitale (ou zone de la reproduction)

Localisation : elle est constituée par une verticale de 2cm, menée vers le haut à partir de la ligne naturelle des cheveux et symétrique de la zone du thorax par rapport à la zone de l'estomac. (Fig.118)

Indications : métrorragies, prolapsus utérin, syndrome d'inflammation pelvienne.

Technique de puncture

On peut pratiquer la craniopuncture sur un patient assis ou allongé. On détermine la ou les zones à puncturer suivant le diagnostic basé sur la sémiologie et sur l'examen clinique. On utilise des aiguilles fines N°26-30 et longues de 1,5-2,5 cun, on désinfecte ces zones puis on pique rapidement en sous-cutané, piqûre oblique avec un angle de 30°. On stimule l'aiguille en la tournant.

Manipulation : l'index fléchi, on prend l'aiguille entre l'index et le pouce, on tourne l'aiguille rapidement 200 fois par minute pendant 1 à 2 minutes, temps de pose 5 à 10 minutes. On répète l'opération deux à trois fois puis on retire l'aiguille. Simultanément, on demande au patient de bouger le membre malade. On peut piquer tous les jours ou bien tous les deux jours, 10 à 15 fois font une

11. 胃区

部位：以瞳孔直上的发际处为起点，向上引2cm长的平行于前后正中线的直线（见图118）。

主治：胃痛、上腹部不适等症。

12. 胸腔区

部位：在胃区与前后正中线之间，从发际向上、下各引2cm长的平行于前后正中线的直线（见图118）。

主治：哮喘，胸部不适等症。

13. 生殖区

部位：从额角处向上引2cm长的平行于前后正中线的直线（见图118）。

主治：功能性子宫出血，盆腔炎，子宫脱垂。

操作方法

取坐位或卧位，分开头发，常规消毒，选用26～30号1.5～2.5寸长的毫针，以约30°角快速刺入头皮下或肌层，沿刺激区进针到相应的深（长）度后，进行快速捻转。方法是示指半屈曲状，用拇指掌侧面与示指的桡侧面捏住针柄，并快速搓捻针柄，约200次／分钟左右，持续约1～2分钟（也可以电针代替手捻），留针5～10分钟，再反复操作2～3次，即可出针。留针期间可让病人活动患肢（或作被动活动），以加强功能锻炼。一般每日或隔日治疗1次，10～15次为1疗程，疗程之间休息1周。

cure, un repos d'une semaine pour faire une autre cure.

Précautions

On prendra soin de bien désinfecter, quand on retire l'aiguille, on presse sur le point pour éviter la fuite d'énergie et de sang. On ne traite pas les hémorragies cérébrales à la phase aiguë, mais on peut traiter les séquelles.

4) *Auriculo-puncture*

Les points auriculaires (PA) font partie intégrante de l'acupuncture, leurs champs d'action sont larges.

1. L'anatomie du pavillon de l'oreille (Fig.119)

Hélix

L'hélix entoure la partie la plus haute de l'oreille et forme le bord de l'oreille externe. Une crête transversale de l'hélix pénètre dans l'oreille est appelée **racine de l'hélix** ; un petit tubercule en arrière et en bas de l'hélix est appelé **tubercule de l'hélix** et la jonction à la partie inférieure de l'hélix et le

注意事项

严格消毒以防感染。出针时用消毒棉球按压针孔，以防止出血。对脑出血患者宜在病情稳定后再进行头皮针治疗。

4）耳针

耳针为针灸临床常用的疗法，适用于多种疾病。

1. 耳郭表面解剖（见图119）

耳轮

耳郭最外缘的卷曲部分。耳轮深入至耳腔的横行突起部分称"**耳轮脚**"；耳轮后上方稍突起处称"**耳轮结节**"；耳轮末端与耳垂的交界处称"**耳轮尾**"。

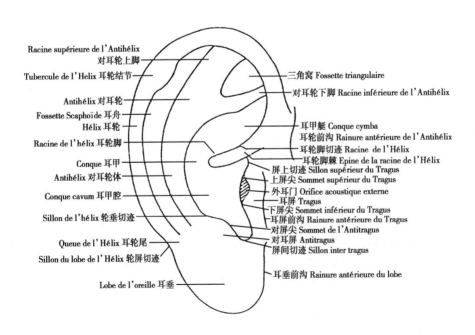

Fig. 119 L'anatomie du pavillon de l'oreille

图119 耳郭表面解剖

lobule est appelée la **queue de l'hélix**.

Anthélix (ou antihélix)

C'est une saillie curviligne (appelée le **corps de l'anthélix**) située en avant et parallèle à l'hélix. La partie supérieure de l'antihélix se divise en 2 branches, la branche supérieure est appelée la **racine supérieure de l'anthélix** et la partie inférieure la racine **inférieure de l'anthélix**.

Fossette triangulaire

Entre les deux branches (ou racines) de l'anthélix, dans une dépression se trouve la fossette triangulaire.

Fossette scaphoïde

C'est une ligne courbe qui se creuse entre l'hélix et l'anthélix.

Tragus

Le tragus est un tubercule aplati souvent triangulaire, situé au-devant du conduit auriculaire. Sa base se continue avec le reste du pavillon. Son sommet est libre.

Sillon supérieur du tragus (ou échancrure sus-tragienne)

C'est une incisure située entre la racine de l'hélix et le bord supérieur du tragus.

Antitragus

C'est une petite saillie située à l'opposé du tragus, au-dessus du lobe.

Sillon intertragienne

C'est une incisure située entre le tragus et l'antitragus

Sillon interanthélix-antitragus

C'est l'incisure située entre l'antitragus et l'anthélix

Lobule

C'est un repli cutané sans cartilage, situé à la partie inférieure de l'oreille.

Conque

C'est une cavité, elle est limitée en avant par le tra-

对耳轮

位于耳轮的内侧，是与耳轮相对的、上部有分叉的隆起部分，又称"**对耳轮体**"。其分叉的上支称"**对耳轮上脚**"，下支称"**对耳轮下脚**"。

三角窝

指对耳轮上脚、下脚之间的三角形凹陷。

耳舟

是耳轮与对耳轮之间的凹沟。

耳屏

耳郭前面的瓣状突起部。

屏上切迹

耳屏上缘与耳轮脚之间的凹陷。

对耳屏

耳垂上部与耳屏相对的瓣状隆起。

屏间切迹

耳屏与对耳屏之间的凹陷。

轮屏切迹

对耳轮与对耳屏之间的稍凹陷处。

耳垂

耳郭最下部，无软骨的皮垂。

耳甲

耳轮、对耳轮、耳屏、对耳屏之间的凹窝，

gus et la racine de l'hélix, en arrière par l'anthélix et l'antitragus. Elle se divise en deux parties : **la conque « cymba »** au-dessus de la racine de l'hélix et la **conque « cavum »** au-dessous de la racine de l'hélix.

Orifice acoustique externe

C'est la partie externe du conduit auditif, située en avant de la conque « cavum ».

2. Distribution des points d'acupuncture auriculaire

Il existe une correspondance entre les points d'acupuncture auriculaire et le corps humain, elle se fait à l'image du fœtus dont la tête est en bas (Fig.120). Les points situés à la partie inférieure de l'oreille correspondent à la tête et la face, ceux situés à la partie supérieure (y compris la fossette scaphoïde et la racine supérieure de l'anthélix) correspondent aux membres, ceux de la partie moyenne (y compris les conques « cymba » et « cavum ») correspondent aux organes internes, et ceux au centre de l'oreille (une partie importante de l'anthélix) correspondent au tronc.

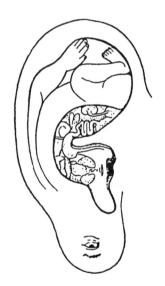

分为两部分：**耳甲艇**，耳轮脚以上的耳腔部分；**耳甲腔**，耳轮脚以下的耳腔部分。

外耳门

耳甲腔前方的孔窍。

2. 耳穴的分布规律

从耳穴与人体各部的对应关系来看，耳穴在耳郭上的分布，好像一个倒置的胎儿（见图120），与头面相应的穴位在耳的下部（耳垂），与四肢相应的穴位在耳的上部（耳舟、对耳轮上脚），与内脏相应的穴位在耳的中部（耳甲艇、耳甲腔），与躯干相应的穴位也大体在耳的中部（对耳轮体）。

Fig. 120 Présentation anatomique de l'oreille
图120 耳穴的形象分布

3. Nom, localisation et indications thérapeutiques des points (Fig.121 et 122)

Hélix :

(HX$_1$), sur la racine de l'hélix. Point Milieu de l'oreille.

3. 常用耳穴的名称、部位和主治（见图121，122）

耳轮部：

耳中HX$_1$——在耳轮脚上，即耳轮1区。主治呃逆，荨麻疹，皮肤瘙痒，小儿遗尿，咯血。

Indications : hoquets, prurit cutané, énurésie et hémoptysie.

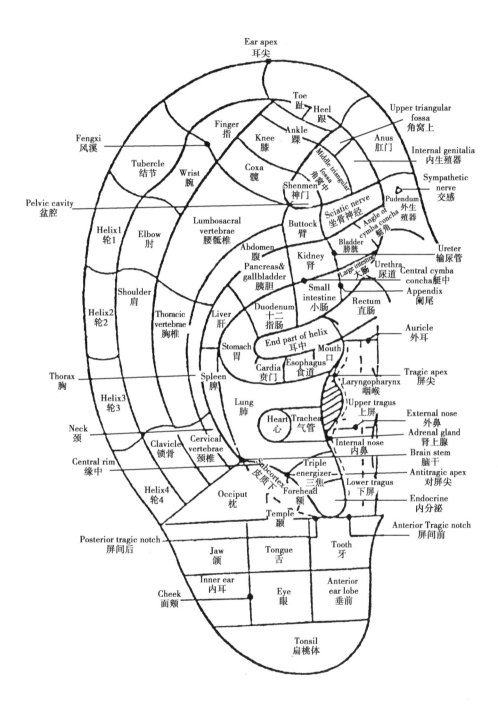

Fig. 121 Localisation de la face antérieure de l'oreille

图121 耳穴定位（正面）

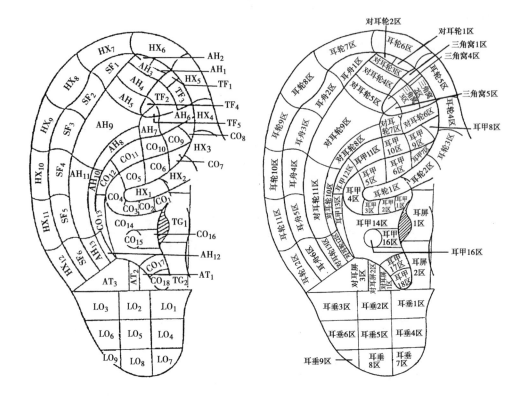

Fig. 122 Division de l'oreille(face antérieure)

图 122 耳郭分区（正面）

(HX₂), situé près du sillon supérieur du tragus. Point du rectum.

Indications : constipation, diarrhée, prolapsus anal, et hémorroïdes.

(HX₃), situé sur la partie supérieure de l'hélix. Point de l'urètre

Indications : polyurie, dysurie et rétention d'urine.

(HX₄), situé au niveau de la racine de l'antihélix. Point des organes génitaux externes.

Indications : orchites, épididymites et prurit des vulves.

(HX₅), situé au niveau du bord supérieur et antérieur de la racine supérieure de l'anthélix. Point de l'anus.

Indications : hémorroïdes et fissure anale.

(H₆ et H₇)), situé au sommet de l'oreille, le point se trouve à la jonction de H₆ et H₇. Point Apex de l'oreille.

直肠HX₂——在近屏上切迹的耳轮处，即耳轮2区。主治便秘，腹泻，脱肛，痔疮。

尿道HX₃——在直肠上方的耳轮处，即耳轮3区。主治尿频，尿急，尿痛，尿潴留。

外生殖器HX₄——在与对耳轮下脚上缘相平的耳轮处，即耳轮4区。主治睾丸炎，附睾炎，外阴瘙痒症。

肛门HX₅——在与对耳轮上脚前缘相对的耳轮处，即耳轮5区。主治痔疮，肛裂。

耳尖HX₆、₇——耳郭上尖端处，即耳轮6、7区交界处。主治发热，高血压，急性结膜炎，麦粒肿。

Indication : fièvre, hypertension artérielle, conjonctivites aigües et orgelets.

(**HX₈**), au niveau du tubercule. Point Tubercule.

Indications : vertiges, céphalées et hypertension artérielle.

(**HX₉₋₁₂**), situé sur l'hélix, point Lun1-4.

Indications : amygdalites, infection des voies respiratoires supérieures.

Fossette scaphoïde :

(**SF₁**), sur la partie supérieure de la fossette. Point des doigts.

Indications : engourdissement et douleurs des doigts.

(**SF₁,₂ᵢ**), Fengxi, entre Point des doigts et Point du poignet, situé à la jonction de SF₁ et SF₂.

Indications : urticaire, prurit cutané et rhinites allergiques.

(**SF₂**), point du poignet.

Indication : douleur du poignet

(**SF₃**), point du coude.

Indications : épicondylites et douleurs du poignet.

(**SF₄₋₅**), point de l'épaule.

Indication : périarthrite scapulo-humérale.

(**SF₆**), point de la clavicule.

Indication : périarthrite scapulo-humérale.

Anthélix

(**AH₁**), situé sur la partie supéro-interne de la racine supérieure de l'anthélix, près de la fossette triangulaire. Point du talon.

Indication : douleur du talon.

(**AH₂**), situé sur la partie supéro-latérale de la racine supérieure de l'antihélix. Point des orteils.

Indication : douleurs des orteils.

(**AH₃**), entre le talon et le genou. Point de la cheville.
Indication : entorse de la cheville.

结节HX₈——耳轮结节处，即耳轮8区。主治头晕，头痛，高血压。

轮₁₋₄HX₉₋₁₂——在耳轮处，即耳轮9区～12区。主治扁桃腺炎，上呼吸道感染，发热。

耳舟部：

指SF₁——在耳舟上方处，即耳舟1区。主治手指麻木和疼痛等。

风溪SF₁,₂ᵢ——在指区和腕穴区之间，耳舟1、2区交界处。主治荨麻疹，皮肤瘙痒，过敏性鼻炎。

腕SF₂——在指区下方，即耳舟2区。主治腕部疼痛。

肘SF₃——在腕区下方，即耳舟3区。主治肱骨外上髁炎，肘部疼痛。

肩SF₄、₅——在肘区下方，即耳舟4、5区。主治肩关节周围炎。

锁骨SF₆——在肩区下方，即耳舟6区。主治肩关节周围炎。

对耳轮部：

跟AH₁——在对耳轮上脚的前上方，近三角窝上部，即对耳轮1区。主治足跟痛。

趾AH₂——在对耳轮上脚的后上方，即对耳轮2区。主治足趾疼痛。

踝AH₃——在跟、膝两穴区之间，即对耳轮3区。主治踝关节扭伤。

(**AH₄**), situé au 1/3 moyen de la racine supérieure de l'anthélix. Point du genou.

Indications : œdème et douleurs de l'articulation du genou.

(**AH₅**), situé au 1/3 inférieur de la racine supérieure de l'anthélix. Point de la hanche.

Indications : douleurs de la hanche et sciatique.

(**AH₆**), situé aux 2/3 antérieurs de la racine inférieure de l'anthélix. Point du nerf sciatique.

Indication : sciatalgie.

(**AH₆ₐ**), à la jonction de la terminaison de la racine inférieure de l'anthélix et de l'hélix. Point du Sympathique.

Indications : spasme gastro-intestinal, angine de poitrine, colique hépatique, lithiase urinaire, et dysfonctionnement du système nerveux Sympathique.

(**AH₇**), situé latéralement au 1/3 postérieur de la racine inférieure de l'anthélix. Point de la fesse.

Indications : sciatique, et fascéite fessière.

(**AH₈**), situé aux 2/5 supérieurs de la partie antérieure du corps de l'anthélix, point de l'abdomen.

Indications : douleurs abdominales et distension abdominale, diarrhée, et lumbago.

(**AH₉**), point des vertèbres lombo-sacrées.

Indication : douleurs de la région lombo-sacrée.

(**AH₁₀**), aux 2/5 moyens de la partie antérieure du corps de l'anthélix, point du thorax.

Indications : douleurs de l'hypocondre, mammites.

(**AH₁₁**), point des vertèbres thoraciques.

Indications : douleur et distension de la poitrine, mammites, hypogalactie après accouchement.

(**AH₁₂**), point de la nuque situé au 1/5 inférieur de la partie antérieure du corps de l'anthélix.

Indications : raideur et œdème de la nuque.

膝 AH_4——在对耳轮上脚的中1/3处，即对耳轮4区。主治膝关节肿痛。

髋 AH_5——在对耳轮上脚的下1/3处，即对耳轮5区。主治髋关节疼痛，坐骨神经痛。

坐骨神经 AH_6——在对耳轮下脚的前2/3处，即对耳轮6区。主治髋关节疼痛，坐骨神经痛。

交感 AH_{6a}——在对耳轮下脚末端与耳轮交界处，即对耳轮6区前端。主治胃肠痉挛，心绞痛，胆绞痛，输尿管结石，自主神经功能紊乱。

臀 AH_7——在对耳轮下脚的后1/3处，即对耳轮7区。主治坐骨神经痛，臀筋膜炎。

腹 AH_8——对耳轮体前部上2/5处，对耳轮8区。主治腹痛，腹胀，腹泻；急性腰扭伤。

腰骶椎 AH_9——腹区后方，对耳轮9区。主治腰骶部疼痛。

胸 AH_{10}——对耳轮体前部中2/5处，对耳轮10区。主治胸胁痛，乳腺炎。

胸椎 AH_{11}——胸区后方，对耳轮11区。主治胸痛，经前乳房胀痛，乳腺炎，产后缺乳。

颈 AH_{12}——对耳轮体前部下1/5处，对耳轮12区。主治落枕，颈项肿痛。

(AH₁₃), derrière le point de la nuque. Point des vertèbres cervicales.

Indications : raideur de nuque et syndromes des vertèbres cervicales.

Fossette triangulaire

(TF₁), à la partie supérieure de la fossette, au tiers antérieur.

Indication : hypertension artérielle.

(TF₂), en bas au 1/3 antérieur de la fossette, point des organes génitaux internes.

Indications : dysménorrhée, règles irrégulières, leucorrhée, métrorragie, spermatorrhée et prospermie.

(TF₃), au 1/3 moyen de la fossette.

Indication : asthme

(TF₄), Shenmen, le haut du 1/3 postérieur de la fossette.

Indications : insomnies, rêves troublant le sommeil, et douleurs.

(TF₅), le bas du 1/3 postérieur de la fossette, point de la région pelvienne.

Indication : infection de la région pelvienne.

Tragus

(TG₁), situé à la moitié supéro-externe du tragus. Point Haut du tragus.

Indications : laryngo-pharyngites,rhinites et obésité.

(TG₂), situé à la moitié inféro-externe du tragus. Point Bas du tragus.

Indications : rhinites, nez bouché et obésité.

(TG₁ᵤ), partie antérieure du sillon supérieur du tragus et près de l'hélix, point de l'oreille externe.

Indication : inflammation du conduit auditif externe, tympanite et acouphènes.

(TG₁ₚ), au sommet libre supérieur du tragus. Point Apex du tragus.

Indications : fièvres et odontalgie.

颈椎 AH₁₃——颈区后方，对耳轮13区。主治落枕，颈椎综合征。

三角窝部：

角窝上 TF₁——三角窝前1/3上部。主治高血压。

内生殖器 TF₂——三角窝前1/3下部。主治痛经，月经不调，白带过多，功能性子宫出血，遗精，早泄。

角窝中 TF₃——三角窝中1/3处。主治哮喘。

神门 TF₄——三角窝后1/3的上部。主治失眠，多梦，痛症。

盆腔 TF₅——三角窝后1/3的下部。主治盆腔炎。

耳屏部：

上屏 TG₁——在耳屏外侧面上1/2处。主治咽炎，鼻炎，单纯性肥胖。

下屏 TG₂——在耳屏外侧面下1/2处。主治鼻炎，鼻塞，单纯性肥胖。

外耳 TG₁ᵤ——在屏上切迹前方近耳轮部。主治外耳道炎，中耳炎，耳鸣。

屏尖 TG₁ₚ——在耳屏游离缘上部尖端。主治发热，牙痛。

(**TG₁,₂ᵢ**), au milieu de la face externe du tragus, point du nez externe.

Indications : polypes du nez (végétations) et rhinites.

(**TG₂ₚ**), au sommet libre inférieur du tragus, point Surrénale.

Indications : hypotension artérielle, arthrites rhumatismales, et parotidite.

(**TG₃**), situé à la moitié supérieure de la face interne du tragus, point Gorge.

Indications : enrouement de la gorge, laryngo-pharyngite, et amygdalite.

(**TG₄**), situé à la moitié inférieure de la face interne du tragus. Point Nez interne.

Indications : rhinites, sinusites et épistaxis.

(**TG₂ᵢ**), en avant du sillon inférieur du tragus, dans la partie la plus basse du tragus.

Indications : stomatite, sinusites maxillaires, et naso-pharyngites.

Antitragus

(**AT₁**), situé à la partie antérieure de la face externe de l'antitragus, point du front.

Indications : vertiges, céphalées, insomnies et état de rêves.

(**AT₁ᵢ**), en arrière du sillon intertragien, à la partie antéro-inférieure de l'antitragus.

Indication : sinusite maxillaire.

(**AT₂**), au milieu de la face externe de l'antitragus, point des tempes.

Indication : migraines.

(**AT₃**), à la partie postérieure de la face externe de l'antitragus, point de l'occiput.

Indications : vertiges, céphalées, asthme, épilepsie, neurasthénie.

(**AT₄**), face interne de l'antitragus, point Sous-cortex.

外鼻 TG₁、₂ᵢ——在耳屏外侧面的中部。主治鼻前庭炎，鼻炎。

肾上腺 TG₂ₚ——在耳屏游离缘下部尖端。主治低血压，风湿性关节炎，腮腺炎。

咽喉 TG₃——在耳屏内侧面的上1/2处。主治声音嘶哑，咽喉炎，扁桃体炎。

内鼻 TG₄——在耳屏内侧面的下1/2处。主治鼻炎，副鼻窦炎，鼻衄。

屏间前 TG₂ᵢ——在屏间切迹前方耳屏最下部。主治口腔炎，上颌炎，鼻咽炎。

对耳屏部：

额 AT₁——在对耳屏外侧面的前部。主治头晕，头痛，失眠，多梦。

屏间后 AT₁ᵢ——在屏间切迹后方对耳屏前下部。主治颌窦炎。

颞 AT₂——在对耳屏外侧面的中部。主治偏头痛。

枕 AT₃——在对耳屏外侧面的后部。主治头晕，头痛，哮喘，癫痫，神经衰弱。

皮质下 AT₄——在对耳屏的内侧面。主治痛症，神经衰弱，假性近视。

Indication : syndromes douloureux, neurasthénie, pseudomyopie.

($AT_{1, 2, 4i}$), situé au sommet de l'antitragus. Point Apex de l'antitragus.

Indications : asthme, parotidite, démangeaisons cutanées, orchite et épididymite.

($AT_{2, 3, 4i}$), situé entre le sommet de l'antitragus et le sillon inter anthélix-antitragus. Point Yuan-zhong (Bord médian).

Indications : énurésie et vertige vestibulaire.

($AT_{3, 4i}$), sur le sillon inter anthélix-antitragus, point du Tronc cérébral.

Indications : céphalées occipitales, vertiges et pseudomyopie.

Conque

(CO_1), au 1/3 antérieur de la partie inférieure de la racine de l'hélix, point de la bouche.

Indications : paralysies faciales, stomatite, cholécystite et lithiases du cholédoque.

(CO_2), au 1/3 moyen de la partie inférieure de la racine de l'hélix, point de l'œsophage.

Indications : œsophagite, spasme de l'œsophage.

(CO_3), au 1/3 postérieur de la partie inférieure de la racine de l'hélix, point du cardia.

Indications : cardiospasme, et vomissements d'origine centrale.

(CO_4), à la terminaison de la racine de l'hélix, point de l'estomac.

Indications : spasme gastrique, ulcère gastrique, gastrite, insomnies, odontalgie et indigestion.

(CO_5), au tiers postérieur de la racine de l'hélix, point du duodénum.

Indications : ulcère duodénal, colopathie, et spasme du pylore.

(CO_6), au tiers moyen la racine de l'hélix, point de l'intestin grêle.

Indications : indigestion, et palpitation.

对屏尖$AT_{1, 2, 4i}$——在对耳屏的尖端。主治哮喘，腮腺炎，皮肤瘙痒，睾丸炎，附睾炎。

缘中$AT_{2, 3, 4i}$——在对屏尖与轮屏切迹之中点处。主治遗尿，内耳眩晕症。

脑干$AT_{3, 4i}$——在轮屏切迹处。主治后头痛，眩晕，假性近视。

耳甲部：

口CO_1——在耳轮脚下方前1/3处。主治面瘫，口腔炎，胆囊炎，胆石症。

食道CO_2——在耳轮脚下方中1/3处。主治食道炎，食道痉挛。

贲门CO_3——在耳轮脚下方后1/3处。主治贲门痉挛，神经性呕吐。

胃CO_4——在耳轮脚消失处。主治胃痉挛，胃炎，胃溃疡，失眠，牙痛，消化不良。

十二指肠CO_5——在耳轮脚上部的后1/3处。主治十二指肠溃疡，胆道疾病，幽门痉挛。

小肠CO_6——在耳轮脚上部的中1/3处。主治消化不良，心悸。

(CO$_7$), au tiers antérieur de la racine de l'hélix, point du gros intestin.

Indications : diarrhée, constipation, toux et acné.

(CO$_{6,7i}$), point de l'appendice, il est situé entre le point de l'intestin grêle et le point du gros intestin.

Indications : appendicite et diarrhée.

(CO$_8$), point Angle de la conque « cymba », situé dans la partie antéro-inférieure de la racine inférieure de l'anthélix.

Indications : prostatite, et urétrite.

(CO$_9$), au milieu de la partie inférieure de la racine inférieure de l'anthélix, point de la vessie.

Indications : cystite, énurésie, anurie, lumbago, sciatique, et céphalées occipitales.

(CO$_{10}$), partie postérieure en dessous de la racine inférieure de l'anthélix, point du rein.

Indications : lumbago, acouphène, insomnie, vertiges, règles irrégulières, spermatorrhée, prospermie, énurésie et asthme.

(CO$_{9,10i}$), point de l'uretère, il est situé entre le point de la vessie et le point du rein.

Indications : lithiase et douleur colique de l'uretère.

(CO$_{11}$), à la partie postéro-supérieure de la conque « cymba », point du pancréas et de la vésicule biliaire.

Indications : pathologies de la vésicule biliaires, migraines, zona, otites, acouphène, et pancréatite aiguë.

(CO$_{12}$), à la partie postéro-inférieure de la conque « cymba », point du foie.

Indications : douleurs de l'hypocondre, vertige, pathologies de l'œil, syndromes prémenstruels, les règles irrégulières ; les syndromes de la ménopause, et l'hypertension artérielle.

(CO$_{6,10i}$), point Milieu de la conque « cymba », il est situé entre le point de l'intestin grêle et le point du rein.

Indications : douleurs abdominales, distension

大肠CO$_7$——在耳轮脚上部的前1/3处。主治腹泻，便秘，咳嗽，痤疮。

阑尾CO$_{6、7i}$——在小肠区与大肠区之间。主治单纯性阑尾炎，腹泻。

艇角CO$_8$——在对耳轮下脚下方前部。主治前列腺炎，尿道炎。

膀胱CO$_9$——在对耳轮下脚下方中部。主治膀胱炎，遗尿，尿闭，腰痛，坐骨神经痛，后头痛。

肾CO$_{10}$——在对耳轮下脚下方后部。主治腰痛，耳鸣，失眠，眩晕，月经不调，遗精，早泄，遗尿，哮喘等。

输尿管CO$_{9、10i}$——在肾区与膀胱穴区之间。主治输尿管结石绞痛。

胰胆CO$_{11}$——在耳甲艇的后上部。主治胆道疾病，偏头痛，带状疱疹，中耳炎，耳鸣，急性胰腺炎。

肝CO$_{12}$——在耳甲艇的后下部。主治胁痛，眩晕，眼病，经前期紧张症，月经不调，更年期综合征，高血压等。

艇中CO$_{6、10i}$——在小肠区与肾区之间。主治腹痛，腹胀，胆道蛔虫症，腮腺炎。

abdominale, ascaridiose du tractus biliaire, et parotidite.

(**CO$_{13}$**), situé à la partie postéro-supérieure de la conque « cavum », point de la rate.

Indications : distension abdominale, diarrhée, constipation, inappétence, métrorragies, leucorrhée et vertige vestibulaire.

(**CO$_{14}$**), point du poumon, situé autour du point cœur et du point trachée.

Indications : toux et asthme, oppression thoracique, acné, verrues, démangeaisons cutanées, et constipation.

(**CO$_{15}$**), au centre de la cavité de la conque « cavum », point du cœur.

Indications : les pathologies du système cardiovasculaire, neurasthénie, hystérie, et stomato-glossite.

(**CO$_{16}$**), point situé entre le point du cœur et et le méat du conduit auditif externe.

Indications : toux et asthme.

(**CO$_{17}$**), point du Triple Réchauffeur, situé à la partie postéro-inférieure de l'orifice du conduit auditif externe, entre le point du poumon et le point des glandes endocrines.

Indications : constipation, distension abdominale et douleur à la face externe des membres supérieurs.

(**CO$_{18}$**), situé à l'intérieur du sillon inférieur du tragus (échancrure intertragienne), au milieu et en bas de la conque « cavum », point des glandes endocrines.

Indications : dysménorrhée, règles irrégulières, syndromes ménopausiques et acné.

Lobule

(**LO$_1$**), situé à la partie antéro-supérieure de la face antérieure du lobule, point des dents.

Indications : douleurs dentaires, périodontite, et hypotension artérielle.

(**LO$_2$**), situé au milieu et à la partie supérieure de la face antérieure du lobule, point de la langue.

脾 CO$_{13}$——耳甲腔的后上部。主治腹胀，腹泻，便秘，食欲不振，功能性子宫出血，白带过多，内耳眩晕症。

肺 CO$_{14}$——心、气管穴区周围。主治咳喘，胸闷，痤疮，扁平疣，皮肤瘙痒症，便秘。

心 CO$_{15}$——耳甲腔的中央。主治心血管系统疾病，神经衰弱，歇斯底里，口舌生疮。

气管 CO$_{16}$——心穴区与外耳门之间。主治咳喘。

三焦 CO$_{17}$——外耳门后下，肺与内分泌区之间。主治便秘，腹胀，上肢外侧痛。

内分泌 CO$_{18}$——屏间切迹内，耳甲腔的前下部。主治痛经，月经不调，更年期综合征，痤疮。

耳垂部：

牙 LO$_1$——耳垂正面前上部。主治牙痛，牙周炎，低血压。

舌 LO$_2$——耳垂正面中上部。主治舌炎，口腔炎。

Indications : glossite, et stomatite.

(LO₃), partie postéro-supérieure de la face antérieure du lobule, point des mâchoires.

Indications : odontalgie, maladies de l'articulation temporo-mandibulaire.

(LO₄), milieu de la partie antérieure de la face antérieure du lobule.

Indications : neurasthénie, et odontalgie.

(LO₅), au centre du lobule, point de l'œil.

Indication : pseudomyopie.

(LO₆), milieu de la partie postérieure du lobule, point de l'oreille interne.

Indications : vertige vestibulaire, acouphène et surdité.

(LO₅,₆ᵢ), entre le point de l'œil et le point de l'oreille interne.

Indications : paralysie faciale périphérique, névralgie du trijumeau, acné et verrues.

(LO₇,₈,₉), la partie la plus basse du lobule, point de l'amygdale.

Indications : amygdalites, et pharyngites.

La face postérieure de l'oreille

Elle présente une rainure en forme de Y. Au niveau des deux branches supérieures point PS.

Indications : hypertension artérielle, démangeaison cutanées. (Fig.123)

颌LO₃——耳垂正面后上部。主治牙痛，颞颌关节功能紊乱。

垂前LO₄——耳垂正面前中部。主治神经衰弱，牙痛。

眼LO₅——耳垂正面中央部。主治假性近视。

内耳LO₆——耳垂正面后中部。主治内耳眩晕症，耳鸣，听力减退。

面颊LO₅、₆ᵢ——耳垂正面眼区与内耳区之间。主治周围性面瘫，三叉神经痛，痤疮，扁平疣。

扁桃体LO₇、₈、₉——耳垂正面下部。主治扁桃腺炎，咽炎。

耳背部：

耳背沟PS——耳郭背面呈"Y"形的凹沟中（见图123）。主治高血压，皮肤瘙痒。

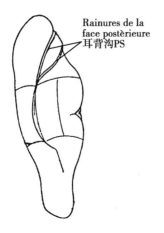

Rainures de la
face postèrieure
耳背沟PS

Fig. 123 Localisation de la face postérieure de l'oreille

图123 耳穴定位（背面）

4. Détection des points de l'oreille

On détermine les points selon leur aspect correspondant aux pathologies. L'observation de l'oreille est donc essentielle, les réactions de ces points sont multiples : une tension, une décoloration ou au contraire une pigmentation excessive, des modifications morphologiques comme une petite saillie, un creux, un cordon, une desquamation, un bouton, une résistance électrique plus basse, etc. Ces points peuvent servir à poser un diagnostic par simple observation, par pression sur ces points avec la manche de l'aiguille ou par mesure de la résistance électrique.

5. Manipulations

Dans un premier temps, on désinfecte l'oreille avec une solution iodée à 2% puis avec l'alcool à 75%. L'acupuncteur saisit l'oreille par la main gauche et piquer avec des aiguilles de 0,5 cun ou des aiguilles types punaises, la puncture doit être peu profonde dans le cartilage de l'oreille. Habituellement il y a une sensation douloureuse de tension ou de chaleur. La pose des aiguilles dure de 20 à 30 minutes. Dans des pathologies chroniques, on les stimule à intervalles réguliers, on peut laisser les aiguilles plus longtemps. Les aiguilles types punaises sont fixées par sparadrap et laissées sur place pendant 2 à 3 jours. En retirant les aiguilles, on prendra soin de nettoyer la région avec un coton alcoolisé en pressant un peu pour éviter tout saignement.

Les séances peuvent être faites une fois par jour ou tous les 2 jours on compte dix séances avant de les recommencer 5 à 7 jours après. Il est tout à fait possible d'associer la puncture auriculaire à d'autres méthodes thérapeutiques. On peut presser sur l'oreille des petites granules de Semen Vaccariae[1] (Wangbuliuxingzi), on conseille au patient de presser chaque point une minute, plusieurs fois

4. 耳穴探查

机体发生病变时，常会在耳郭的相应部位出现"阳性反应点"，如压痛、变色、变形（隆起、凹陷、条索）、脱屑、丘疹、电阻低等。这些反应点，既是诊断的参考，又是耳针的治疗点。因此，临证时，在根据病症拟定耳穴处方后，还应通过仔细观察、利用针柄等物按压或测定皮肤电阻等方法，认真寻找这些穴区内的反应点，以提高疗效。

5. 操作方法

用2%碘酒和75%酒精常规消毒后，左手固定耳郭，右手持0.5寸毫针或图钉形揿针刺入，深度以刺入软骨而不透过对侧皮肤为度。患者多有局部疼痛或胀或热的感觉。留针一般20～30分钟，慢性病可适当延长，留针期间可间断行针。揿针用胶布固定，可留针2～3天。出针后，用消毒干棉球按压针孔片刻，以防出血。

每天治疗1次或隔日1次，10次为1疗程。休息5～7日后再开始下1个疗程。除针刺外，临床还常用压籽的方法，常规消毒后，将王不留行籽等物用胶布固定于耳穴上，嘱病人每天自行按压数次，每穴约1分钟，3～5日更换。5～10次为1个疗程。

---

① Nous rencontrerons souvent cette prescription dans le texte sur les pathologies : Semen Vaccariae 王不留行, il s'agit d'une herbe médicinale (Cowherb), utilisée le plus fréquemment sous forme de grains que l'on presse sur les points auriculaires. Elle est conseillée pour fluidifier le sang, lever les blocages des vaisseaux. À ne pas employer chez la femme enceinte, les malades sous anticoagulant et les malades de faible constitution.

par jour. Tous les 3-5 jours, on renouvelle les granules. Le nombre total des séances se situe vers 5 à 10 fois.

6. Précautions

La stérilisation est stricte pour éviter toute infection. De la teinture d'iode liquide à 2% peut être appliquée pour une légère inflammation. On ne piquera pas les femmes enceintes à risque, les malades trop faibles ou surmenés.

6. 注意事项

严格消毒，以防感染。耳郭有炎症或冻疮的部位禁针。轻度感染时，应及时涂擦2%碘酒。有习惯性流产史的孕妇禁用耳针；年老体弱、过度疲劳者慎用。

3.3   Moxibustion

3.3   艾灸方法

La moxibustion consiste à appliquer des moxa pour stimuler le corps humain. Le matériau de base de la moxibustion est constitué par le broiement des feuilles d'armoise. On peut en faire des cônes (*zhuang*) de tailles différentes. (Fig.124)

灸法，是利用灸火刺激人体以防治疾病的一种疗法。施灸的材料多用艾叶，临床所用是由干燥艾叶加工制成的艾绒，制作成大小不同的艾炷（称作"壮"）（见图124）。

3.3.1 Moxibustion avec des cônes

3.3.1   艾炷灸

Fig. 124 Cônes de moxa (petit, moyen, et grand)
图124 艾炷（小、中、大）

1. La méthode directe consiste à réaliser la combustion des cônes appliqués sur la peau même. Avant la moxibustion on peut appliquer sur la peau un jus d'ail ou de la vaseline pour augmenter l'adhérence du moxa sur la peau. La moxibustion peut être faite avec ou sans cicatrice selon le degré de chaleur de la brûlure.

Moxibustion sans cicatrice : lorsque les 2/5 du moxa ont fini de brûler et que le patient ressent

1. 直接灸   即艾炷直接放在皮肤上施灸。灸前可先在施灸部位涂以蒜汁或少量凡士林，使艾炷易于粘附。根据用灸火烧灼皮肤程度的不同，又分为无瘢痕灸和瘢痕灸。

无瘢痕灸   当艾炷燃剩至约2/5，病人感到灼痛时，即更换艾炷再灸，灸至局部皮肤

une vive douleur, on enlève le cône, on le remplace par un autre, on continue la moxibustion jusqu'à ce que la peau soit rouge, sans cloque. On utilise habituellement pour chaque point 3 à 7 cônes. Cette méthode est facilement acceptée par le patient, on l'utilise pour traiter les syndromes vide-froid.

Moxibustion avec cicatrice : elle se fait avec des cônes petits comme un grain de blé, on attend la combustion complète du moxa avant de le remplacer. Le procédé consiste à faire apparaître une cloque, après une semaine, une petite suppuration se forme, vers la 5ᵉ ou 6ᵉ semaine, on obtient une cicatrice. On utilise cette méthode pour des maladies chroniques comme asthme ou tuberculose pulmonaire.

2. La méthode indirecte consiste à isoler la peau du cône par un matériel ou une substance comme le gingembre ou l'ail pour éviter toute brûlure. On prépare des tranches fines de gingembre frais ou d'ail (0,5-0,8cm d'épaisseur), on les perfore puis on place les cônes sur ces tranches. (Fig.125) Lorsque la combustion est complète, on remplace par un autre cône. On peut répéter cette opération jusqu'à ce que la peau soit rouge, sans apparition de cloque. Cette méthode est utilisée pour des syndromes obstructifs (*bi*) dus aux pathologies vent-froid, les douleurs abdominales et des diarrhées dues au froid.

发红而不起泡为度。一般每穴灸3 ~ 7壮。此法不化脓，不留疤痕，病人易于接受，常用于虚寒性病证。

瘢痕灸 在艾炷燃尽后，才换艾炷再灸，直到燃完规定壮数为止。灸至局部皮肤起泡。灸后一周左右局部化脓，约5~6周后自行痊愈，结痂脱落，留有疤痕。用于哮喘，肺痨等慢性疾病。

2. 间接灸 即施灸时在艾炷与皮肤之间放置某种物品，常用生姜、蒜等，以防止烫伤皮肤。先将新鲜的姜或大蒜切成0.5 ~ 0.8cm的薄片，并在其中间用针刺数孔，置于施术部位，上置艾炷施灸（见图125）。待艾炷燃尽后，更换艾炷再灸。灸至局部皮肤发红而不起泡为度。常用于风寒痹痛，寒性腹痛、腹泻等。

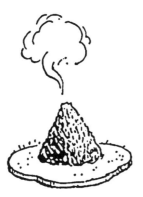

Fig. 125 Moxibustion avec gingembre en intercalaire
图125 隔姜灸

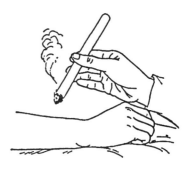

Fig. 126 Moxibustion avec rouleau
图126 艾条灸

3.3.2 Moxibustion avec des rouleaux de moxa

Les rouleaux de moxa sont préparés à partir de l'armoise (on peut y ajouter des herbes médicinales), ils ont une forme cylindrique de 1,5cm de diamètre et 20cm de long. On maintient le rouleau à une distance d'environ 3cm de la peau, on imprime des mouvements de va-et-vient, de gauche à droite ou circulaire. Le patient ressent une chaleur, mais pas de brûlure. L'opération peut durer de 5 à 7 minutes. En principe on utilise cette méthode pour traiter beaucoup de maladies et syndromes. (Fig126)

3.3.3 Moxibustion avec des aiguilles chauffées

La moxibustion par combustion d'un rouleau de moxa peut être combinée avec la puncture des aiguilles. On chauffe l'aiguille avec une boulette de moxa enroulée autour du manchon de l'aiguille. La chaleur dégagée par la combustion de l'armoise sera transmise le long de l'aiguille pour atteindre le point. Cette méthode peut être utilisée pour traiter diverses maladies.

3.3.4 Précautions

La moxibustion par méthode directe ne peut pas se faire au visage, aux 5 organes sensoriels, aux régions de gros vaisseaux. Les régions abdominales et lombosacrées de la femme enceinte ne doivent pas être moxées. Pour les engourdissements des membres, les hypoesthésies, la moxibustion doit être prudente car il existe des dangers de brûlures.

3.3.2 艾条灸

艾条是由纸包裹艾绒卷制而成，一般为直径1.5cm，长20cm的圆筒形。也可在艾绒中加入药末制成药艾条。施灸时，将一端点燃，对准施灸部位熏烤，距皮肤约3cm，或作上下、左右、回旋等方式移动，以病人有热感而无灼痛为宜。一般每穴灸5~7分钟。可用于多种病证的治疗（见图126）。

3.3.3 温针灸

这是一种将针刺与艾灸合并使用的方法。在针刺留针时，将一团艾绒捏在针柄上，或截下一段长约2cm的艾条插套在针柄上点燃，待燃尽后除去灰烬，再出针。用于各种常见病的治疗。

3.3.4 注意事项

对颜面、五官、大血管处不宜用直接灸；孕妇的腹部、腰骶部不宜施灸。对肢体麻木、感觉迟钝者，宜谨慎施灸，以免烫伤。

3.4 Ventouses

Cette méthode consiste à poser des ventouses sur la peau. On provoque par la chaleur une pression négative qui engendre une congestion locale. Il existe une grande variété de ventouses, les plus habituellement utilisées étant en bambou, en verre et en terre cuite. Les deux dernières sont plus efficaces pour les succions.

3.4.1 Manipulations

On introduit une petite boule de coton imbibé d'alcool à 95% dans la ventouse, on la brûle. Quand le coton a fini de brûler, on l'enlève et on applique rapidement la cloche sur la peau. Cette méthode s'appelle « éclair de feu » (Fig 127). Une autre méthode « jeter le feu » : un petit ruban de papier ou une boule de coton enflammé est jeté immédiatement dans la ventouse, celle-ci est appliquée rapidement sur l'endroit voulu avant que le ruban de papier ne soit complètement consumé. Habituellement la ventouse reste sur place pendant 8 minutes environ. Pour retirer la ventouse, on presse légèrement la peau autour de la ventouse, avec l'index on fait entrer de l'air, la ventouse se décolle doucement.

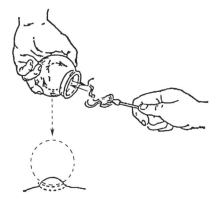

Cette méthode peut être utilisée en même temps que l'acupuncture : pendant la période où l'aiguille est implantée, une ventouse peut couvrir la zone de l'aiguille ; puis on enlève la ventouse et retire l'aiguille. On peut combiner cette métho-

3.4 拔罐方法

拔罐疗法是以罐杯为工具，用燃烧等方法造成罐内负压而吸附于皮肤上，引起局部充血的一种疗法。火罐的种类很多，常用的有竹罐、玻璃罐、陶罐等，后两种吸力较大。

3.4.1 操作方法

用镊子夹住一个95%的酒精棉球，点燃后在罐内绕一圈即退出，迅速将火罐扣在施术部位，称闪火法（见图127）。也可将点燃的酒精棉球或纸片投入罐内，然后速将火罐扣在皮肤上。一般留置8分钟左右。起罐时，以示指在罐口旁的皮肤上略加按压，使空气进入罐内，便可取下火罐。

Fig. 127 Technique de ventouses (méthode "éclair de feu")
图127 拔罐操作（闪火法）

拔罐还可与针刺结合使用，方法是在留针时，将罐吸拔在以针为中心的部位，起罐后再起针。或是在三棱针点刺出血后，再于该处拔罐，以加强刺血的治疗作用。

de avec les aiguilles triangulaires : on fait de micro-saignées dans la zone puis on y applique la ventouse pour renforcer les effets thérapeutiques.

3.4.2 Indications

La méthode est préconisée dans le traitement des syndromes vent-humidité, des syndromes d'obstruction (*bi*), des engourdissements des membres, des entorses, des rhumes, toux, gastralgies, douleurs abdominales, diarrhées, et certaines maladies externes.

3.4.3 Précautions

On ne doit pas utiliser cette méthode dans les convulsions dues à une fièvre élevée, les œdèmes, à proximité dans les allergies ou les ulcérations cutanées, sur l'abdomen ou la région lombaire de la femme enceinte.

On doit faire attention à ne pas brûler la peau quand on laisse les ventouses trop longtemps.

Quand une région est fortement congestionnée après les applications de ventouse, on ne recommence pas à les appliquer dans cette région.

3.5 Localisation des points et techniques de puncture

La façon de piquer avec des aiguilles d'acupuncture demande une connaissance de la profondeur, de l'angle et de la direction avec laquelle les aiguilles pénètrent dans la peau, elle demande aussi une connaissance de l'anatomie du corps humain afin d'assurer l'efficacité du traitement pour le malade. Les points qui sont situés près des organes vitaux,

3.4.2 适用范围

多用于治疗风湿痹痛，肢体麻木；急性扭伤；感冒，咳嗽；胃痛，腹痛，腹泻；某些外科病证。

3.4.3 注意事项

高热抽搐、水肿、孕妇的腹部和腰骶部、大血管处、皮肤过敏或有溃破者，不宜拔罐。

注意防止烫伤或灼伤皮肤；留罐时间不宜过长，以免损伤皮肤。

拔罐后如局部瘀血严重者，不宜在原位再行拔罐。

3.5 各部常用腧穴的针刺方法

腧穴刺灸方法，指根据穴位的解剖特点所规定的针刺深度、角度、方向、体位及手法等的操作要求和方法。还需了解人体解剖以确保疗效。穴位靠近重要的内脏、器官，或位于大血管、神经附近，或在关节等有特殊解剖结构之处，若针刺不当则易发生意外。

des gros vaisseaux sanguins, des nerfs, des articu-lations, on prendra les précautions nécessaires pour les puncturer afin d'éviter tout accident.

3.5.1 Points de la tête, de la face et du cou

-La tête

Le tissu cutané de la tête est fin et il y a une riche vascularisation, les points sont couverts par les cheveux, on pique horizontalement avec des aiguilles à 0,5-0,8 cun. On tourne les aiguilles doucement. En les retirant, on presse sur le point pour éviter tout saignement.

Baihui VG20 : Selon les pathologies, on piquera horizontalement en avant, en arrière, ou à droite ou à gauche.

Xinhui VG22 : Interdit chez l'enfant quand la fontanelle n'est pas fermée.

-La face

Les points sur les joues peuvent se piquer perpen-diculairement, obliquement ou horizontalement 0,3 à 0,8 cun de profondeur.

Yintang (PC-TC3) : On pince la peau, la punc-ture doit se faire oblique à 0,3-0,5 cun de profon-deur en bas pour ne pas blesser les globes ocu-laires.

Sibai E2 : On pique perpendiculairement à une profondeur de 0,2-0,3 cun, ou on pique oblique-ment en bas 0,3 à 0,5 cun de profondeur. Il ne faut pas piquer profondément, on est dans le foramen infraorbitaire. On pressera sur le point en retirant l'aiguille pour éviter un saignement.

Yingxiang GI20 : À puncturer obliquement de bas en haut 0,3-0,5 cun.

Shuigou VG26 et Suliao VG25 : en général piqués obliquement de bas en haut.

Dicang E4 : On le pique horizontalement 0,5 à 1 cun vers Jiache E6.

Taiyang PC-TC5 : Piquer perpendiculairement ou obliquement 0,3-0,5 cun vers l'arrière. On peut

3.5.1　头面颈项腧穴

头部腧穴

头部皮下组织薄少，血管丰富，在头发覆盖部位的腧穴，一般平刺0.5～0.8寸，可以捻转，操作宜轻；出针后按压针孔，以防出血。

百会——一般向前或向后平刺，也可依病情需要向左或右平刺。

囟会——小儿囟门未闭时禁刺。

面颊部腧穴

一般直刺或斜刺或平刺0.3～0.8寸。

印堂——捏起皮肤，向下平刺0.3～0.5寸。不可向下方两侧深刺，以免伤及眼球。

四白——直刺0.2～0.3寸或向下斜刺0.3～0.5寸。此穴在眶下孔处，不可深刺，以防刺伤血管、神经。出针后按压针孔，防止出血。

迎香——向内上方斜刺0.3～0.5寸。

水沟、素髎——向上斜刺。

地仓——常向颊车方向平刺0.5～1寸。

太阳——直刺或向后斜刺0.3～0.5寸。可点刺出血。

faire aussi des saignées.

Jiache E6 : Piquer 0,3-0,5 cun de profondeur perpendiculairement ou 0,5-1cun horizontalement vers Dicang E4.

-L'œil

Jingming V1 : c'est une région riche en vaisseaux sanguins, il est fréquent de provoquer un saignement. Il faudra faire attention au nerf optique situé dans la région afin de ne pas le léser. Pour piquer ce point on demande au malade de fermer les yeux, on pousse doucement le globe oculaire en dehors, on pique perpendiculairement 0,3-0,7 cun le long de l'orbite. L'aiguille ne doit pas être tordue, on ne doit pas manipuler, sans rotation, pour éviter de blesser les vaisseaux sanguins. Après avoir retiré l'aiguille doucement, on presse sur le point 2 à 3 minutes pour éviter les saignements.

Chengqi E1 : Avant de piquer, on pousse le globe oculaire en haut. On prend les mêmes précautions que pour Jingming V1.

Cuanzhu V2 : piquer horizontalement 0,3-0,5 cun de haut en bas pour traiter les maladies des yeux, on pique à l'horizontale et vers Yuyao (PC-TC4) pour traiter les paralysies faciales.

Sizhukong TR23 et Tongziliao VB1 : sont piqués horizontalement vers l'arrière.

-L'oreille

Ermen TR21: Tinggong IG19 et Tinghui VB2 : seront piqués perpendiculairement avec des aiguilles de 0,5 à 1 cun. La puncture se fait dans un creux quand la bouche est ouverte, puis on ferme doucement la bouche dès que l'aiguille est en place.

Yifeng TR17 : piquer perpendiculairement à 0,8-1 cun, ou bien d'arrière en avant et de haut en bas à 0,5-1 cun. Ne pas oublier que l'on est pas loin du nerf facial, à son émergence du foramen stylo-mastoïde, la manipulation ne doit pas être agressive, surtout pour le traitement des paralysies

颊车——直刺0.3 ~ 0.5寸，或向地仓方向平刺0.5 ~ 1寸。

眼区腧穴

睛明——其皮下组织内血管丰富，组织疏松，易于出血，深刺还可伤及视神经。嘱病人闭目，左手将眼球向外推开并固定，针沿眶骨边缘缓慢直刺0.3 ~ 0.7寸，不提插、捻转，以防刺伤血管。出针要轻缓，用消毒干棉球压迫针孔2 ~ 3分钟，以防止出血。

承泣——进针前将眼球向上推开并固定，其余操作要点参见睛明穴。

攒竹——治疗眼病可向下平刺0.3 ~ 0.5寸；治疗面瘫则向外平刺透鱼腰。

丝竹空、瞳子髎——向后平刺。

耳区腧穴

耳门、听宫、听会——针刺均须张口，直刺0.5 ~ 1寸，留针时再将口慢慢闭上。

翳风——直刺0.8 ~ 1寸或从后外向内下方刺0.5 ~ 1寸。深部正当面神经从颅骨穿出处，故进针不宜过深，以免损伤面神经。尤其是面瘫初期，针刺手法不宜过强。

faciales à leur début.

-La nuque

En général, on pique les points de la nuque à 0,5-1cun en oblique de haut en bas. L'orientation et la profondeur de la puncture doivent être maîtrisées pour éviter des accidents.

Yamen VG15 et Fengfu VG16 : on ne conseille pas de les piquer profondément, pas au-dessus de 1 cun à cause de structures anatomiques importantes en profondeur. Les aiguilles sont implantées doucement, orientées vers la mâchoire. On évitera de piquer en haut pour ne pas introduire l'aiguille dans le trou occipital ou léser le bulbe médullaire.

Fengchi VB20 : on le pique doucement orientant l'aiguille vers le sommet du nez pas plus profond qu'un cun pour ne pas léser le bulbe médullaire.

Tianzhu V10 : on peut le piquer perpendiculairement ou obliquement à 0,5-0,8 cun. Pas trop profond et pas trop en haut pour ne pas léser le bulbe médullaire.

-Le cou

Les aiguilles sont implantées doucement à 0,3-0,8 cun de profondeur, on prendra garde d'éviter la carotide.

Renying E9 : piquer doucement 0,2-0,5 cun de profondeur, éviter la carotide.

Lingquan VC23 : piquer en oblique vers la base de la langue 0,3 à 0,5 cun de profondeur.

3.5.2 Points de la poitrine et de l'abdomen

-La poitrine

Poumons et cœur sont logés dans la cage thoracique, on prendra soin de ne pas les léser, les points sur la poitrine sont piqués habituellement en oblique et horizontalement à 0,5-0,8 cun de profondeur. Les points du Vaisseau Conception se piquent horizontalement. Les points intercostaux se piquent le long des bords costaux vers l'extérieur.

项部腧穴

一般向下斜刺0.5~1寸。针刺时须严格掌握角度与深度，以防发生意外。

哑门、风府——其深部有重要结构，故针刺不可过深，不能超过1寸，针尖向下颌方向，不可向上，缓缓刺入，以免误入枕骨大孔，损伤延髓。

风池——针尖向鼻尖方向缓慢刺入，不得超过1寸，以防伤及延髓。

天柱——直刺或斜刺0.5~0.8寸，不得向上方深刺，以免损伤延髓。

颈部腧穴

一般避开颈动脉缓慢刺入0.3~0.8寸。

人迎——进针时避开颈总动脉，缓慢直刺0.2~0.5寸。

廉泉——向舌根斜刺0.3~0.5寸。

3.5.2　胸腹部腧穴

胸部腧穴

内有心肺等脏器，一般斜刺或平刺0.5~0.8寸。任脉经上的腧穴宜平刺。位于肋间隙中的腧穴，一般沿肋骨向外刺。

La trachée et l'arc aortique sont situés en arrière du manubrium du sternum, **Tiantu VC22** doit être piqué perpendiculairement à 0,2-0,3cun, puis on pousse doucement l'aiguille à 0,5-1 cun de profondeur en l'orientant en bas en longeant le bord postérieur du manubrium, bord antérieur de la trachée, on ne doit pas trop enfoncer l'aiguille pour éviter les vaisseaux sanguins et la trachée, on ne pique pas en oblique et en dehors pour éviter de blesser le poumon.

Danzhong VC17 : piquer horizontalement vers le bas, mais pour traiter les maladies du sein l'aiguille doit être orientée horizontalement vers l'extérieur.

Ruzhong E17 : point interdit à l'acupuncture et à la moxibustion, on l'utilise comme repère pour la localisation des autres points.[1]

Rugen E18 : on peut le piquer horizontalement ou obliquement.

-L'hypocondre

Le foie et la rate sont dans cette région. On piquera plutôt en oblique, peu profond, pas de puncture perpendiculairement.

Zhangmen F13 et Jingmen VB25 : sont piqués obliquement en bas 0,5-0,8 cun. On évite d'orienter les aiguilles vers le haut, surtout en cas d'hépatosplénomégalie.

-L'abdomen

Dans la région supérieure de l'abdomen, on pique perpendiculairement à 0,5-1,5 cun de profondeur, mais bien moins profond pour les points proches de la poitrine. Dans la région inférieure on peut piquer jusqu'à 1-2 cun de profondeur, mais interdiction de puncture chez les femmes enceintes, ou bien piquer prudemment. On prendra soin de vider la vessie avant la puncture pour ne pas la perforer.

Zhongwan VC12 : piquer perpendiculairement à 1-1,5cun. L'aiguille ne doit pas être en oblique et

天突——深部为气管，胸骨柄后方有主动脉弓及其分支。针刺时应先直刺0.2～0.3寸，再将针尖转向下方，沿胸骨柄后缘、气管前缘缓慢刺入0.5～1寸。针刺勿过深以防刺伤气管、血管；也不可向左右斜刺过深，以免刺中肺脏。

膻中——向下平刺，治疗乳疾时则向外平刺。

乳中——不针不灸，仅作定位标志。

乳根——平刺或斜刺。

季肋部腧穴

内有肝脾等脏器。一般斜刺，不宜直刺或深刺。

章门、京门——向下斜刺0.5～0.8寸，不可向上斜刺，肝脾肿大者更应注意。

腹部腧穴

上腹部直刺0.5～1.5寸，近胸部不宜深刺。下腹部可直刺1～2寸。孕妇慎用或禁用；小腹部腧穴，应排尿后针刺，以防刺中膀胱。

中脘——直刺1～1.5寸，不可向左右侧斜上方斜刺，以防刺伤内脏。

---

[1] Ruzhong E17 est situé sur le mamelon.

en haut pour ne pas perforer les organes internes.

Shenque VC8 : On ne puncture pas ce point. On peut faire de la moxibustion avec du sel ou des tranches de gingembre.

神阙——不宜针刺，多隔盐或隔姜灸。

3.5.3 Points du dos et de la région lombosacrée

3.5.3　背腰骶部腧穴

-Points du Vaisseau Gouverneur

督脉诸穴

On piquera à 0,5-1 cun de profondeur. On fera attention à ne pas blesser la moelle épinière. L'angle d'insertion de l'aiguille dépend de l'angle de l'apophyse épineuse. Ainsi pour les vertèbres thoraciques, l'angle de l'apophyse épineuse s'orientant vers le bas, le point situé juste en dessous est puncturé en oblique et en haut. Quant aux vertèbres lombaires, l'apophyse épineuse s'orientant en arrière et presque horizontalement, on peut piquer le point situé juste en dessous perpendiculairement. Pour les points de la région sacrée et caudale, on piquera en oblique et en haut.

针刺深度 0.5 ~ 1 寸，勿刺过深，以防损伤脊髓。针刺角度，根据脊椎的棘突角度而异，胸椎棘突向下，所以胸椎棘突下的腧穴应向上斜刺；腰椎棘突几乎水平地凸向后方，可直刺；尾骶部向上斜刺。

Dazhui VG14 : piquer perpendiculairement ou en oblique à 0,5-1 cun, on enfonce l'aiguille doucement peu profond en évitant de perforer la moelle épinière.

大椎——直刺或斜刺 0.5 ~ 1 寸。进针宜缓，不可过深，以免刺入椎管，伤及脊髓。

Changqiang VG1 : l'aiguille doit être parallèle au coccyx et implantée entre le rectum et le coccyx, sinon on peut perforer le rectum.

长强——针刺时针须与尾骨平行，在直肠与尾骨之间刺入，否则易伤直肠。

-Points situés au-dessus de l'apophyse épineuse de la 12e vertèbre thoracique

背部第十二胸椎棘突水平线以上诸穴

Comme angle de puncture, l'aiguille doit être orientée en oblique vers le rachis ou horizontalement de haut en bas. La profondeur est de 0,5-0,8cun. On prendra soin de ne pas perforer les plèvres pour ne pas créer un pneumothorax.

针刺角度，一般向脊柱斜刺或从上向下平刺，不宜直刺或向外斜刺。针刺深度 0.5 ~ 0.8 寸，不可过深，以防刺入胸膜腔而致气胸。

Jianjing VB21 : piquer perpendiculairement environ 0,5 cun. Faire attention aux organes internes.

肩井——直刺 0.5 寸左右不可过深以免伤及内脏。

-Points sur la région lombaire

腰部诸穴

Profondeur de la puncture : 0,5-1 cun. On peut piquer perpendiculairement.

直刺 0.5 ~ 1 寸。

Shangliao V31, Ciliao V32, Zhongliao V33 et Xianliao V34 : sur la région sacrée, ces points sont piqués perpendiculairement à 1-1,5 cun, pour Shangliao V31, l'aiguille est insérée doucement dans le premier trou sacré et orientée vers la symphyse pubienne.

骶部的上、次、中、下髎穴

直刺 1 ~ 1.5 寸。刺上髎穴时，针尖应稍向内下，向耻骨联合方向，方可刺中第一骶后孔。

3.5.4 Points des membres

On prendra soin de ne pas perforer les vaisseaux sanguins.

3.5.4 四肢部腧穴

所有动脉处的腧穴均应避开动脉针刺。

-Points du bras

Piquer perpendiculairement ou oblique 0,5-1,5 cun de profondeur.

上臂部腧穴

直刺或斜刺，0.5 ~ 1.5 寸。

Jugu GI16 : piquer en oblique en arrière et en bas à 0,5-1 cun de profondeur.

巨骨——向下后方斜刺0.5 ~ 1寸。

Jianyu GI15 : piquer perpendiculairement ou en oblique et en bas à 0,5-1,5 cun de profondeur.

肩髃——直刺或向下斜刺0.5 ~ 1.5 寸。

Binao GI14 : oblique et en avant 0,5-1,5 cun de profondeur.

臂臑——直刺或向上斜刺0.5 ~ 1.5 寸。

Jianliao TR14 : perpendiculaire, aiguille orientée vers l'épaule à 1-1,5 cun de profondeur.

肩髎——向肩关节直刺1 ~ 1.5 寸。

Jiquan C1 : perpendiculaire. 0,5 cun. Éviter les artères.

极泉——避开动脉，直刺0.5 寸。

-Points de l'avant-bras

Piquer perpendiculairement ou oblique 0,5-1,2 cun de profondeur, au poignet 0,3-0,5 cun. Faire attention au nerf médian pour les points du méridien Maître du Cœur Shou Jueyin. Une décharge électrique transmise au doigt nous révèle que le nerf a été touché, l'aiguille doit être retirée immédiatement avant de léser le nerf.

前臂部腧穴

直刺或斜刺0.5 ~ 1.2寸。腕关节附近腧穴直刺0.3 ~ 0.5寸。手厥阴心包经腧穴其深部有正中神经，针刺时如有触电样感觉向指端放散，是刺中神经，应立即退针，改变角度再刺，以免损伤正中神经。凡有上述触电感时均应如上处理。

Quchi GI11 : perpendiculaire 1-1,5 cun.

曲池——直刺1 ~ 1.5寸。

Lieque P7 : oblique, orienté vers le coude 0,3-0,5 cun.

列缺——向肘部斜刺0.3 ~ 0.5寸。

Pianli GI6 et Yanglao IG6 : perpendiculaire ou oblique 0,5-0,8 cun.

偏历，养老——直刺或斜刺0.5 ~ 0.8寸。

-Points sur la cuisse

Piquer perpendiculairement 1-2 cun de profondeur. Région fessière, 2-3 cun.

Huantiao VB30 : piquer perpendiculairement 2-3 cun. Une décharge électrique jusqu'au talon sera ressentie si le nerf sciatique est touché.

-Points sur la jambe

Piquer perpendiculairement à 0,5-2 cun de profondeur et à la cheville, 0,5-1 cun.

Xiyan (PC-MI5) : piquer à 0,5-1 cun obliquement vers le genou.

Weizhong V40 : Piquer perpendiculairement 0,5-1 cun ou faire des saignées.

Zusanli E36 : piquer perpendiculairement 1-2 cun.

Sanyinjiao RT6 : piquer perpendiculairement 1-1,5, légèrement en arrière.

-Points de la main et du pied

Piquer perpendiculairement ou en oblique, profondeur 0,3-1 cun, pour les doigts et les orteils, 0,1 cun.

Hegu GI4 : piquer perpendiculairement 0,5-1 cun.

Laogong MC8 : piquer perpendiculairement 0,3-0,5 cun.

Taichong F3 : piquer perpendiculairement ou obliquement 0,5-1 cun vers le haut.

Ces 3 points sont très réactifs, en conséquence la manipulation ne doit pas être agressive.

Chongyang E42 : piquer perpendiculairement 0,3-0,5 cun en évitant les artères.

Hegu GI4, Sanyinjiao RT6, JianjingVB 21, Kunlun V60, Zhiyin V67 sont efficaces pour favoriser la circulation du sang et le cycle menstruel, mais ces points ne doivent pas être utilisés chez la femme enceinte.

大腿部腧穴

直刺1～2寸。臀部可2～3寸。

环跳——直刺2～3寸。刺及坐骨神经时，可有触电样感觉向下放射至足跟。

小腿部腧穴

一般直刺0.5～2寸。踝关节附近腧穴直刺0.5～1寸。

膝眼——向膝中斜刺0.5～1寸。

委中——直刺0.5～1寸，或点刺出血。

足三里——直刺1～2寸。

三阴交——直刺，略向后，1～1.5寸。

手、足部腧穴

直刺或斜刺，针刺深度0.3～1寸。指、趾端腧穴约0.1寸。

合谷——直刺0.5～1寸。

劳宫——直刺0.3～0.5寸。

太冲——直刺或向上斜刺0.5～1寸。

以上三穴的针刺感应都较强，手法不宜过重。

冲阳——避开动脉，直刺0.3～0.5寸。

此外，**合谷、三阴交、肩井、昆仑、至阴**等穴，有活血通经作用，孕妇禁用。

4 Introduction Générale au Traitement

治疗总论

4

4.1 Étude clinique et diagnostics différentiels

4.1 诊察和辨证

Le traitement par acupuncture et moxibustion doit se faire sur les bases théoriques de la Médecine Traditionnelle Chinoise. Elles reposent sur quatre étapes fondamentales pour établir un diagnostic : **inspection** (*wàng*), **olfaction** (*wén*), **interrogation** (*wèn*) et **palpation** (*qiè*). Les syndromes différentiels qui en résultent obéissent aux règles des Huit principes, ils doivent tenir compte des Organes-Entrailles (Zang-Fu), de l'Énergie-Sang (Qi-Xue)[①], des Méridiens et des collatéraux (Jing-Luo). Cependant la théorie des Méridiens et des collatéraux reste le centre de la science de l'Acupuncture et Moxibustion. C'est une base importante pour la pratique.

运用针灸方法治疗疾病，是在中医理论的指导下，先以**望、闻、问、切**的四诊方法诊察了解病情，对诊察所得的有关病况进行辨证分析（包括八纲辨证、脏腑辨证、气血辨证、经络辨证等），然后才能根据辨证结果制定相应的针灸治疗方法。经络学说是针灸学的核心理论，也是针灸临床进行诊察和辨证的重要依据。所以在针灸临床上，除了运用中医一般的诊察与辨证方法外，经络腧穴诊察、经络辨证，对于针灸临床具有特殊的重要意义。

4.1.1 Examen des méridiens et des points

4.1.1 经络腧穴诊察

Tout le corps est investi par le réseau des Méridiens et des collatéraux, c'est ce réseau qui permet la libre circulation de l'Énergie Qi et du Sang à travers le corps, il harmonise Organes et Entrailles, Yin et Yang.

经络系统将机体的上下内外连为一体，运行气血到达周身，协调脏腑阴阳。

Les points d'acupuncture sont des endroits spécifiques des méridiens à travers desquels se manifestent l'équilibre de l'Énergie et du Sang, l'état des Organes et des Entrailles. C'est aussi un lieu d'échange entre l'extérieur et l'intérieur du corps, ils laissent libre passage aux agents pathogènes externes dans le corps tout comme ils peuvent aussi transmettre des maladies du corps à l'extérieur. Enfin, par leur examen on peut apprécier l'état pathologique des viscères.

腧穴是经络脏腑气血输注之处。在病理情况下，经络腧穴又是病邪由外入内、由内而外的传达通路，以及体内病变在体表的反应部位。因此，通过诊察经络腧穴的异常变化，可以了解病变的经络、脏腑，明确病位，并为进一步的辨证提供依据。

1. *Examen des méridiens et des collatéraux*

1. **经络诊察**

L'inspection et la palpation du réseau des méridiens apportent des renseignements sur la maladie.

主要是根据经络的循行分布，通过望诊和触诊，了解其分布区域内的病理反应。

---

① Énergie-Sang ou Qi-Xue dans le texte peut être écrit de différentes façons : « Énergie et Sang », « Qi et Sang ».

Inspection : à l'inspection, on observera surtout les changements des couleurs et l'aspect de la peau et des vaisseaux sanguins. Par exemple les vaisseaux sanguins rouges violacés sont souvent une manifestation de stagnation du sang, les vaisseaux bleuâtres indiquent un syndrome de froid et de douleur, les vaisseaux de couleur rouge vif signifient un syndrome de Chaleur. Les boutons et les ampoules à l'hypocondre peuvent signifier une atteinte du méridien de la Vésicule Biliaire et du Foie, alors que les lésions comme boutons et rougeur à la face antéro-latérale des membres inférieurs sont des manifestations pathologiques du méridien de l'Estomac.

Palpation : la palpation des méridiens et collatéraux (le toucher et la pression) permet de connaître l'état du pouls artériel, la présence de nodules, grosseurs, et masses ou bien cavités. On appréciera la température de la peau : froid, chaleur et les sensations douloureuses ou une hypoesthésie. On peut identifier une atteinte des méridiens et collatéraux selon ces manifestations.

2. Examen des points

On observe l'aspect des points d'acupuncture (ou des points douloureux), leur palpation peut provoquer diverses réactions : on distingue des sensations plaisantes et agréables, des sensations douloureuses ou tendues. Il existe un aspect noduleux ou de masse saillante, de comblement ou de creux. Ce sont là les principaux aspects des acupoints. Prenons des exemples : une sensation de tension à la pression de Feishu V13 signifie une pathologie du Poumon. Des réactions anormales à la pression du point *mu* antérieur Juque VC14 et du point *shu* du dos Xinshu V15 indiquent une atteinte probable du Cœur. Une sensation de tension à la pression du point *he*-mer Zusanli E36 et Shangjuxu E37 ou bien à la surface qui sépare ces 2 points, indique une pathologie du méridien de l'Estomac. Une sensation de tension à la pression du point de croisement Sanyinjiao RT6 suggère une pathologie des trois méridiens yin du pied.

Dans la pratique médicale, on ne pourra faire un diagnostic valable que si on respecte tous ces aspects de la MTC.

经络望诊：主要观察经络循行部位皮肤、血络的色泽、形态等方面的异常变化，例如：观察血络的颜色，色紫暗者多为瘀血的反应，色青者多为寒证、痛证，色红赤者多是热证；在胁肋部出现丘疹、水疱等，多为足少阳胆经、足厥阴肝经的病变；在下肢外侧前缘出现丘疹、红斑等皮损，则是足阳明胃经病变的反应。

经络触诊：即在经络的循行分布部位进行触摸、按压，以体察各种反应，包括：动脉搏动处的脉动盛虚，皮下有无结节、肿块、条索状物或松软、凹陷等，肌肤的凉热、疼痛、敏感、麻木等。根据出现反应的部位，判断所病的经络。

2. 腧穴诊察

主要是在腧穴部位和病痛反应点进行按压，以了解各种异常反应，包括：有无压痛或舒适感，或与邻近部位相比有明显的酸胀等感觉，皮下组织有否结节、条索状物或松软、凹陷等。这些异常反应一般在特定穴处较为明显。例如：肺脏有病，常常在背部的肺俞处有压痛或舒适感；募穴巨阙、背俞心俞有病理反应，多提示病在心脏；在合穴足三里、上巨虚处或二穴之间出现压痛等病理反应，多为病在手足阳明经；交会穴三阴交有压痛，提示病在足三阴经，等等。

临床上，在重视进行经络腧穴诊察的同时，还应运用中医四诊方法全面了解病变情况，作出正确的判断。

4.1.2 Diagnostics différentiels des méridiens

Le but de cette étude est d'analyser différentes implications des méridiens dans les états de Plénitude ou Vide, de Froid ou Chaleur. Dès que l'on aura fait le diagnostic du méridien impliqué dans la maladie, on peut la traiter par acupuncture, on choisira les méthodes les plus adaptées, en tenant compte du trajet des méridiens et de leurs indications.

1. *Diagnostic d'après la localisation*

Nous prenons par exemple le cas des céphalées : les méridiens yang montent vers la tête, mais se distribuent différemment, Yangming monte au front, Shaoyang latéralement aux tempes, Taiyang en arrière de la tête et Jueyin au vertex. Ainsi, les céphalées frontales impliquent le méridien Yangming, le méridien Shaoyang est plus responsable des céphalées temporales, etc. Un autre exemple concernant les odontalgies, les douleurs de la mâchoire supérieure dépendent du méridien de Zu Yangming, tandis que celles de la mâchoire inférieure dépendent du méridien de Shou Yangming.

2. *Diagnostic d'après les symptômes*

Il est principalement fondé sur la connaissance des pathologies des 12 Méridiens, décrites d'après un chapitre du *Lingshu*[①]. Par exemple les signes du méridien du Poumon sont : « Toux, respiration asthmatiforme, asthme, dysphorie et plénitude thoracique ». Un des symptômes du méridien de l'Estomac est décrit : « Chanter dans un lieu élevé, courir sans vêtement ».[②]

3. *Diagnostic d'après la localisation de la maladie et l'analyse des symptômes*

Certains viscères sont concernés par plusieurs méridiens, comme les méridiens sont concernés par plusieurs viscères. Par exemple pour le cœur :

4.1.2　经络辨证

经络辨证，主要是根据经脉的循行联系和经脉病候，分析辨别病变所在的经脉和虚实寒热等，为制定针灸治疗方法提供依据。

1. 从病位辨经脉

即辨别病痛部位属何经脉的循行分布区域，从而判断是何经脉的病变。例如：头痛，阳经行至于头面各有一定区域，前额属阳明经，侧头属少阳经，后头属太阳经，头顶属厥阴经，而判定前额头痛为病在阳明经，偏头痛属少阳经病证等等。牙痛，上齿痛属足阳明经，下齿痛属手阳明经。

2. 从证候辨经脉

是以《灵枢·经脉》中的十二经脉病候为主要依据的辨证方法。例如：手太阴肺经病候有"咳，上气，喘喝，烦心，胸满"等，所以咳嗽、气喘为手太阴经证候。足阳明胃经的病候有"上高而歌，弃衣而走"，所以见有这类精神病表现则归为足阳明经的病证。

3. 从病位、证候辨经脉

某些部位或脏腑器官与数条经脉有联系，或某一病候可见于数条经脉，对其病变进行辨证时，就要将病位与经脉病候二者结合考

---

① Pivot spirituel, Lingshu 10
② Ces signes fondamentaux ont été largement développés au fil des siècles.

Shaoyin de main, Taiyin de pied, et Shaoyin de pied communiquent tous avec cet organe.

4. *Diagnostic selon les Organes-Entrailles (Zang-Fu)*

Comme les 12 Méridiens sont en relation avec leurs Organes-Entrailles correspondants, on pourra ainsi déterminer la participation pour les méridiens atteints à partir d'un diagnostic des Zang-Fu. Par exemple : la rétention urinaire, désordre de la Vessie et du Rein concerne aussi les méridiens correspondants de la Vessie et du Rein.

Diagnostic selon les 12 Méridiens

Ce paragraphe est déjà abordé au chapitre 2[①]

4.2   Principes thérapeutiques

4.2.1 Harmonisation de Yin et de Yang

Yin et Yang correspondent avec le Qi (énergie), le Sang, les liquides corporels, et l'énergie essentielle des viscères. La physiologie normale dépend de l'équilibre entre Yin et Yang. Plénitude et Vide de Yin et de Yang peuvent déclencher un dysfonctionnement des organes et créer ainsi la maladie. L'harmonisation Yin-Yang est le principe de base du traitement par acupuncture et moxibustion. Le déséquilibre Yin-Yang se manifeste de la manière suivante : soit excès de Yin ou de Yang, déficience de Yin ou de Yang, vide de Yin et de Yang. Le traitement par Acupuncture-Moxibustion variera selon ces différents cas. Par exemple : un syndrome de Chaleur par excès de Yang pourrait être traité par dispersion du Yang-Chaleur, un

慮，才能辨证准确。例如：心，手少阴心经、足太阴脾经、足少阴肾经皆行于心。

4. 从脏腑辨经脉

十二经脉各与相应的脏腑联系，故可以根据脏腑辨证来明确所病的经脉。如：癃闭，脏腑辨证属膀胱和肾的病变，与之相应的经脉即为足太阳膀胱经和足少阴肾经

十二经脉辨证

主要根据经脉的循行联系和经脉病候等来辨证。具体内容参见第二章。

4.2   治疗原则

4.2.1   调整阴阳

这里所说的阴阳，是总指一身的气血津液、脏腑精气。机体生理活动的正常，是身体阴阳保持相互协调的结果，一旦阴阳出现偏盛偏衰而失于协调，身体的功能活动就处于紊乱状态而发病。针灸治疗的根本原则，就是调整阴阳，使其恢复协调。这也是针灸治疗的作用。阴阳失调有多种情况，阴阳偏盛、阴阳偏衰和阴阳两虚等是基本的病理变化，针灸治疗要根据不同病变采用相应的治法。例如：阳盛则热，阴盛则寒，前者要清泻阳热，后者应温散阴寒。

---

① cf. « Études des Méridiens et des points. » p.35

syndrome de Froid par excès de Yin, on disperse le froid par réchauffement.

-Un vide de Yang par rapport à un Yin normal pourrait être traité par la tonification du Yang.

-Un vide de Yin par rapport à un Yang normal pourrait être traité par la tonification du Yin.

-Un vide de Yin et de Yang pourrait être traité par la tonification du Yin et du Yang.

阳虚不能制阴而成虚寒证，当补阳。

阴虚不能制阳，则表现为阴虚阳亢的虚热证，应补阴。

阴阳两虚，就须阴阳两补。

4.2.2 Renforcer le Qi et chasser les pervers

Le déclenchement et l'évolution de la maladie dépendent de facteurs pathologiques multiples qui affaiblissent l'organisme, diminuant ainsi son énergie vitale. L'acupuncture et moxibustion en chassant ces facteurs pathologiques (les pervers), renforce l'énergie vitale. Son action consiste à tonifier le vide et disperser la plénitude. Dans les cas complexes soit on tonifie et disperse en même temps, soit on tonifie principalement le vide et secondairement on disperse l'énergie perverse, soit on disperse l'énergie perverse d'abord et on tonifie après.

4.2.2 扶正祛邪

疾病的发生发展是邪气影响人体，正气不能战胜邪气的结果。所以，增强正气，祛除邪气是针灸治疗的基本原则。扶正祛邪的具体方法为补虚泻实，正气不足之虚证要用补法，邪气盛实之实证应予泻法；正虚与邪实并存的虚实兼夹证则须补泻并用，根据病情或补泻并重，或补虚为主兼以泻邪，或泻邪为主兼以补虚。

4.2.3 Traitement étiologique

Malgré les aspects parfois complexes des étio-pathogénies, on doit toujours les traiter selon leurs causes. Par exemple :

-Dans les céphalées relatives à une hyperactivité de Yang de Foie, on doit apaiser le Foie en supprimant l'excès de Yang avec des points du Foie et de la Vésicule Biliaire.

-Les céphalées dues à une déficience d'Énergie et de Sang, on les traitera en tonifiant l'Énergie et le Sang par des points des Vaisseaux Conception et Gouverneur et des points shu du dos.

Quand la gravité des maladies impose un traitement en urgence, par exemple un collapsus, on utilise d'abord Shuigou DM26, Suliao DM25, Hegu GI4 et Zhongchong MC9 et lorsque la si-

4.2.3 治病求本

疾病的发生原因、病理变化以及症状表现是复杂多样的，临证时要针对病证的病变本质和主要方面进行治疗，也就是治疗其根本，例如：

肝阳上亢所致的头痛，治以平肝潜阳，取足厥阴、少阳经穴为主。

气血亏虚引起的头痛，则应补益气血，取任、督脉和背俞穴为主。

对病势急迫者，应先针对症状治疗，即急则治其标。例如：晕厥，当先刺水沟、素髎、合谷、中冲等救治，待证情缓解后，可再针对病因继续调治。

tuation s'est améliorée, on peut traiter la cause.

4.2.4 Choix du traitement selon les constitutions individuelles

On tiendra compte des critères d'âge, de sexe et de constitution personnelle des malades. On notera l'état de l'Énergie et du Sang, de l'équilibre du Yin et du Yang et des réponses individuelles au traitement. Chez l'enfant, on utilisera des aiguilles fines, une insertion peu profonde, et une durée plus courte ; quant aux personnes âgées, avec une constitution affaiblie on manipulera les aiguilles avec précaution et délicatement.

4.3 Sélection et combinaisons des points

L'efficacité thérapeutique de l'Acupuncture et Moxibustion dépend de la sélection et de la stimulation des points, leur rôle est très important, elles sont la clé du succès thérapeutique.

4.3.1 Méthodes de sélection des points

La sélection des points se fait essentiellement par l'étude du trajet des méridiens atteints et selon la pathologie concernée.

1. *Choix des points loco-régionaux*

Les aiguilles peuvent être implantées aux endroits mêmes de la maladie ou bien à proximité. Il y a donc deux façons de sélectionner des points : locale ou régionale.

Les points locaux :

On puncture à l'endroit même de la maladie, par

4.2.4　因人制宜

即针灸的方法要适宜病人的自身特点。因为病人有年龄性别形体的不同，其体内气血阴阳的状况存在着差异，对针灸刺激的反应性和耐受性有别，所以针灸的方法就要根据病人的体质而有所区别，如小儿用针宜细、进针宜浅、留针时间较短或不留针；年老体弱者手法要轻等等。

4.3　选穴与配穴

针灸的疗效取决于腧穴的选择及针刺手法。正确地选穴和配穴，是针灸治疗有效的关键。

4.3.1　选穴方法

选穴的主要原则和方法是循经取穴，其次是根据病情选用有针对主治作用的腧穴。

1. 近部取穴

可在所病之处或邻近之处选穴。

局部选穴：

在所病之处取穴，例如：

exemple :

- sinusites : Yingxiang GI20

- déviation faciale : Dicang E4

- acouphène et surdité : Tinghui VB2

- céphalées : Taiyang (PC-TC5), Touwei E8 et Bahui VG20

- douleurs de l'estomac : Zhongwan VC12

- douleurs de l'hypocondre : Qimen F14 et Riyue VB24

- gonflement et douleurs de l'épaule : Jianyu GI15

- genoux gonflés et douloureux : Xiyan (PC-MI4-5)

Choix de points avoisinants :

- sinusites : Yintang (PC-TC3)

- céphalées : Fengchi VB20

- hémorroïdes : Ciliao V32

2. *Choix des points distaux*

Ces points sont souvent situés en dessous du coude et du genou. Le choix repose sur le trajet des méridiens et des collatéraux, par exemple :

- odontalgies : Hegu GI4

- conjonctivites : Taichong F3

- douleur et raideur du cou et de la tête : Kunlun V60

- toux : Lieque P7 et Chize P5

- palpitations et angine de poitrine : Daling MC7

- nausées et vomissements : Neiguan MC6

- douleurs abdominales : Zusanli E36

- lumbago : Weizhong V40

3. *Choix des points du côté opposé*

Cette méthode est connue sous le nom de « piquer à droite pour guérir les maladies situées à gauche, et vice versa », par exemple : piquer la cheville droite pour une entorse de la cheville

鼻渊取迎香。

口歪取地仓。

耳鸣、耳聋取听会。

头痛取太阳、头维、百会。

胃痛取中脘。

胁痛取期门、日月。

肩部肿痛取肩髃。

膝部肿痛取膝眼等等。

附近选穴，例如：

鼻渊取印堂。

头痛取风池。

痔疮取次髎。

2. 远部近穴

是在距离病变处较远部位选穴，多是取四肢肘膝以下的腧穴。这种方法是基于经络的联系。例如：

牙痛取合谷。

目赤肿痛取太冲。

头项强痛取昆仑

咳嗽取列缺、尺泽。

心悸、心痛取大陵。

恶心呕吐取内关。

脘腹痛取足三里。

腰痛取委中。

3. 左右选穴

选取与患侧相反一侧的腧穴，所谓"左病取右，右病取左"方法。例如：左侧踝关节扭伤，可选右侧踝部腧穴。

gauche.

4. *Choix des points selon les symptômes*

Le choix se fait selon les signes cliniques qui sont souvent généralisés au corps entier, les diagnostics différentiels et les actions thérapeutiques des points vont guider le choix, par exemple :

- hyperthermie : Dazhui VG14 et Quchi GI11

- pertes de connaissance : Suliao VG25, Shuigou VG26

- sueurs nocturnes : Yinxi C6 et Fuliu RN7

- vide de sang : Geshu V17

- collapsus : Guanyuan VC4 et Qihai VC6

- constipations : Zhigou TR6.

4.3.2 Combinaisons des points

Selon les symptômes on pourra associer deux ou plus de points. Le but de la combinaison des points est de renforcer l'effet thérapeutique. Il existe deux manières de combiner les points : soit on combine les points ayant les indications thérapeutiques similaires pour traiter une seule pathologie, ou bien choisir les points selon les conditions pathologiques ou les syndromes différentiels.

1. *Combinaisons selon les indications thérapeutiques*

On utilise ensemble des points qui possèdent les mêmes effets thérapeutiques pour les renforcer.

1) Les combinaisons des points locaux

Ils sont situés près du lieu de la maladie, ils sont combinés pour renforcer les effets thérapeutiques, par exemple :

- paralysies faciales avec impossibilité de fermer les yeux : Cuanzhu V2, Yangbai VB14, Yuyao (PC-TC4), Tongziliao VB1 et Sizhukong TR23

- migraines : Taiyang (PC-TC5), Touwei E8, Shuaigu VB8

- gonflements et douleurs de l'épaule : Jianyu

4. 随证选穴

根据病证选取具有相应主治作用的腧穴。主要用于全身性的病证。根据腧穴的主治特点，以及中医辨证论治的理论方法来运用。例如：

高热取大椎、曲池。

昏厥取素髎、水沟。

盗汗取阴郄、复溜。

血虚取膈俞。

虚脱取关元、气海。

便秘取支沟等等。

4.3.2　配穴组方

针对病证将两个以上的腧穴配合使用，组成针灸治疗的用穴处方。配穴的目的是加强疗效。配穴方法有两大类：一是将主治作用相同或相近的腧穴配合使用，二是根据病情或辨证配用有相应主治作用的腧穴。

1. 按同一主治作用配穴

就是针对病痛，将具有同一治病作用的腧穴配合应用。

1）邻近配穴

将部位邻近的腧穴配合使用，以加强其治疗作用。一般是在病变处或附近。例如：

面瘫目不能合，取攒竹、阳白、鱼腰、瞳子髎、丝竹空。

偏头痛，取太阳、头维、率谷。

肩部肿痛，取肩髃、肩髎、肩贞、臑俞。

GI15, Jianliao TR14, Jianzhen IG9 et Naoshu IG10

2) Les combinaisons de points distaux et locaux

Les points sont situés sur le même méridien ou sur les méridiens ayant des relations externe-interne, ou bien les méridiens qui ont le même nom, par exemple :

- paralysies faciales : Dicang E4 point local et Hegu GI4 point distal

- acouphènes et surdité : Tinghui VB2 point local et Zhongzhu TR3 point distal

- raideurs et douleurs de la nuque et de la tête : Fengchi VB20 point local, Houxi IG3 et Kunlun V60 points distaux[①]

- toux : Feishu V13 point local et Lieque P7 point distal

- gastralgies : Zhongwan VC12 point local et Zusanli E36 point distal

- diarrhées : Tianshu E25 point local, Zusanli E36 et Yinlingquan RT9 points distaux

3) Les combinaisons de points antérieurs et postérieurs

Les points situés sur la poitrine et l'abdomen sont associés avec les points du dos, ils renforcent l'efficacité thérapeutique. Cette méthode est utilisée principalement pour traiter les syndromes Zang-Fu (Organes Entrailles), par exemple :

- Précordialgies: Juque VC14 et Xinshu V15

- Gastralgies : Zhongwan VC12 et Weishu V21

2. Combinaison selon les syndromes différentiels

Les points seront choisis selon l'étiopathogénie. Ainsi pour une même pathologie on peut avoir

---

2）远近配穴

将距病变的近部和远部腧穴配合使用，以加强其治疗作用。多取同一经脉或表里经或同名经的腧穴。例如：

口角歪斜，近取地仓，远取合谷。

耳鸣耳聋，近取听会，远取中渚。

头项强痛，近取风池，远取后溪、昆仑。

咳嗽，近取肺俞，远取列缺。

胃痛，近取中脘，远取足三里。

泄泻，近取天枢，远取足三里、阴陵泉。

3）前后配穴

将胸腹部腧穴与背腰部腧穴配合应用，以加强其治疗作用。主要用于脏腑病证。例如：

心悸，前取巨阙，后取心俞。

胃脘痛，前取中脘，后取胃俞。

2.辨证配穴

根据辨证，针对病机取用腧穴。其特点是，证相同则腧穴配伍相同，证不同则腧穴配

---

① « Dans l'atteinte du Taiyang, on commence par prescrire Gui Zhi Tang (Décoction de brindilles de cannelles). Si agitation piquer Fengchi VB20 et Fengfu DM16, puis prescrire de nouveau Gui Zhi Tang, la guérison s'en suivra » : *Shang Han Lun*. Ici Fengchi VB20 est considéré comme appartenant au méridien Taiyang ; il est un point de croisement du Shaoyang de pied avec le méridien curieux Yangwei. Combiné à Houxi IG3 (Shou Taiyang), il permet de traiter l'atteinte du Taiyang selon *Shang Han Lun*.

des combinaisons de points différents ; un même point peut traiter aussi différents syndromes. Par exemple :

- céphalées par plénitude du Yang du Foie : Xingjian F2 et Taichong F3

- céphalées par vide d'Énergie et de Sang : Ganshu V18, Pishu V20, Shenshu V23, Zusanli E36

- insomnie par déséquilibre Cœur-Rein : Xinshu V15, Shenshu V23 et Taixi RN3

- insomnie par perturbation du Cœur due aux Glaires-Chaleur : Fengchi VB20, Neiguan MC6 et Fenglong E40

- ptose gastrique, prolapsus utérin, ptose anale par vide de Qi : Baihui VG20

- maux de gorge par Plénitude-Chaleur : Shaoshang P11, Hegu GI4, Neiting E44

- maux de gorge par Vide-Chaleur : Taixi RN3, Zhaohai R6 et Yuji P10

4.3.3 Utilisation des points spécifiques

Les points spécifiques, dont la plupart se trouvent en dessous du coude et du genou, possèdent un statut particulier basé sur les théories classiques et un raisonnement d'utilisation spécifique. Ils sont les points les plus utilisés en pratique.

1. *Les cinq points shu antiques*

Ces points se trouvent en dessous des coudes et des genoux, on les appelle *jing*-puits, *ying*-ruisseau, *shu*-rivière, *jing*-fleuve et *he*-mer, ils existent pour tous les 12 méridiens, ainsi ils sont au nombre de 60.

En pratique clinique, on emploie :

- les points *jing*-puits pour des maladies mentales, des maladies aiguës, fébriles

- les points *ying*-ruisseau, *shu*-rivière, *jing*-fleuve et *he*-mer pour des maladies localisées le long du trajet des méridiens

- les points *shu*-rivière des méridiens yin pour des

伍不同。例如：

头痛，肝阳上亢证配行间或太冲。

气血两虚证配肝俞、脾俞、肾俞、足三里。

失眠，心肾不交证配心俞、肾俞、太溪。

痰热扰心证配风池、内关、丰隆。

气虚下陷证之胃下垂、子宫下垂、脱肛，皆配用百会。

咽喉肿痛，实热证配少商、合谷、内庭。

虚热证配太溪、照海、鱼际。

4.3.3　特定穴的应用

特定穴多位于四肢肘膝以下，有特定的类别名称和理论，多数有一定的应用方法，是临床上最为常用的腧穴。

1. 五输穴的应用

五输穴是指十二经脉的从肢端到肘膝的五类腧穴，依次称为井、荥、输、经、合穴，每经5个，共有60个穴。

五输穴在临床上的运用：

井穴用于治疗神志病、热证和急救。

荥穴、输穴、经穴及合穴用于治疗其经脉在体表循行部位的病证。

阴经的输穴用于治疗脏病。

maladies des organes (zang)

- les points *he*-mer des méridiens yang pour des maladies des entrailles (fu)

Pour résumer, les cinq points *shu* antiques jouent un rôle important dans l'élaboration de nombreuses prescriptions en acupuncture selon la théorie de « Mère-Fils » : pour traiter un organe, la théorie consiste à tonifier ce qui précède et à disperser ce qui suit, c'est-à-dire choisir le point qui le précède (mère) pour la tonification en cas de vide et le point qui suit (fils) pour la dispersion en cas de plénitude suivant la loi du mouvement des cinq éléments. Tableau 4-1, 4-2

阳经的合穴用于治疗腑病。

此外，五输穴与五行相配而有五行属性（阴经与阳经的五行配属不同，见表4-1，4-2），可以根据腧穴之间、经脉之间的五行生克关系，按照"实者泻其子，虚者补其母"的方法，依病证的虚实而取五输穴治疗。

Tableau 4-1 表4-1

Les cinq points Shu antiques des Méridiens yin 阴经五输穴表

五输					
MERIDIENS 经脉	**Jing-puits** **Bois** 井（木）	**Ying-ruisseau** **Feu** 荥（火）	**Shu-rivière** **Terre** 输（土）	**Jing-fleuve** **Métal** 经（金）	**He-mer** **Eau** 合（水）
Poumon Shou Taiyin 手太阴肺经	*Shaoshang* P11 少商	*Yuji* P10 鱼际	*Taiyuan* P9 太渊	*Jingqu* P8 经渠	*Chize* P5 尺泽
Maître du Coeur Shou Jueyin 手厥阴心包经	*Zhongchong* MC9 中冲	*Laogong* MC8 劳宫	*Daling* MC7 大陵	*Jianshi* MC5 间使	*Quze* MC3 曲泽
Cœur Shou Shaoyin 手少阴心经	*Shaochong* C9 少冲	*Shaofu* C8 少府	*Shenmen* C7 神门	*Lingdao* C4 灵道	*Shaohai* C3 少海
Rate Zu Taiyin 足太阴脾经	*Yinbai* RT1 隐白	*Dadu* RT2 大都	*Taibai* RT3 太白	*Shangqiu* RT5 商丘	*Yinlingquan* RT9 阴陵泉
Foie Zu Jueyin 足厥阴肝经	*Dadun* F1 大敦	*Xingjian* F2 行间	*Taichong* F3 太冲	*Zhongfeng* F4 中封	*Ququan* F8 曲泉
Rein Zu Shaoyin 足少阴肾经	*Yongquan* RN1 涌泉	*Rangu* RN2 然谷	*Taixi* RN3 太溪	*Fuliu* RN7 复溜	*Yingu* RN10 阴谷

Tableau 4-2 表4-2

Les cinq points Shu antiques des Méridiens yang 阳经五输穴

五输					
MERIDIENS 经脉	**Jing-puits** **Métal** 井（金）	**Ying-ruisseau** **Eau** 荥（水）	**Shu-rivière** **Bois** 输（木）	**Jing-fleuve** **Feu** 经（火）	**He-mer** **Terre** 合（土）
Gros Intestin Shou Yangming 手阳明大肠经	*Shangyang* GI1 商阳	*Erjian* GI2 二间	*Sanjian* GI3 三间	*Yangxi* GI5 阳溪	*Quchi* GI11 曲池
Triple Réchauffeur Shou Shaoyang 手少阳三焦经	*Guanchong* TR1 关冲	*Yemen* TR2 液门	*Zhongzhu* TR3 中渚	*Zhigou* TR6 支沟	*Tianjing* TR10 天井
Intestin Grêle Shou Taiyang 手太阳小肠经	*Shaoze* IG1 少泽	*Qiangu* IG2 前谷	*Houxi* IG3 后溪	*Yanggu* IG5 阳谷	*Xiaohai* IG8 小海
Estomac Zu Yangming 足阳明胃经	*Lidui* E45 厉兑	*Neiting* E44 内庭	*Xiangu* E43 陷谷	*Jiexi* E41 解溪	*Zusanli* E36 足三里
Vésicule Biliaire Zu Shaoyang 足少阳胆经	*Zuqiaoyin* VB44 足窍阴	*Xiaxi* VB43 侠溪	*Zulinqi* VB41 足临溪	*Yangfu* VB38 阳辅	*Yanglingquan* VB34 阳陵泉
Vessie Zu Taiyang 足太阳膀胱经	*Zhiyin* V67 至阴	*Zutonggu* V66 足通谷	*Shugu* V65 束骨	*Kunlun* V60 昆仑	*Weizhong* V40 委中

2. *Les points yuan-source et les points luo-communication*

Les points *yuan*-source sont situés au niveau des poignets et des chevilles. Chacun des 12 méridiens a son point *yuan*-source, ils sont en étroite relation avec les zang-fu, ils ont la charge de distribuer l'énergie des viscères par l'intermédiaire du Triple Réchauffeur. Les maladies des zang-fu peuvent être donc traitées par la puncture de ces points. Les points *yuan*-source des méridiens yang sont situés après les points *shu*-rivière, mais les points *yuan*-source des méridiens yin sont situés sur les points *shu*-rivière. Tableau 4-3

Chaque méridien régulier possède un point *luo* de communication. Il existe en outre trois points *luo*-communication : Jiuwei RM15 pour le Vaisseau Conception, Changqiang VG1 pour le Vaisseau Gouverneur et Dabao RT21 pour la Rate. On

2. 原穴、络穴的应用

原穴是十二经脉分布在腕踝关节附近的一类腧穴，每经1个穴，共有12个穴。原穴与脏腑的关系极为密切，脏腑之气通过三焦输注于原穴之处，所以脏腑病变可反应于原穴部位，针灸原穴能够治疗脏腑病变。阳经的原穴位于"输穴"之后，阴经的原穴即是五输穴中的"输"穴（见表4-3原穴、络穴表）。

络穴是络脉从十二经脉、任脉和督脉上分出部位的腧穴，各脉有1个络穴，脾经还另有1个大包，共有15个穴。络穴起着联络的作用。十二经脉的络穴由于联络表里两经而主治表里两经的病证。任脉、督脉

Tableau 4-3 表4-3

Les points Yuan-source et les points Luo-communication 原穴、络穴表

Méridiens Yin 经脉	Yuan 原穴	Luo 络穴	Méridiens Yang 经脉	Yuan 原穴	Luo 络穴	Méridiens (viscères) 经脉	Luo 络穴
Shou Taiyin 手太阴经	*Taiyuan* P9 太渊	*Lieque* P7 列缺	Shou Yangming 手阳明经	*Hegu* GI4 合谷	*Pianli* GI6 偏历	Vaisseau Conception-Ren Mai 任脉	*Jiuwei* VC15 鸠尾
Shou Jueyin 手厥阴经	*Daling* MC7 大陵	*Neiguan* MC6 内关	Shou Shaoyang 手少阳经	*Yangchi* TR4 阳池	*Waiguan* TR5 外关	Vaisseau Gouverneur-Du Mai 督脉	*Changqiang* VG1 长强
Shou Shaoyin 手少阴经	*Shenmen* C7 神门	*Tongli* C5 通里	Shou Taiyang 手太阳经	*Wangu* IG4 腕骨	*Zhizheng* IG7 支正	Rate (Grand Luo) 脾经（大络）	*Dabao* RT21 大包
Zu Taiyin 足太阴经	*Taibai* RT3 太白	*Gongsun* RT4 公孙	Zu Yangming 足阳明经	*Chongyang* E42 冲阳	*Fenglong* E40 丰隆		
Zu Jueyin 足厥阴经	*Taichong* F3 太冲	*Ligou* F5 蠡沟	Zu Shaoyang 足少阳经	*Qiuxu* VB40 丘墟	*Guangming* VB37 光明		
Zu Shaoyin 足少阴经	*Taixi* RN3 太溪	*Dazhong* RN4 大钟	Zu Taiyang 足太阳经	*Jinggu* V64 京骨	*Feiyang* V58 飞扬		

a donc 15 points *luo*. Ils ont une action de communication : connexion entre méridiens dans leur relation extérieur-intérieur. Ils traitent les troubles des régions desservies par ces méridiens. Les points *luo* du Vaisseau Gouverneur, du Vaisseau Conception et le grand vaisseau Luo de la Rate ont des indications pour les maladies concernant le tronc. Tableau 4-3

En pratique clinique on utilise ces points (*yuan* et *luo*) associés ou seuls pour traiter les pathologies des méridiens dans leur relation externe-interne.

的络穴以及脾之大络，主要治疗躯干部的有关病证（见表4-3原穴、络穴表）。

临床上，原穴、络穴可以单独选用，也可以配合运用。

3. Les points shu du dos et les points mu antérieurs

Les 12 points *shu* sont situés au dos et correspondent aux 12 Organes et Entrailles (Zang-Fu). Les points *mu* sont situés sur le thorax et l'abdomen. Ils sont très proches de leur Organe ou Entraille

3. 俞穴、募穴的应用

俞穴位于背部，又称背俞穴；募穴位于胸腹部，每个脏腑各有一俞一募，是脏腑之气输注的部位，所以内脏病变时往往在俞、募穴处有压痛等反应。俞、募穴主治脏腑

respectif. Chaque organe/entraille possède 1 point *shu* et 1 point *mu*, ce sont des lieux où le Qi des viscères se déverse, raison pour laquelle ces points peuvent devenir douloureux quand les viscères correspondants sont atteints. Les points *shu* (du dos) et les points *mu* sont indiqués dans les maladies des viscères, les points *shu* agissent en outre sur les tissus et les organes sensoriels qui se rapportent aux Zang-Fu. Ainsi, Ganshu V18 est souvent utilisé pour traiter les pathologies du Foie, celles des yeux, et des tendons. Tableau 4-4

Les points *shu* et *mu* peuvent être utilisés séparément, ou bien en association, dans ce cas on appelle cette méthode la combinaison *shu-mu*.

4. *Les points he-inférieurs*

Ce sont 6 points situés aux 3 méridiens Yang de pied, ils sont en relation étroite avec les Entrailles Fu, on peut les puncturer pour traiter les maladies des Entrailles. Tableau 4-5

病证，俞穴还可以治疗相应脏腑所属组织器官的病证，如肝俞可治疗肝病和目疾、筋病等（见表4-4）。

俞穴和募穴可单独选用，也可配合应用，配合应用时称俞募配穴法。

4. 下合穴的应用

下合穴位于足三阳经上的6个腧穴，其中足三阳经的下合穴即其本经五输穴中的"合"穴。下合穴与六腑有极其密切的联系，主治六腑病证（见表4-5）。

Tableau 4-4 表4-4

Les points *shu-mu* des Organes-Entrailles 十二脏腑俞穴、募穴

Organes (Zang) 脏	Points Shu du dos 俞穴	Points Mu antérieurs 募穴	Entrailles (Fu) 腑	Les poinst Shu du dos 俞穴	Les points Mu antérieurs 募穴
Poumon 肺	*Feishu* V13 肺俞	*Zhongfu* P1 中府	Estomac 胃	*Weishu* V21 胃俞	*Zhongwan* VC12 中脘
Maître du Cœur 心包	*Jueyinshu* V14 厥阴俞	*Danzhong* VC17 膻中	Vésicule Biliaire 胆	*Danshu* V19 胆俞	*Riyue* VB24 日月
Cœur 心	*Xinshu* V15 心俞	*Juque* VC14 巨阙	Gros Intestin 大肠	*Dachangshu* V25 大肠俞	*Tianshu* E25 天枢
Foie 肝	*Ganshu* V18 肝俞	*Qimen* F14 期门	Intestin Grêle 小肠	*Xiaochangshu* V27 小肠俞	*Guanyuan* VC4 关元
Rate 脾	*Pishu* V20 脾俞	*Zhangmen* F13 章门	Vessie 膀胱	*Pangguangshu* V28 膀胱俞	*Zhongji* VC3 中极
Rein 肾	*Shenshu* V23 肾俞	*Jingmen* VB25 京门	Triple Réchauffeur 三焦	*Sanjiaoshu* V22 三焦俞	*Shimen* VC5 石门

Tableau 4-5 表4-5

Les points *he*-inférieurs 下合穴表

Six Entrailles Fu 六腑	Les points *he*-inférieurs 下合穴	Méridiens concernés 所属经脉
Estomac 胃	*Zusanli* E36 足三里	Méridien de l'Estomac-Zu Yangming 足阳明胃经
Gros Intestin 大肠	*Shangjuxu* E37 上巨虚	
Intestin Grêle 小肠	*Xiajuxu* E39 下巨虚	
Vésicule Biliaire 胆	*Yanglingquan* VB34 阳陵泉	Méridien de la Vésicule Biliaire-Zu Shaoyang 足少阳胆经
Vessie 膀胱	*Weizhong* V40 委中	Méridien de la Vessie-Zu Taiyang 足太阳膀胱经
Triple Réchauffeur 三焦	*Weiyang* V39 委阳	

5. *Les huit points de réunion*

Ces huit points sont des lieux d'accumulation de la quintessence des Organes, des Entrailles, du Qi, du Sang, des tendons-muscles, des vaisseaux, des os et de la moelle. En pratique, ils sont utilisés pour traiter les désordres des viscères ou tissus correspondant. Par exemple on va utiliser Geshu V17, le point de réunion du sang pour les syndromes de stase du sang. Tableau 4-6

5. 八会穴的应用

八会穴是指脏、腑、气、血、筋、脉、骨、髓等精气分别聚会的8个腧穴。临床上用于治疗辨证属相关精气病变的病证，例如：瘀血证可取血会膈俞治疗（见表4-6）。

Tableau 4-6 表4-6

Les huit points de réunion 八会穴表

Huit réunions 八会	Huit points de réunion 八会穴	Méridiens concernés 所属经脉
Organes Zang 脏会	*Zhangmen* F13 章门	Foie-Zu Jueyin 足厥阴肝经
Entrailles Fu 腑会	*Zhongwan* VC12 中脘	Vaisseau Conception-Ren Mai 任脉
Qi 气会	*Danzhong* VC17 膻中	Vaisseau Conception-Ren Mai 任脉
Sang 血会	*Geshu* V17 膈俞	Vessie-Zu Taiyang 足太阳膀胱经
Tendon-Muscles 筋会	*Yanglingquan* VB34 阳陵泉	Vésicule Biliaire-Zu Shaoyang 足少阳胆经
Pouls et vaisseaux 脉会	*Taiyuan* P9 太渊	Poumon-Shou Taiyin 手太阴肺经
Os 骨会	*Dazhu* V11 大杼	Vessie-Zu Taiyang 足太阳膀胱经
Moelle 髓会	*Xuanzhong* VB39 悬钟	Vésicule Biliaire-Zu Shaoyang 足少阳胆经

6. *Les points xi-d'urgence*

Ils sont situés aux endroits de convergence et d'accumulation d'Énergie et de Sang. Il existe 16 points, 12 appartenant aux Méridiens principaux, 2 appartenant à Yinqiao et Yangqiao, 2 appartenant à Yinwei et Yangwei. Tableau 4-7

Ces points sont utilisés pour traiter principalement des affections aiguës, par exemple Liangqiu E34, le point Xi du méridien de l'Estomac est choisi pour traiter les gastralgies aiguës.

6. 郄穴的应用

郄穴是经脉气血深聚部位的腧穴，十二经脉以及阴阳维脉、阴阳跷脉各有1个郄穴，共有16个郄穴（见表4-7）。

郄穴在临床上多用于治疗急性病证，如急性胃痛，可取胃经郄穴梁丘。

Tableau 4-7 表4-7
Les seize points xi-d'urgence 十六郄穴表

Méridiens 脉名	Les points *xi-d'*urgence 郄穴		Méridiens 脉名
Poumon-Shou Taiyin 手太阴肺经	*Kongzui* P6 孔最	*Wenliu* GI7 温溜	Gros Intestin-Shou Yangming 手阳明大肠经
Maître du Cœur-Shou Jueyin 手厥阴心包经	*Ximen* MC4 郄门	*Huizong* TR7 会宗	Triple Réchauffeur-Shou Shaoyang 手少阳三焦经
Cœur-Shou Shaoyin 手少阴心经	*Yinxi* C6 阴郄	*Yanglao* IG6 养老	Intestin Grêle-Shou Taiyang 手太阳小肠经
Rate-Zu Taiyin 足太阴脾经	*Diji* RT8 地机	*Liangqiu* E34 梁丘	Estomac-Zu Yangming 足阳明胃经
Foie-Zu Jueyin 足厥阴肝经	*Zhongdu* F6 中都	*Waiqiu* VB36 外丘	Vésicule Biliaire-Zu Shaoyang 足少阳胆经
Rein-Zu Shaoyin 足少阴肾经	*Shuiquan* RN5 水泉	*Jinmen* V63 金门	Vessie-Zu Taiyang 足太阳膀胱经
Yinwei 阴维脉	*Zhubin* RN9 筑宾	*Yangjiao* VB35 阳交	Yangwei 阳维脉
Yinqiao 阴跷脉	*Jiaoxin* RN8 交信	*Fuyang* V59 跗阳	Yangqiao 阳跷脉

7. *Les huit points d'ouverture des 8 Vaisseaux curieux*

Ils sont localisés aux poignets et aux chevilles, ce sont des points d'ouverture des méridiens principaux avec les huit Vaisseaux curieux. Ces huit points sont divisés en 4 groupes, chaque groupe est composé de 2 points. Tableau 4-8.

Ils ont une large indication, on les utilise pour les affections du méridien concerné et aussi pour

7. 八脉交会穴的应用

八脉交会穴是十二经脉上与奇经八脉相关的8个腧穴，多位于腕踝关节上下。这8个腧穴分为4组，每组为固定的手足两穴配伍（见表4-8）。

其治病范围广泛，包括本经及相关奇经循行联系部位的病证。

celles des Vaisseaux curieux.

Tableau 4-8 表4-8

Les huit points d'ouverture des Vaisseaux curieux 八脉交会穴表

Points d'ouverture 穴名	Méridiens correspondants 所属经脉	Vaisseaux curieux 相应奇经	Indications 主治范围
Neiguan MC6 内关	MC-Shou Jueyin 手厥阴心包经	Yinwei 阴维脉	Cœur, poitrine, l'estomac 心、胸、胃
Gongsun RT4 公孙	Rate-Zu Taiyin 足太阴脾经	Chong Mai 冲脉	
Houxi IG3 后溪	IG-Shou Taiyang 手太阳小肠经	Du Mai-VG 督脉	Canthus interne, oreilles, cou, épaule, dos 目内眦、耳、颈项、肩背
Shenmai V62 申脉	Vessie-Zu Taiyang 足太阳膀胱经	Yangqiao 阳跷脉	
Waiguan TR5 外关	TR-Shou Shaoyang 手少阳三焦经	Yangwei 阳维脉	Canthus externe, dos, oreilles, joue, cou, épaule 目外眦、耳后、颊、颈、肩
Zulinqi VB41 足临泣	VB-Zu Shaoyang 足少阳胆经	Dai Mai 带脉	
Lieque P7 列缺	Poumon-Shou Taiyin 手太阴肺经	Ren Mai-VC 任脉	Gorge, poumon, poitrine, diaphragme 咽喉、肺、胸膈
Zhaohai RN6 照海	Rein-Zu Shaoyin 足少阴肾经	Yinqiao 阴跷脉	

8. *Les points de croisement*

Ils sont localisés à l'intersection de 2 méridiens ou de plusieurs méridiens. Ils sont environ 100 points, situés pour la plupart sur le tronc, la tête et la face. Ils peuvent être utilisés pour traiter les désordres de plusieurs méridiens à la fois. Par exemple Sanyinjiao RT6 un point de croisement de 3 méridiens yin de pied traite les pathologies des méridiens de la Rate, du Foie et du Rein, et les pathologies des Zang-Fu correspondants.

8. 交会穴的应用

交会穴是两条以上的经脉循行经过的腧穴，大多分布于躯干和头面部，有近百个。交会穴由于有数条经脉相交会，所以能治疗多经脉的病证。例如：三阴交穴，为足三阴经交会之处，可治疗脾、肝、肾的经脉和相关脏腑病证。

4.4 Principaux facteurs de l'efficacité de l'Acupuncture et Moxibustion

Les facteurs contribuant à l'efficacité de l'acupuncture sont multiples. En général, tous les processus de traitement par l'acupuncture impliquent une bonne coopération entre médecins et patients, cette coopération a un impact sur l'efficacité de l'acupuncture. En ce qui concerne les médecins, nous devons toujours adopter une attitude sérieuse concernant l'examen clinique, les traitements et les soins infirmiers. Nous devons également instaurer un climat de confiance et une coopération active du côté des patients afin d'améliorer l'efficacité de l'acupuncture. Parmi les nombreux facteurs déterminants, nous citons : le choix judicieux des méthodes de traitement, l'utilisation correcte du groupe de points d'acupuncture et de la moxibustion, etc. Tous ces facteurs ont des effets importants et directs sur l'amélioration de l'efficacité de l'acupuncture.

4.4.1 Facteurs d'efficacité par les méthodes thérapeutiques

Le traitement par acupuncture comprend plusieurs méthodes thérapeutiques, telles que l'acupuncture, la moxibustion, les ventouses, etc. La moxibustion comprend également plusieurs méthodes : la moxibustion avec des cônes, avec des rouleaux ou avec des aiguilles chauffées. Ces méthodes peuvent être appliquées seules ou en combinaison selon les conditions pathologiques. En outre, on doit prendre en compte tous les autres signes de la maladie. L'utilisation correcte de ces méthodes peut donner pleinement satisfaction quant à l'efficacité du rôle thérapeutique de l'acupuncture.

4.4 影响针灸疗效的主要因素

影响针灸疗效的因素是多方面的。广义上讲，构成针灸诊治过程的各个环节、各个部分，施治的医生和求治的患者双方，都会对针灸治疗的效果产生影响。所以，在医生方面，始终要以认真的态度对待诊察、治疗、护理等各项工作；在患者方面，则应树立信心，积极配合，才能提高针灸疗效。在诸多的影响因素中，治法选择恰当、正确用穴组方和刺灸操作等，对提高针灸疗效具有更为重要的、直接的影响。

4.4.1 治法因素

针灸疗法包括针刺、艾灸和拔罐等几种治疗手段，针刺方法中还有刺络放血法，艾灸方法还分为艾炷灸、艾条灸、温针灸等，这些方法应该根据病证的治疗需要，或单独应用，或结合应用，而不应有所偏废。正确地使用不同治疗手段，才能充分发挥针灸疗法的治疗作用。

4.4.2 Facteur d'efficacité selon l'utilisation des points

L'utilisation des points se fait selon les bases de la Médecine Traditionnelle Chinoise (MTC). L'étiopathogénie dépend de différentes théories : celle du Yin-Yang, des 5 éléments, des Méridiens, des Zang-Fu, de l'Énergie, du Sang, des liquides corporels. Le diagnostic repose sur la localisation de la maladie, l'état d'équilibre Yin-Yang, les relations externe-interne (*biao-li*), le froid, la chaleur, le vide et la plénitude.

La combinaison des points pour différentes pathologies dont le diagnostic doit être confirmé par la médecine moderne, a pour but d'optimiser l'effet thérapeutique. Au fil du temps, avec la pratique, la MTC donne de plus en plus d'importance à ces combinaisons de points.

La manipulation doit se faire avec prudence et une grande concentration (*zhi shen*), en observant les règles de la MTC. Les réactions des patients seront prises en compte, on ajustera la stimulation selon le but recherché.

On retiendra aussi la notion de constitution propre de chaque individu en manipulant les aiguilles. Une application correcte des théories donne de bons résultats si elle est faite par des médecins expérimentés.

4.4.2 用穴因素

针灸疗法建立在中医理论的基础上，运用中医阴阳五行学说，以经络、脏腑、气血津液等理论分析病变的机理，辨别病位，明确其阴阳、表里、寒热、虚实，形成对所治病证的正确认识，这是针灸选穴配穴的基本前提。

重视辨证，按照经络、腧穴理论和规律来用穴组方；同时结合现代医学知识，明确疾病的诊断，了解其发展变化规律，提高选用腧穴的针对性，能使配穴处方更为完善。

重视"治神"，即高度集中精神，不得有丝毫马虎，并要仔细观察体会病人对针灸刺激的反应，适时调整针灸方式而获得最佳效应的需要。

针刺的强度应视病人的体质差异而有所不同。将理论知识正确地应用于临床，积累经验方能取得很好的疗效。

5 Traitement des Pathologies

治疗各论

5

5.1.1 Grippe

C'est une infection respiratoire aiguë due au virus influenza. L'apparition est brusque, d'emblée on constate des signes cliniques : fièvres, céphalées, courbature, fatigue, etc. on note la discrétion des signes respiratoires.

Cette maladie est appelée *shi xing gan mao* en MTC.

Étiopathogénie

Les causes sont souvent exogènes (énergies perverses), saisonnières. Ce syndrome se manifeste de deux façons : attaque de Vent-Froid ou de Vent-Chaleur avec comme complications Chaleur de l'été et Humidité.

-**Vent-Froid,** et Humidité s'accumulent à la surface de la peau, bloquent le *yangqi* et entravent la circulation du Qi de poumon.

-**Vent-Chaleur,** la Chaleur de l'été et Sécheresse envahissant les tissus musculaires peuvent aboutir à un dessèchement (déshydratation, inflammation) des poumons, les rendant ainsi incapables d'assurer leur fonction d'épuration.

Syndromes différentiels

1. Vent-Froid : crainte du froid, fièvre sans sudation, céphalées, lourdeur et douleurs des membres, prurit nasal et éternuements, rhinorrhées de liquide clair, grattement de gorge et toux, expectoration fluide, langue enduit mince et blanc, pouls superficiel ou superficiel et serré.

2. Vent-Chaleur : fièvre élevée, crainte modérée du froid, sudation, céphalées avec sensation de tension intracrânienne, bouche sèche, sécheresse ou douleurs de gorge, toux grasse, crachats jaunes et collants, nez bouché avec sécrétions épaisses,

5.1.1   流行性感冒

流行性感冒是由流感病毒引起的急性呼吸道传染病。其临床特点为起病急骤，全身中毒症状明显，出现发热、头痛、全身酸痛、乏力等症状，而呼吸道症状相对较轻。

本病相当于中医的"时行感冒"。

【病因病机】

病因主要是外感时邪病毒，由于发病季节的不同及体质的差异，证候表现为风寒、风热两大类，并有挟暑、挟湿之兼证。

风寒，风寒湿邪，毛窍闭塞，阳气郁阻，肺气失宣。

风热，风热暑燥，腠理疏泄失畅，邪热灼肺，肺失清肃。

【辨证】

1. **风寒证**，恶寒发热，无汗，头痛，肢体酸痛，鼻痒喷嚏，流清涕，喉痒咳嗽，痰液清稀，舌苔薄白，脉浮或浮紧。

2. **风热证**，发热重而恶寒轻，或有汗出，头痛昏胀，口干，咽喉干燥或疼痛，咳嗽声重，咯痰色黄而粘，鼻塞流浊涕，舌苔薄黄，脉浮数。

langue enduit mince et jaune, pouls flottant et rapide.

3. Énergies perverses saisonnières avec Humidité : crainte du froid, fièvre modérée, sudation non abondante, douleur et lourdeur généralisées, vertiges, sensation de lourdeur et d'étirement dans la tête, plénitude et oppression thoracique et épigastrique, inappétence et gonflement abdominal, selles molles, toux grasse, expectoration blanche, spumeuse et épaisse, langue enduit blanc et épais ou enduit jaune et gras, pouls mou.

4. Énergie perverse, Chaleur de l'été : fièvre élevée, sensation de brûlure de la peau, pas de soulagement après sudation, dysphorie et soif, oligurie et urines foncées, toux avec expectoration épaisse et peu abondante, gorge sèche et douloureuse, langue rouge avec enduit jaune, pouls rapide.

Traitement

1. Acupuncture

-Prescription type :

➤ Fengchi VB20, Lieque P7, Hegu GI4, Yingxiang GI20.

-Variantes :

➤ Vent-Froid : Fengmen V12 et Zhizheng IG7

➤ Vent-Chaleur : Chize P5 et Yuji P10.

➤ Humidité : Zhongwan VC12, Zusanli E36, Yinlingquan RT9.

➤ Complication des facteurs été-chaleur : Dazhui VG14 et Quchi GI11.

➤ Céphalées : Yintang (PC-TC3), Touwei E8 et les poins Ashi.

➤ Gorges douloureuses : Shaoshang P11, Futu GI18.

-Techniques : dispersion. On peut pratiquer les micro-saignées au point Shaoshang P11. La puncture de Dazhui VG14, et Fengmen V12 peut être complétée par la moxibustion ou les ventouses. Le temps de pose des aiguilles est de 30 minutes,

3. 时邪挟湿证，恶寒发热，身热不扬，汗出不畅，肢体酸重，头昏重胀，胸脘痞闷，纳呆腹胀，大便溏泄，咳嗽声重，咯吐白色粘痰，舌苔白腻或淡黄腻，脉濡。

4. 时邪挟暑证，发热较重，肌肤灼热，汗出不解，心烦口渴，小便短赤，咳嗽痰少，质粘如丝，咽干而痛，舌质红，苔黄，脉数。

【治疗】

1. 体针疗法

处方：

    风池，列缺，合谷，迎香。

随证配穴：

    风寒证：加风门，支正。

    风热证：加尺泽，鱼际。

    挟湿者：加中脘，足三里，阴陵泉。

    挟暑者：加大椎，曲池。

    头痛：加印堂，头维，阿是穴。

    咽痛：加少商，扶突。

操作： 针刺用泻法。少商用点刺放血法。大椎、风门可加用灸法或拔罐。一般留针30分钟，高热病人适当延长留针时间，每隔5～10分钟行针1次。每日1～2次。

mais pour traiter les fièvres élevées, on les laissera un peu plus longtemps, on manipulera les aiguilles toutes les 5 à 10 minutes. Ce traitement peut être prescrit une à deux fois par jour.

2. Auriculo-puncture

-Points : Poumon (CO_{14}), Nez interne (TG_4), Trachée (CO_{16}), Gorge (TG_3), Front (AT_1), et Surrénales (TG_{2p})

-Techniques : Deux ou trois points seront choisis à chaque séance, on utilise les aiguilles fines en appliquant une légère stimulation, elles sont laissées sur place pendant 20 à 30 minutes, elles peuvent être stimulées une fois toutes les 5 à 10 minutes.

5.1.2 Oreillons

C'est une maladie infectieuse aiguë due au virus ourlien. Les signes cliniques sont essentiellement : gonflement des glandes parotides sans suppuration, douleurs et fièvre, difficultés à mâcher, atteinte possible d'autres glandes et viscères. Le pronostic est habituellement favorable. Il peut exister des cas de complications telles qu'orchite, encéphalite, méningite, pancréatite et ovarite.

En médecine chinoise, on appelle *zha sai*.

Étiopathogénie

Cette maladie survient souvent en hiver et au printemps, elle atteint surtout les enfants, elle est causée fréquemment par une infiltration superficielle d'un Vent-tiédeur toxique qui obstrue les méridiens Shaoyang et Yangming. Si l'énergie pathogène est puissante, elle envahit le méridien Zu Jueyin et déclenche un œdème et douleur des testicules.

Syndromes différentiels

1. Accumulation de Vent-Chaleur : les glandes parotides sont gonflées douloureuses, il y a des difficultés à mâcher accompagnées de crainte du froid, de la fièvre, des céphalées, des courbatures, langue avec un enduit mince et jaune, pouls flottant et rapide.

2. 耳针疗法

处方： 肺，内鼻，气管，咽喉，额，肾上腺。

操作： 每次选2～3穴，毫针用中等刺激，留针20～30分钟，每隔5～10分钟行针1次。

5.1.2　流行性腮腺炎

流行性腮腺炎是由腮腺炎病毒引起的急性呼吸道传染病。其临床特征为腮腺非化脓性肿胀、疼痛，发热，伴咀嚼受限，并有累及各种腺体组织或脏器的倾向。一般预后良好，少数可并发睾丸炎、脑炎、脑膜炎以及胰腺炎、卵巢炎的可能性。

中医称为"痄腮"。

【病因病机】

本病以冬、春季为发病高峰，主要侵犯儿童。主要为外感风温邪毒，壅阻少阳、阳明经脉；若感邪较重，侵犯足厥阴经，出现睾丸肿痛。

【辨证】

1. 风热壅遏， 耳下腮部漫肿疼痛，咀嚼不便，伴恶寒，发热，头痛，全身酸痛，舌苔薄黄，脉浮数。

2. Excès d'énergie perverse toxique : la parotide est gonflée, douloureuse à la pression, avec difficultés à mâcher, gorge douloureuse, fièvre élevée et persistante, soif et avec polydipsie, céphalées, langue rouge avec un enduit jaune, pouls glissant et rapide.

L'accumulation de la Chaleur dans le méridien du Foie entraîne œdème et douleurs du bas-ventre jusqu'au testicule, fièvre importante avec frissons. L'invasion du virus est la cause de l'apparition soudaine de la fièvre élevée accompagnée de fortes céphalées, de raideur de nuque, et même de coma, de convulsion, langue rouge avec un enduit jaune, ou bien rouge foncé avec peu d'enduit, pouls rapide et ample, ou bien fin et rapide.

Traitement

Acupuncture

-Prescription type :

Jiache E6, Yifeng TR17, Waiguan TR5 et Hegu GI4

-Variantes:

- Stagnation de Vent-Chaleur : Fengchi VB20.

- Excès d'énergie perverse toxique : Dazhui VG14, Quchi GI11, Guanchong TR1.

- Chaleur dans le méridien du Foie : Dadun F1, Ququan F8, Guilai E29.

- Pénétration des pervers toxiques : Shuigou VG26, Laogong MC8, Yanglingquan VB34.

-Techniques : dispersion. Jiache E6 puncturé horizontalement à 0,8-1 cun de profondeur. Yifeng TR17 piqué obliquement en bas à 0,8-1 cun de profondeur. Le temps de pose des aiguilles est de 30 minutes, mais ce temps peut être prolongé en cas de fortes fièvres. Les aiguilles sont stimulées toutes les 5-10 minutes. 1 à 2 séances par jour.

2.**邪毒炽盛**，腮部肿胀，疼痛拒按，咀嚼困难，咽部红肿疼痛，壮热不退，烦渴欲饮，头痛，舌红苔黄，脉滑数。

若热郁肝经则可见睾丸肿胀疼痛，小腹掣痛，甚则寒战高热；若邪毒内陷则可见突然高热，剧烈头痛，颈项强硬，甚则昏迷，痉厥，舌红苔黄，或红绛少苔，脉大而数，或细数。

【治疗】

体针疗法

处方：

> 颊车，翳风，外关，合谷。

随证配穴：

> 风热壅遏：加风池。

> 邪毒亢盛：加大椎，曲池，关冲。

> 热郁肝经：加大敦，曲泉，归来。

> 邪毒内陷：加水沟，劳宫，阳陵泉。

操作：针用泻法。颊车穴沿面部向前平刺0.8～1寸。翳风穴向下斜刺0.8～1寸。留针30分钟。高热病人适当延长留针时间，每隔5～10分钟行针1次。每日1～2次。

5.2 Pathologie respiratoire

5.2.1 Bronchites aigües et chroniques

La bronchite désigne une inflammation de la muqueuse bronchique et souvent de la trachée. Elle peut être aiguë ou chronique. Elles sont dues à de nombreux facteurs. Les principaux signes cliniques sont : toux avec expectoration, dyspnée. La toux est un signe pathognomonique de la maladie, elle peut être accompagnée de dyspnée.

En médecine chinoise, elles sont classées dans le groupe des syndromes toux *ke sou*, toux avec dyspnée *ke chuan*, glaires fluides *tan yin*.

Étiopathogénie

On reconnaît 2 étiologies :

-**Exogène :** attaque du Vent, du Froid, de la Chaleur et de la Sécheresse, elle entrave la circulation de l'Énergie du Poumon responsable ainsi d'une diminution des liquides corporels entraînant un blocage des voies respiratoires.

-**Endogène :** le dysfonctionnement du Poumon, de la Rate et du Rein peut déclencher une bronchite. Le vide de l'énergie du Poumon est responsable de la mauvaise circulation du qi et de sa descente. Le dysfonctionnement de la Rate conduit à une accumulation d'humidité et la formation de glaires envahissant les poumons. Le Vide du Rein entraîne une circulation inverse de l'énergie qui reflue vers le haut. La pénétration du Feu du Foie dans les poumons provoque un assèchement du liquide corporel par suite d'un excès de chaleur pulmonaire. Les bronchites aiguës sont souvent signes de plénitude alors que les bronchites chroniques signes de vide ou de « vide de racines et de plénitude de branches (*ben xu biao shi*) ».

5.2 呼吸系统疾病

5.2.1 急、慢性支气管炎

急、慢性支气管炎是由多种因素引起的气管、支气管的炎症。临床以咳嗽、咳痰、喘促等为主要症状。急、慢性支气管炎。咳嗽是该疾病的特异性症状。

相当于中医的"咳嗽""咳喘""痰饮"。

【病因病机】

分为外感与内伤两类：

外感： 多因风、寒、热、燥等侵袭，肺卫失宣，津液失布，痰阻气道。

内伤： 多因肺、脾、肾三脏功能失调，肺虚则宣降失司；脾失健运，聚湿成痰，上犯于肺；肾虚则气失摄纳，气逆于上；或肝火犯肺，肺热伤津，急性支气管炎多为实证，慢性支气管炎多见虚证或本虚标实之证。

Syndromes différentiels

1. Encombrement pulmonaire par Vent-Froid : toux avec crachat blanc, nez bouché et rhinorrhées, crainte du froid et fièvre, céphalées et douleurs généralisées, langue pâle avec enduit mince et blanc, pouls flottant et serré.

2. Attaque Vent-Chaleur du poumon : toux avec crachat jaune, difficulté de cracher, crachats épais, bouche sèche et douleur de gorge, céphalées par fièvre, langue à extrémité et aux bords rouges, enduit mince et jaune, pouls flottant et rapide.

3. Chaleur-Sécheresse affaiblissant l'énergie du poumon : toux sèche sans expectoration, ou expectoration rare et collantes parfois striée de sang, difficultés de cracher, nez et gorge secs, céphalées et fièvre, langue rouge, peu humide, enduit mince et jaune, pouls rapide et fin.

4. Accumulation d'Humidité-glaires dans les poumons : toux avec expectoration abondante et facile, crachat blanc et collant, toux grasse, plénitude et oppression thoracique, dyspnée, respiration courte, inappétence et distension abdominale, langue pâle avec enduit blanc et gras, pouls glissant et mou.

5. Dessèchement de Poumon par Feu du Foie : quintes de toux se répandant dans les côtes, expectoration rare et collante, difficultés à cracher, parfois crachat strié de sang, gorge sèche et irritante, yeux rouges et goût amer dans la bouche, constipation et urines foncées, langue à l'extrémité et aux bords rouges, enduit mince et jaune, pouls tendu et rapide.

6. Vide de yin de Poumon et de Rein : toux sèche sans expectoration ou expectoration rare, collante ou sanguinolente, bouche et gorge sèches, sensation de chaleur des paumes de mains, des plantes de pieds et de la poitrine, fièvre vespérale et sueurs nocturnes, accès de fièvre, amaigrissement, langue rouge, peu d'enduit, pouls fin et rapide.

7. Vide de yang de Rate et de Rein : toux et dyspnée aggravées par effort, expectoration peu abondante et fluide, visage pâle et gonflé, corps

【辨证】

1. 风寒束肺，咳嗽痰白，鼻塞流涕，恶寒发热，头痛，全身酸楚，舌淡，苔薄白，脉浮紧。

2. 风热犯肺，咳嗽痰黄，质稠难咯，口干咽痛，身热头痛，舌边尖红，苔薄黄，脉浮数。

3. 燥热伤肺，干咳无痰，或痰少而粘，甚则痰中带血，咯痰不爽，鼻燥咽干，头痛发热，舌红少津，苔薄黄，脉细数。

4. 痰湿阻肺，咳嗽痰多，痰白而黏，易于咯出，咳声重浊，胸部满闷或喘促短气，纳呆腹胀，舌淡，苔白腻，脉濡滑。

5. 肝火灼肺，气逆咳嗽阵作，咳引胁肋作痛，痰少而黏，咯吐不易，甚则痰中带血，咽喉干痒，目赤口苦，便秘尿赤，舌边尖红，苔薄黄，脉弦数。

6. 肾阴虚，干咳无痰或少痰，痰黏或带血，口干咽燥，五心烦热，潮热盗汗，形体消瘦，舌红少苔，脉细数。

7. 脾肾阳虚，咳嗽气喘，动则尤甚，痰液清稀，面色㿠白，形寒肢冷，或面浮肢肿，小便不利，舌淡，苔薄白微腻，脉沉细。

et membres froids, ou œdème du visage et des membres, dysurie, langue pâle, enduit mince blanc légèrement gras, pouls profond et fin.

Traitement

1. Acupuncture

-Prescription type :

- ◆ Feishu V13, Lieque P7, Tiantu VC22, Taiyuan P9.

-Variantes :

- ◆ Encombrement des poumons par Vent-Froid : Fengchi VB20, Hegu GI4.

- ◆ Attaques Vent-Chaleur de Poumon : Dazhui VG14 et Quchi GI11.

- ◆ Chaleur-Sécheresse affaiblissant le Poumon : Chize P5 et Waiguan TR5.

- ◆ Accumulation d'Humidité-glaires dans les poumons : Zusanli E36, et Fenglong E40.

- ◆ Dessèchement de Poumon par Feu du Foie : Xingjian F2, et Yuji P10.

- ◆ Vide du yin de Poumon et de Rein : Shenshu V23, Gaohuang V43 et Taixi RN3.

- ◆ Vide du yang de Rate et de Rein : Pishu V20, Shenshu V23, Guanyuan VC4, Zusanli E36.

- ◆ Expectorations sanguinolentes : Kongzui P6.

- ◆ Sueurs nocturnes : Yinxi C6.

- ◆ Oedème du visage et des membres, dysurie : Yinlingquan RT9 et Sanyinjiao RT6.

-Techniques. Les techniques diffèrent selon les syndromes :

Encombrement des poumons par Vent-Froid et Humidité-glaires dans les poumons, Vide de Rate et de Rein Yang : moxibustion et ventouses aux points Shu du dos. Moxibustion pour Guanyuan VC4 et Zusanli E36.

Pour les bronchites aiguës, les séances sont fréquentes : une à deux fois par jour. Pour les

【治疗】

1. 体针疗法

处方：

肺俞，列缺，天突，太渊。

随证配穴：

风寒束肺：加风池、合谷。

风热犯肺：加大椎、曲池。

燥热伤肺：加尺泽、外关。

痰湿阻肺：加足三里、丰隆。

肝火灼肺：加行间、鱼际。

肺肾阴虚：加肾俞、膏肓、太溪。

脾肾阳虚：加脾俞、肾俞、关元、足三里。

痰中带血者：加孔最。

盗汗者：加阴郄。

面肢浮肿，小便不利者：加阴陵泉、三阴交。

操作：根据证候虚实决定补泻手法。风寒束肺、痰湿阻肺及脾肾阳虚者，背俞可用灸法或加拔火罐，关元、足三里可加灸。

急性支气管炎，每日1～2次；慢性支气管炎者，每隔1～2日1次。

bronchites chroniques, on espace plus les séances : une fois tous les jours ou tous les 2 jours[1].

2. Auriculo-puncture

-**Points :** Poumon (CO$_{14}$), Rate (CO$_{13}$), Rein (CO$_{10}$), Trachée (CO$_{16}$), Shenmen (TF$_4$), Surrénales (TG$_2$), Apex de l'antitragus (AT$_{1,2,4i}$).

-**Techniques :** on choisit 2 à 3 points à puncturer avec les aiguilles fines. Pour les bronchites aiguës, on stimule les aiguilles avec une forte stimulation, alors que pour les bronchites chroniques on préfère une stimulation douce. Ces aiguilles sont stimulées toutes les 5 à 10 minutes. On peut aussi faire la pression auriculaire Wangbuliuxingzi avec Semen Vaccariae[2].

3. Emplâtres de plantes sur les points énergétiques

-**Prescription de points :** Feishu V13, Gaohuang V43, Dazhui VG14, Dazhu V11, Shenzhu VG12, point hors méridien Dingchuan (PC-D1), Tiantu VC22, Zhongfu P1 et Danzhong VC17.

-**Techniques :** cette prescription concerne les bronchites chroniques. Les plantes : Baijiezi (Semen Sinapsis Albae), Gansui (Radix Euphordiae Kansui), Xixin (Herba Asari), Yanhusuo (Rhizoma Corydalis), Rougui (Cortex Cinnamomi) et Dannanxing (Arisaema cum Bil). La pâte est appliquée sur 3 ou 4 points à chaque séance. On change une fois tous les 3 jours les applications, 10 applications au total.

5.2.2 Asthme bronchique

L'asthme est une pathologie des bronches le plus souvent d'origine allergique. Elle se manifeste par des signes cliniques suivants : dyspnée paroxystique expiratoire accompagnée de sifflement. Les malades présentent habituellement une allergie ou des antécédents familiaux allergiques.

En médecine chinoise, l'asthme se dit *xiao chuan* ou dyspnée et toux *chuan ke*.

2. 耳针疗法

处方：肺，脾，肾，气管，神门，肾上腺，对屏尖。

操作：每次选2～3穴，毫针刺，急性支气管炎用强刺激，慢性支气管炎用中等刺激，每隔5～10分钟行针1次，或用王不留行籽压耳法。

3. 穴位敷贴

处方：肺俞，膏肓，大椎，大杼，身柱，定喘，天突，中府，膻中。

操作：适用于慢性支气管炎，用白芥子、甘遂、细辛、延胡索、肉桂、胆南星等制成膏药，每次敷贴3～4穴，每3日换药1次，10次为1个疗程。

5.2.2 支气管哮喘

支气管哮喘是一种发作性支气管过敏反应性疾病。其临床特征为发作性、伴有哮鸣音、以呼气性为主的呼吸困难。病人多有过敏史或家族遗传史。

本病相当于中医"哮喘""喘咳"等病证。

---

① De telles fréquences ne sont pas toujours possibles en Occident...

② On remplace actuellement en Chine Semen Vaccariae par des aimants.

Étiopathogénie

En Médecine Traditionnelle Chinoise, il s'agit d'un dysfonctionnement du Poumon, de la Rate et du Rein dû aux agents pathogènes externes, à un régime alimentaire inadapté, aux mauvais soins après une maladie, tout cela peut entraîner une accumulation de glaires qui obstrue des bronches. Les facteurs pathogènes, tels qu'un changement de climat, un facteur alimentaire ou émotionnel ou un surmenage, peuvent inciter les glaires stagnantes, celles-ci remontent avec le Qi, bloquent la voie respiratoire et provoque une crise asthmatique. La chronicité de l'asthme peut entraîner vers un vide d'énergie de Poumon, de Rate et de Rein, et même de Cœur, dans ce dernier cas la situation peut être critique.

Syndromes différentiels

1. Accumulation du liquide froid au Poumon : après une attaque de froid, apparition brusque de dyspnées, crachat avec sifflement à l'expiration et/ou à l'inspiration (respiration sibilante), expectoration liquide et claire, souvent crainte du froid, fièvre, céphalées sans sueur, langue pâle enduit blanc et glissant, pouls flottant et serré.

2. Accumulation de Glaires-chaleur au Poumon : dyspnées avec oppression thoracique, respiration sibilante, crachat jaune et collant, expectoration difficile accompagnée de fièvre, de soif, langue rouge enduit jaune et gras, pouls glissant et rapide.

3. Vide de Qi de Rate et de Poumon : toux, asthme, souffle court aggravé par l'effort, voix basse avec toux, crachat fluide, crainte du vent et sueurs spontanées, fatigue, peu d'appétit et selles molles, langue pâle, enduit mince et blanc, pouls fin et mou.

4. Vide du yin de Poumon et de Rein: souffle court avec dyspnées, toux avec expectoration rare, vertiges et acouphènes, douleurs et faiblesses des lombes et des genoux, poussée de fièvre et sueurs nocturnes, langue rouge, peu d'enduit, pouls fin et rapide.

【病因病机】

主要因外邪、饮食、病后失调等因素，导致肺、脾、肾功能失调，痰饮内生，伏藏于肺；此后每因气候、饮食、情志、劳累等诱因而触引内伏痰饮，痰随气升，痰气互结，壅塞气道而发为哮喘。反复发作则致肺、脾、肾俱虚，甚则病及于心而出现喘脱危候。

【辨证】

1. **寒饮伏肺**，遇寒触发，呼吸急促，或喉中痰鸣，咯痰稀白，初起多兼恶寒发热，头痛无汗，舌淡苔白滑，脉浮紧。

2. **痰热壅肺**，喘急胸闷，喉中哮鸣，声高息涌，痰黄质稠，咯吐不爽，或伴有发热口渴，舌质红，苔黄腻，脉滑数。

3. **肺脾气虚**，喘咳气短，动则加剧，咳声低怯，痰液清稀，畏风自汗，神疲倦怠，食少便溏，舌淡苔薄白，脉濡细。

4. **肺肾阴虚**，气短而喘，咳嗽痰少，头晕耳鸣，腰膝酸软，潮热盗汗，舌红少苔，脉细数。

5. Vide du yang de Cœur et de Rein : asthme et souffle court, expiration longue, inspiration plus courte, crainte de froid, membres froids, oligurie, œdème, dyspnée et agitation, palpitation, confusion d'esprit, sueurs profuses et froides, lèvres et ongles cyanosés, langue violacée, avec ecchymoses, enduit mince et blanchâtre, pouls profond et fin, ou faible et irrégulier.

Traitement

1. Acupuncture

-Prescription type :

◆ Feishu V13, Dingchuan (PC-D1), Tiantu VC22, Zhongfu P1, Danzhong VC17 et Kongzui P6.

-Variantes :

◆ Accumulation du liquide froid au Poumon: Fengmen V12, Taiyuan P9.

◆ Accumulation de Glaires-chaleur au Poumon: Dazhui VG14, et Fenglong E40.

◆ Vide du Qi de Rate et de Poumon : Pishu V20, Gaohuang V43, Qihai RM6, Zusanli E36.

◆ Vide du yin de Poumon et de Rein : Shenshu V23, Guanyuan VC4, Taixi RN3, Sanyinjiao RT6.

◆ Vide du yang de Cœur et de Rein: Xinshu V15, Shenshu V23, Qihai VC6, Guanyuan VC4, Neiguan MC6.

◆ Sueurs nocturnes, fièvres vespérales : Yinxi C6, Fuliu RN7.

◆ Comas : Shuigou VG26 et Suliao VG25.

-Techniques :

Phase d'attaque : dispersion. Syndromes mixtes de vide et de plénitude : puncture neutre. Deux séances par jour ou plus.

Électro-puncture : 2 à 3 couplages de points par séance. On utilise des fréquences variées (400 à 500 fois par minute). La stimulation dépend de la tolérance du malade, la durée moyenne est de 30 à 40 minutes. La technique de tonification peut être

5. 心肾阳虚，喘促短气，呼多吸少，畏寒肢冷，尿少浮肿，甚则喘急烦躁，心悸神昧，冷汗淋漓，唇甲青紫，舌质紫暗有瘀点瘀斑，苔薄白，脉沉细或微弱而结代。

【治疗】

1. 体针疗法

处方：

　　肺俞，定喘，天突，中府，膻中，孔最。

随证配穴：

　　寒饮伏肺：加风门，太渊

　　痰热壅肺：加大椎，丰隆。

　　肺脾气虚：加脾俞，膏肓，气海，足三里。

　　肺肾阴虚：加肾俞，关元，太溪，三阴交。

　　心肾阳虚：加心俞，肾俞，气海，关元，内关。

　　潮热盗汗：加阴郄，复溜。

　　神昏者：加水沟，素髎。

操作：

发作期，一般用毫针泻法，虚实夹杂证用平补平泻法，每日针刺2次或数次。

亦可配合电针疗法，每次选用2～3对穴，用密波或疏密波，每分钟400～500次，强度以病人能耐受为度，通电30～40分钟。缓解期多用补法，每隔1～2日针刺1次。寒证、气虚、阳虚证可针、灸并用，

faite pendant la phase de rémission, tous les jours ou tous les 2 jours. Concernant les syndromes de froid, de vide du qi, de vide du yang, on utilise l'acupuncture en même temps que les moxas. Quand le pouls est faible et lent, mais régulier, ou bien lent et irrégulier, on fera beaucoup de moxibustion à Qihai VC6, et Guanyuan VC4 afin de restaurer l'énergie yang et arrêter l'épuisement.

2. Auriculo-puncture

-**Points** : Apex de l'antitragus (AT $_{1,2,4i}$), Surrénales (TG$_{2p}$), Trachée (CO$_{16}$), Poumon (CO$_{14}$), Sous-cortex (AT$_4$), Sympathique (AH$_{6a}$).

-**Technique** : dans la phase d'attaque, les aiguilles sont fortement stimulées, le temps de pose est de 30 minutes. Stimulation des aiguilles toutes les 5 à 10 minutes, une fois à deux fois par jour. Dans la phase de rémission, les aiguilles sont stimulées avec douceur deux fois par semaine.

3. Traitement préventif de l'asthme : Moxibustion en été

-**Points** : Dazhui VG14, Fengmen V12, Feishu V13, Gaohuangshu V43, Pishu V20, Shenshu V23, Danzhong VC17, Qihai VC6.

-**Technique** : la moxibustion peut se faire trois jours de suite pendant la période caniculaire. À chaque fois 3 ou 4 points sont choisis pour la moxibustion, sur chaque point on applique 3 à 5 zhuang[1], une fois tous les 2 jours. Le traitement doit se faire 3 fois, il peut être renouvelé pendant 3 ans (voir technique spéciale des solstices).

脉微弱而结代者，当重灸气海、关元以回阳固脱。

2. 耳针疗法

处方：对屏尖，肾上腺，气管，肺，皮质下，交感。

操作：发作期毫针用强刺激，留针30分钟，每隔5～10分钟行针1次，每日1～2次；缓解期用弱刺激，每周2次。

3. 伏灸法

处方：大椎，风门，肺俞，膏肓俞，脾俞，肾俞，膻中，气海。

操作：在夏季三伏天灸，每次选3～4穴，每穴3～5壮，隔日1次，3次为1个疗程，需连续灸治3年以上，有较好的预防作用。

---

① On appelle zhuang, un petit cône de moxa.

5.3 Pathologie du système circulatoire

5.3 循环系统疾病

5.3.1 Troubles du rythme cardiaque (arythmies)

L'arythmie traduit une fréquence anormale du rythme cardiaque. Les manifestations cliniques sont : soit une tachycardie ou une bradycardie, un rythme irrégulier, des extrasystoles, un flutter, des tremblements, un arrêt cardiaque et les syndromes qui les accompagnent. On observe souvent deux types d'arythmie : rapide ou lent.

En médecine chinoise, ces troubles font partie des palpitations cardiaques *xin ji* ou palpitations graves *zheng chong*.

Étiopathogénie

Habituellement, cette maladie peut être causée par une faible constitution, une émotion forte avec une pénétration des énergies perverses, il en résulte une insuffisance de l'Énergie et du Sang, du yin et du yang, entraînant une mauvaise perfusion cardiaque ; ou bien une attaque du cœur par Feu-glaires et une stase de sang du cœur. Dans des cas sévères, il y a échappement soudain du yang du cœur, ou bien une rupture de yin et de yang.

Syndromes différentiels

1. Vide de Cœur et de Vésicule Biliaire : palpitation, frayeurs, agitation, insomnies et rêves abondants, langue pâle avec enduit blanchâtre, pouls tendu et fin.

2. Troubles internes du Feu-glaires : palpitations, oppression thoracique, facilement en colère, troubles du sommeil, selles sèches, urines foncées, langue rouge avec enduit jaune gras, pouls glissant et rapide.

3. Vide de Sang du Cœur : palpitations, vertiges,

5.3.1 心律失常

心律失常是指心脏收缩的频率或（及）节律失常。临床特征主要为心率的过快、过慢、不规则或（及）心脏过早搏动、扑动、颤动、停搏和相应的综合征表现。常可分为快速性心律失常和慢速性心律失常两类。

心律失常相当于中医的"心悸""怔忡"等病证。

【病因病机】

本病多因体质虚弱，情志刺激，外邪入侵等因素，以致气、血、阴、阳亏损，使心失所养；或痰火扰心、心血瘀阻而引起。严重者甚至出现心阳暴脱或阴阳离决的危候。

【辨证】

1. **心胆虚怯**，心悸，善惊易恐，坐卧不安，少寐多梦，舌淡苔白，脉弦细等。

2. **痰火内扰**，心悸胸闷，急躁易怒，夜寐难安，便干尿赤，舌质红，苔黄腻，脉滑数。

3. **心血不足**，心悸头晕，面色不华，倦怠

teint terne, lassitude, perte de mémoire et insomnies, langue rose pâle avec enduit mince et blanc, pouls fin, faible ou irrégulier.

4. Stase de sang dans les vaisseaux collatéraux (luo) : palpitation, souffle court, douleurs thoraciques pongitives, lèvres et ongles cyanosés, langue pourpre avec des ecchymoses, pouls fin, rugueux ou irrégulier.

5. Manque de tonus du yang du Cœur : palpitations, vertiges, corps et membres froids, oppression thoracique et souffle court, œdème, oligurie, langue pâle, gonflée ou d'aspect violacé, l'enduit est mince et blanc, pouls profond et lent ou irrégulier.

Traitement

1. Acupuncture

-Prescription type :

- Xinshu V15, Jueyinshu V14, Danzhong VC17, Juque VC14, Neiguan MC6, Shenmen C7 et Sanyinjiao RT6.

-Variantes :

- Vide du Cœur et de la Vésicule Biliaire : Yanglingquan VB34, Daling MC7.

- Troubles internes du Feu-glaires : Fenlong E40, Taiyuan P9.

- Vide de Sang du Cœur : Zusanli E36, Xuehai RT10.

- Stase de sang dans les *luo* : Geshu V17 et Ximen MC4.

- Manque de tonus du yang du cœur : Qihai VC6, Guanyuan VC4 et Shenshu V23.

- Vertiges et éblouissement : Bahui VG20 et Fengchi VB20.

- Syncopes : Shuigou VG26 et Suliao VG25.

-Techniques : les aiguilles sont choisies selon les signes cliniques. Danzhong VC17 est puncturé à un cun de profondeur horizontalement en direction de la base du sein gauche, la sensation doit diffuser jusqu'à l'aire péricardique puis forte

乏力，健忘失眠，舌淡红，苔薄白，脉细弱无力或结代。

4. 瘀血阻络，心悸气短，胸痛如刺，或唇甲青紫，舌质紫暗或有瘀斑，脉细涩或结代。

5. 心阳不振，心悸，眩晕，形寒肢冷，胸闷气短，浮肿尿少，舌质淡胖或有紫气，苔薄白，脉沉迟或结代。

【治疗】

1. 体针疗法

处方：

心俞，厥阴俞，膻中，巨阙，内关，神门，三阴交。

随证配穴：

心胆虚怯：加阳陵泉，大陵。

痰火内扰：加丰隆，太渊。

心血不足：加足三里，血海。

瘀血阻络：加膈俞，郄门。

心阳不振：加气海，关元，肾俞。

头晕目眩：加百会，风池。

晕厥者：加水沟，素髎。

操作：根据证候虚实施行补泻。膻中穴向左乳根方向沿皮刺入1寸，使针感放散到心前区，再用强刺激捻转行针。背俞穴及气海，关元，足三里穴均可加用灸法。轻者，每日或隔日1次；重者适当延长留

stimulation *Nianzhuan*. Les points Shu du dos et les points Qihai VC6, Guanyuan VC4 et Zusanli E36 peuvent être moxés après l'acupuncture. Pour les cas de gravité moyenne, on peut puncturer une fois par jour ou bien une fois tous les deux jours. Dans les cas graves, on stimule les aiguilles toutes les 3 à 5 minutes et la pose des aiguilles est prolongée, une à deux séances par jour.

针时间，每隔3 ~ 5分钟行针1次，每日 1 ~ 2次。

2. Auriculo-puncture

-**Points** : Cœur (CO$_{15}$), Sous-cortex (AT$_4$), Sympathique (AH$_{6a}$), Surrénales (TG$_{2p}$) et Shenmen (TF$_4$).

-**Technique** : On puncture à chaque fois 2 ou 3 points avec des aiguilles fines, stimulation moyenne ou forte. Temps de pose des aiguilles : 30 à 60 minutes.

2. 耳针疗法

处方: 心，皮质下，交感，肾上腺，神门。

操作: 每次选用2 ~ 3穴，毫针用中强刺激，留针30 ~ 60分钟。

5.3.2 Maladies coronariennes

L'ischémie du myocarde relève le plus souvent d'une pathologie coronarienne, due essentiellement à l'athérosclérose des coronaires qui entraîne une hypoxémie du muscle cardiaque. Elle se manifeste par des douleurs à type d'angine de poitrine, des signes d'infarctus du myocarde, des arythmies, une défaillance cardiaque ou une hypertrophie cardiaque. L'électrocardiogramme montre une ischémie des territoires coronariens concernés. Elle atteint fréquemment une population d'âge moyen et d'âge plus avancé.

En médecine chinoise, elles appartiennent aux chapitres des obstructions thoraciques *xiong bi*, des vraies douleurs du cœur *zhen xin tong*, douleurs précordiales *jue xin tong*.

5.3.2 冠心病

冠心病，全称为冠状动脉粥样硬化性心脏病，是指冠状动脉粥样硬化使血管腔阻塞导致心肌缺血缺氧而引起的心脏病变。临床表现以心绞痛、心肌梗死、心律不齐、心力衰竭和心脏扩大等为主，心电图可有心肌缺血型或相应的改变。冠心病是中、老年最常见的心血管疾病之一。

本病相当于中医"胸痹""真心痛""厥心痛"等病证。

Étiopathogénie

Cette pathologie cardiovasculaire dépend de l'âge, de la faiblesse constitutionnelle, des erreurs de régimes alimentaires, et enfin des facteurs émotionnels qui conduisent souvent à une atonie du yang de poitrine, à une stagnation du froid, à une accumulation des glaires dans les collatéraux (*luo*), et une stase du Qi et du Sang.

【病因病机】

冠心病是中、老年最常见的心血管疾病之一，发生与年老、体虚、饮食、七情等密切相关，导致胸阳不振，阴寒与痰浊痹阻脉络，气滞血瘀而发病。

221

Syndrome différentiels

1. Accumulation du Froid dans les vaisseaux cardiaques : angine de poitrine due aux attaques du Froid, la douleur irradie dans le dos, sensation de froid dans tout le corps, aversion au froid, sueurs froides, palpitations souffle court, langue pâle avec un enduit mince et blanc, le pouls tendu et serré.

2. Obstruction par glaires : douleur et oppression thoraciques, lourdeur des membres, souffles courts et dyspnées, obésité, glaires abondantes, langue pâle enduit épais blanc et gras, pouls tendu et glissant.

3. Stase du sang dans les collatéraux : douleurs pongitives et fixes, aggravées pendant la nuit, oppression thoracique avec souffle court et palpitations, langue violacée avec ecchymoses, pouls fin et rugueux.

4. Vide du Cœur et de la Rate : douleurs sourdes et oppression du thorax, vertiges, perte de mémoire et insomnies, peu d'appétit, fatigue, teint terne, langue pâle enduit mince et blanc, pouls irrégulier ou fin et faible.

5. Vide du yang du Cœur et du Rein : oppression thoracique, palpitations, souffle court, sueurs spontanées, oliguries œdème, langue pâle avec enduit mince et blanc, pouls fin et faible ou lent.

Traitement

1. Acupuncture

-Prescription type :

◆ Xinshu V15, Juque VC14, Danzhong VC17, Neiguan MC6 et Ximen MC4.

-Variantes :

◆ Accumulation de Froid dans les vaisseaux cardiaques : Guanyuan VC4 et Qihai VC6.

◆ Obstruction par glaires : Fenglong E40 et Taiyuan P9.

◆ Stase du sang dans des *luo* collatéraux : Geshu V17 et Xuehai RT10.

【辨证】

1. 寒凝心脉，心痛每因受寒而突发，心痛彻背，形寒怕冷，出冷汗，心悸气短，舌淡苔薄白，脉弦紧。

2. 痰浊痹阻，胸中憋闷而痛，肢体沉重，气短喘促，形体肥胖，痰多，舌淡苔厚白腻，脉弦滑。

3. 瘀血阻络，心胸刺痛，痛有定处，入夜更甚，胸闷气短，心悸不宁，舌质紫暗或有瘀斑，脉细涩。

4. 心脾两虚，心胸憋闷或心胸隐痛，头昏目眩，健忘失眠，纳谷不香，倦怠乏力，面色无华，舌淡苔薄白，脉细弱或结代。

5. 心肾阳虚，心胸憋闷，心悸气短，自汗，尿少浮肿，舌淡苔薄白，脉虚细或结代。

【治疗】

1. 体针疗法

处方：

心俞，巨阙，膻中，内关，郄门。

随证配穴：

寒凝心脉：加关元，气海。

痰浊痹阻：加丰隆，太渊。

瘀血阻络：加膈俞，血海。

- Vide du Cœur et de la Rate : Pishu V20 et San-yinjiao RT6.

- Vide de yang du Cœur et du Rein : Shenshu V23 et Zusanli E36.

- Sensation de froid dans tout le corps, aversion du froid et membres froids : Shenque VC8.

- Frayeur : Shenmen C7.

- Oliguries et œdème : Yinlingquan RT9.

-Techniques : Juque VC14 est puncturé en oblique vers le bas à 0,5-1 cun de profondeur. Danzhong VC17 à un cun de profondeur obliquement vers la base du sein gauche. Le temps de pose des aiguilles est de 30 minutes, on stimule les aiguilles de temps en temps. Dans les cas sévères, on peut laisser les aiguilles pendant une ou plusieurs heures. Les points Shu du dos, les point *mu* antérieurs, Qihai VC6, Guanyuan VC4, Shenque VC8 et Zusanli E36 peuvent être moxés avec l'acupuncture.

2. Auriculo-puncture

-Points : Cœur (CO_{15}), Rein (CO_{10}), Rate (CO_{13}), Sympathique (AH_6a), Endocrines (CO_{18}), Sous-cortex (AT_4) et Shenmen (TF_4).

-Technique : on choisit pour chaque séance 3 à 5 points.

Dans la phase d'attaque : Stimulation forte à l'aiguille fine. Temps de pose des aiguilles 30-60 minutes. Aiguilles manipulées toutes des 5 à 10 minutes.

Dans la phase de rémission : Stimulation douce. Temps de pose des aiguilles 30 minutes. Aiguilles manipulées toutes les 10 minutes. On peut aussi pratiquer la pression de Semen Vaccariae.

5.3.3 Hypertension artérielle

Selon les critères de l'OMS en 1996, il y a hypertension artérielle lorsque la pression systolique dépasse 140mmHg et la pression diastolique supérieure à 90mmHg. On la distingue de l'hypertension secondaire qui est la conséquence d'une autre pathologie.

心脾两虚：加脾俞，三阴交。

心肾阳虚：加肾俞，足三里。

形寒怕冷、四肢不温者：加神阙。

惊恐不安者：加神门。

尿少浮肿者：加阴陵泉。

操作： 巨阙向下斜刺0.5～1寸。膻中向左乳根方向斜刺1寸左右。留针30分钟，间歇行针。病情严重者适当延长留针时间达1至数小时，俞、募穴及气海、关元、神阙、足三里等穴针灸并用。

2. 耳针疗法

处方： 心，肾，脾，交感，内分泌，皮质下，神门。

操作： 每次选用3～5穴。

发作期毫针用强刺激，留针30～60分钟，每隔5～10分钟行针1次。

缓解期毫针用弱刺激，留针30分钟，每隔10分钟行针1次，或用王不留行籽压耳法。

5.3.3 高血压病

根据1996年世界卫生组织建议的血压判别标准，成人血压收缩压≥140mmHg和舒张压≥90mmHg，就可诊断为高血压。本病须与继发性高血压相区别。

En médecine chinoise, elle fait partie des maladies avec vertiges *xuan yun*, et des céphalées *tou tong*.

在中医上相当于"眩晕"，"头痛"等病证。

Étiopathogénie

【病因病机】

Selon la médecine chinoise, les étiologies sont diverses : facteurs émotionnels, génétiques, mauvais régime alimentaire, surmenage conduisant à un déséquilibre yin-yang, un dysfonctionnement du Foie, de la Rate, et du Rein. Il en résulte une stagnation du Foie entraînant une plénitude du feu du Foie et une obstruction par des glaires à la partie supérieure du corps. Un vide de yin de Rein ne peut plus contrôler le yang. L'hypertension peut être aussi causée par un épuisement de yin par rapport au yang, l'évolution se fait alors vers un vide de yin et de yang.

主要由情志、禀赋、饮食、劳倦等因素，导致肝、脾、肾三脏阴阳失衡，致使肝火亢盛，或痰浊上扰，或肾阴素亏，阴不制阳而引起，病久阴损及阳，可致阴阳两虚之候。

Syndromes différentiels

【辨证】

1. Hyperactivité du feu de Foie : céphalées et vertiges, agitation et colère, visage et yeux rouges, goût amer dans la bouche, gorge sèche, constipation et urines foncées, langue rouge avec un enduit jaune, pouls tendu et rapide.

1. 肝火亢盛，头痛眩晕，急躁易怒，面红目赤，口苦咽干，便秘尿赤，舌红苔黄，脉弦数。

2. Obstruction par glaires à la partie supérieure du corps : céphalées, vertiges, lourdeur de la tête, plénitude et oppression thoracique et épigastrique, inappétence, asthénie, langue enduit blanchâtre et gras, pouls tendu et glissant.

2. 痰浊上扰，头痛眩晕，头胀重，胸脘痞闷，纳呆疲乏，舌苔白腻，脉弦滑。

3. Vide de yin et plénitude de yang : vertiges, céphalées, acouphènes, tête lourde, agitation et insomnie, douleurs et faiblesse des lombes et des genoux, paresthésie des membres, tremblement des mains et des pieds, langue rouge peu d'enduit, pouls fin et tendu.

3. 阴虚阳亢，头晕目眩，头痛，耳鸣，头重脚轻，心烦失眠，腰膝酸软，肢麻或手足颤抖，舌质偏红，苔少，脉细弦。

4. Vide du yin et du yang : vertiges, teint pâle, membres froids, lombalgies, polyurie nocturne, anxiété et malaise épigastrique (vagale), soif, pommettes rouges, langue rose et luisante sans enduit, pouls profond et fin.

4. 阴阳两虚，头目昏花，面色㿠白，肢冷腰酸，夜尿频数，或虚烦，口渴，颧红，舌质光而淡红，脉沉细。

Traitement

1. Acupuncture

-Prescription type :

◆ Fengchi VB20, Quchi GI11, Hegu GI4, Xuehai RT10, Fenglong E40 et Taichong F3.

-Variantes :

◆ Plénitude de yang de Foie : Xingjian F2 et Baihui VG20.

◆ Obstruction par des glaires à la partie supérieure du corps : Fenglong E40 et Yinlingquan RT9.

◆ Vide de yin et plénitude de yang : Ganshu V18, Shenshu V23, Sanyinjiao RT6 et Taixi RN3.

◆ Vide de yin et de yang : Shenshu V23, Guanyuan VC4, Zusanli E36 et Sanyinjiao RT6.

◆ Insomnie et agitation : Shenmen C7.

◆ Constipation : Zhigou TR6.

◆ Oppression thoracique et épigastrique : Neiguan MC6 et Zusanli E36.

◆ Engourdissement des membres : Yanglingquan VB34.

-Techniques : elles dépendent des signes cliniques. Pour vide de yin et de yang : moxibustion ou bien électro-puncture.

2. Auriculo-puncture : Shenmen (TF_4), dessus de la Fosse Triangulaire (TF_1), Foie (CO_2), Rein (CO_{10}), Tubercule (HX_8), Surrénales (TG_{2p}), Sympathique (AH_{6a}) et Sous-cortex (AT_4).

-Techniques : On peut utiliser 3 à 5 points chaque fois avec une stimulation douce ou forte. Temps de pose des aiguilles 30 minutes, manipulation des aiguilles une fois toutes les 5-10 minutes. Traitement une fois par jour ou bien une fois tous les deux jours. Pression auriculaire avec Semen Vaccariae.

Les aiguilles triangulaires peuvent être nécessaires pour faire des micro-saignées au niveau de l'apex de l'oreille ou bien derrière l'oreille. Une fois tous les 2 jours.

【治疗】

1. 体针疗法

处方：

风池，曲池，合谷，血海，丰隆，太冲。

随证配穴：

肝阳上亢：加行间，百会。

痰火上扰：加丰隆，阴陵泉。

阴虚阳亢：加肝俞，肾俞，三阴交，太溪。

阴阳两虚：加肾俞，关元，足三里，三阴交。

失眠烦躁：加神门。

便秘：加支沟。

胸脘痞闷：加内关，足三里。

肢麻：阳陵泉。

操作： 根据证候虚实施行补泻手法。阴阳两虚者，可适当加灸。并可配合使用电针。

2. 耳针疗法

处方：神门，角窝上，肝，肾，结节，肾上腺，交感，皮质下。

操作： 每次选用3～5穴，毫针用中强刺激，留针30分钟，每隔5～10分钟行针1次，每日或隔日1次。或用王不留行籽压耳法。

亦可用三棱针在耳尖、耳背沟点刺放血，隔日1次。

5.4.1 Gastrites aiguës

Selon les facteurs pathogènes, on peut les classer comme une simple inflammation, une irritation (brûlure) ou bien une infection de la muqueuse de l'estomac ou un ulcère. On traite ici les gastrites aiguës simples. Les signes cliniques sont : des douleurs (brûlures, pyrosis…) ou inconforts épigastriques, diminution de l'appétit et sensations de réplétion, éructations, nausées, vomissements.

Selon la nosologie traditionnelle chinoise, les gastrites aiguës sont traitées aux chapitres : douleurs de l'épigastre *wei wan tong*, nausées vomissements *ou tu*, diarrhées *xie xie*.

Étiopathogénie

Les gastrites simples aiguës sont principalement causées par une invasion d'agents pathogènes externes, un régime alimentaire mal adapté, entraînant un dysfonctionnement de Rate et d'Estomac. L'ingestion de substances corrosives, l'abus d'alcool et de certains médicaments comme l'aspirine peuvent être gravissimes relevant de l'urgence (hémorragies digestives pour aspirine). On ne traite pas dans ce chapitre les gastrites aiguës secondaires à une maladie systémique. Les gastrites simples causées par une pénétration d'agents pathogènes externes sont dues aux dysfonctionnements Rate-Estomac (absorption-distribution), l'estomac n'assure plus l'harmonisation et la descente des énergies, celles-ci remontent alors à contre-courant.

Syndromes différentiels

1. Froid-humidité attaquant le Réchauffeur Moyen : douleur gastrique soudaine, aiguë, crainte du froid besoin de chaleur, la chaleur soulage la douleur, nausées, vomissements ou diarrhée

5.4.1　急性胃炎

急性胃炎的种类因致病因素的不同，分为单纯性、腐蚀性、感染性和化脓性四种。本节叙述的是以急性单纯性胃炎，以上腹部疼痛不适、食欲减退或饱胀嗳气、恶心呕吐为主要临床表现。

本病分属于中医的"胃脘痛""呕吐""泄泻"等病证。

【病因病机】

急性单纯性胃炎大多是由于外邪侵袭，饮食不慎等，导致脾胃纳运失常，胃失和降，浊气上逆所致。急性腐蚀性胃炎由于吞食腐蚀剂，病情险恶，必须及时抢救。急性感染性和化脓性胃炎多继发于全身感染，不列入本节讨论中。单纯性胃炎大多是由于外邪侵袭，饮食不慎等，导致脾胃纳运失常，胃失和降，浊气上逆所致。

【辨证】

1.**寒湿伤中**，胃痛暴作，痛势较剧，畏寒喜暖，得热痛减，恶心呕吐，或泻下清稀，甚则水样便，或伴恶寒发热，舌淡苔白，脉弦紧。

fluide, voire aqueuse, signes possibles d'accompagnement : frissons et fièvre, langue pâle enduit blanchâtre, pouls tendu et serré.

2. Obstruction Humidité-chaleur du Réchauffeur Moyen : douleurs, brûlures, sensations de distension de l'épigastre, manger aggrave les douleurs ou provoque vomissements, haleine mauvaise et chargée, goût amer et sécheresse de la bouche, diarrhée urgente / selles en débâcle, sensations de brûlure anale, langue rouge avec enduit jaune et épais, pouls rapide et glissant.

3. Embarras alimentaire : distension et plénitude de l'épigastre, douleurs aggravées à la pression, éructations fétides et acides, soulagement des douleurs par le vomissement, selles défaites d'odeur épouvantable, enduit lingual gras et épais, pouls tendu et glissant.

Traitement

1. Acupuncture

-Prescription type :

➡ Zhongwan VC12, Neiguan MC6, Tianshu E25, Zusanli E36.

-Variantes :

➡ Froid-humidité blessant le Réchauffeur Moyen : Hegu GI4, Yinlingquan RT9.

➡ Obstruction Humidité-chaleur dans le Réchauffeur Moyen : Hegu GI4, Quchi GI11.

➡ Embarras alimentaire : Neiting E44 et Xuanji VC21.

➡ Epigastralgie aiguë : Liangqiu E34.

-Techniques : dispersion des points. Pour le syndrome froid on peut faire des moxas. Il faut traiter une à deux fois par jour.

2. Auriculo-puncture

-Points : Estomac (CO_4), Gros Intestin (CO_7), Intestin Grêle (CO_6), Sympathique (AH_{6a}).

-Technique : les aiguilles sont manipulées de temps en temps avec fortes stimulations. Semen vaccariae est utilisé.

2. 湿热中阻，胃脘灼热胀痛，得食加剧，或食入即吐，口气重浊，口苦而干，泻下急迫或泻下不爽，肛门浊热，舌红苔黄腻，脉滑数。

3. 食积停滞，胃脘胀满，疼痛拒按，嗳腐酸臭，吐后痛减，大便不爽、腐败臭秽，苔厚腻，脉弦滑。

【治疗】

1. 体针疗法

处方：

中脘，内关，天枢，足三里。

随证配穴：

寒湿伤中：加合谷，阴陵泉。

湿热中阻：加合谷，曲池。

食积停滞：加内庭，璇玑。

胃脘急痛：加梁丘。

操作： 针用泻法。寒证加灸。每日 1 ~ 2 次。

2. 耳针疗法

处方：胃，大肠，小肠，交感。

操作： 用捻转强刺激间歇运针，或用王不留行籽压耳法。

5.4.2 Gastrites chroniques

Le terme de gastrite chronique signifie la présence à l'examen histologique de la muqueuse gastrique de lésions inflammatoires et atrophiques plus ou moins étendues (muqueuse antrale et muqueuse fundique) et plus ou moins sévères. La gastrite chronique est susceptible d'aboutir progressivement à la disparition des glandes gastriques (atrophie gastrique). Les manifestations cliniques sont pauvres : chronicité, troubles récurrents, sensations de réplétion / distension épigastriques, douleurs, manque d'appétit, dyspepsie, nausées, vomissements, éructations.

Selon la nosologie traditionnelle chinoise, il s'agit de douleurs de l'épigastre *wei wan tong*, de sensation de plénitude *pi man*.

Étiopathogénie

Les gastrites chroniques ont souvent pour origine les émotions, une mauvaise hygiène alimentaire, les surmenages, un affaiblissement par longue maladie, tout cela conduit à : une stagnation énergétique du Foie, un vide-Froid du Réchauffeur moyen, une insuffisance de Yin de l'Estomac, à la longue une implication des réseaux *luo* et stagnation / obstruction du sang.

Syndromes différentiels

1. Stagnation du Qi du Foie : douleurs de l'épigastre irradiant aux hypocondres, douleurs erratiques, éructations à répétition, soupirs fréquents, langue rouge, enduit mince et jaunâtre, pouls tendu et rapide.

2. Vide-Froid de Rate et Estomac : douleurs insidieuses, améliorées par le tiède et la pression, amaigrissement, fatigue mentale, teint terne, selles molles, éparpillées, frilosité, membres froids, langue pâle et grosse, enduit mince, blanchâtre et glissant, pouls fin, faible, sans force.

3. Vide de yin de l'Estomac : douleurs sans périodicité, pyrosis et sensation de faim, fausses fringales, bouche sèche et soif, langue rouge, peu

5.4.2 慢性胃炎

慢性胃炎是指组织学检查显示胃粘膜炎性病变（胃窦或胃底粘膜）。慢性胃炎可逐渐演变最终导致胃腺消失（胃萎缩）。临床表现一般不典型，缺乏明显的特点，主要症状有长期反复发作的中上腹部饱闷感、疼痛，食欲不振，消化不良，恶心，呕吐，嗳气等。

本病相当于中医的"胃脘痛""痞满"等病证。

【病因病机】

多由情志不畅，饮食失调，劳倦过度，久病体弱，导致肝郁气滞，中焦虚寒，胃阴不足等而发病；病久入络，则呈现血络瘀阻。

【辨证】

1. **肝郁气滞**，胃脘疼痛连及两胁，痛无定处，嗳气频作，善太息，舌红苔薄黄，脉弦数。

2. **脾胃虚寒**，胃痛隐隐，喜暖喜按，形瘦神疲，面色少华，大便稀溏，畏寒肢冷，舌淡形胖，苔薄白而滑，脉细弱无力。

3. **胃阴不足**，胃痛无定时，嘈杂如饥，饥不欲食，口干思饮，舌红少苔，脉弦细或细数。

d'enduit, pouls tendu et fin ou fin et rapide.

4. Stagnation du sang dans les *luo* : douleurs épigastriques pongitives, fixes et aggravées à la pression, parfois hématémèse et méléna, langue violet foncé ou portant des ecchymoses, pouls rugueux sans fluidité.

Traitement

1. Acupuncture :

-Prescription type :

◆ Zhongwan VC12, Neiguan MC6, Gongsun RT4, Liangmen E21, Zusanli E36.

-Variantes :

◆ Stagnation de l'énergie du Foie : Taichong F3, Qimen F14, Ganshu V18.

◆ Vide-Froid de Rate et d'Estomac : Pishu V20 et Weishu V21.

◆ Vide de yin de l'Estomac : Taixi RN3 et Sanyinjiao RT6.

◆ Stagnation du sang dans les collatéraux : Xuehai RT10, Geshu V17.

◆ Brûlures d'Estomac : Neiting E44.

◆ Plénitude, distension de l'épigastre et de l'abdomen : Zhangmen F13, Burong E19, et Pishu V20.

-Techniques : Pour traiter les diarrhées par stagnation de l'énergie du Foie et du sang: puncture neutre ou dispersion. Pour vide de Rate et d'Estomac, pour insuffisance de l'énergie yin de l'Estomac : tonification. Pour le traitement de vide-froid on ajoute la moxibustion.

2. Auriculo-puncture

-Points : Estomac (CO_4), Rate (CO_{13}), Foie (CO_{12}), Triple Réchauffeur (CO_{17}), Sympathique (AH_{6a}), Shenmen (TF_4), et Sous-cortex (AT_4)

-Techniques : on utilise 2 à 3 points chaque fois, les aiguilles laissées sur place pendant 30 minutes, on stimule de temps en temps. On peut utiliser l'électro-acupuncture. On peut conseiller Wang-

4. 血络瘀阻，胃脘刺痛，痛处固定且拒按，时有呕血或便血，舌质紫暗或见瘀斑，脉涩不利。

【治疗】

1. 体针疗法

处方：

中脘，内关，公孙，梁门，足三里。

随证配穴：

肝气犯胃：加太冲，期门，肝俞。

脾胃虚寒：加脾俞，胃俞。

胃阴不足：加太溪，三阴交。

血络瘀阻：加血海，膈俞。

胃热：加内庭。

脘腹胀满：加章门，不容，脾俞。

操作：肝气犯胃和血络瘀阻证可用平补平泻或泻法；脾胃虚寒和胃阴不足证可用补法，虚寒证加灸。

2. 耳针疗法

处方：胃，脾，肝，三焦，交感，神门，皮质下。

操作：每次选用2～3穴，留针30分钟，间歇捻转或用电针；或用王不留行籽压耳法，两耳交替使用。

buliuxingzi (Semen Vaccariae) en pression. On pique en alternance les deux oreilles.

5.4.3 Ulcère gastro-duodénal

L'ulcère gastro-duodénal (UGD) est une maladie dont les signes cliniques sont les suivantes : douleurs épigastriques par crises, accompagnées d'éructations, de régurgitation acide, de nausées et vomissements. Elle atteint souvent de jeunes adultes et des hommes[1].

Selon la nosologie traditionnelle chinoise, elle appartient à des épigastralgies *wei wan tong*, avec reflux d'acidités *tun suan*, pyrosis *cao za*, hématémèse *ou xue*, méléna *bian xue*.

Étiopathogénie

La cause est liée fréquemment à un excès de boissons et de bonne chère, à des décharges émotionnelles, aux surmenages qui conduisent à un dérèglement de la fonction du Foie (*shu xie*) créant une dysharmonie Foie-Estomac et un Vide-froid de Rate-Estomac

Syndromes différentiels

1. Dysharmonie Foie-Estomac : douleurs et distensions de l'épigastre irradiant aux côtés (hypocondres), éructations et régurgitations acides voire nausées et vomissements, aggravation par les émotions, enduit lingual mince et jaunâtre, pouls tendu.

2. Accumulation de Chaleur dans le tractus gastro-intestinal : brûlures d'estomac, bouche sèche et amère, mauvaise haleine, urines foncées, selles « nouées », langue rouge enduit jaunâtre, pouls rapide.

3. Stagnation d'énergie et stase de sang : douleur pongitive à l'épigastre, aggravation après repas, hématémèses, méléna, langue violette avec des

---

5.4.3　胃、十二指肠溃疡

胃、十二指肠溃疡是指胃与十二指肠部位的慢性溃疡。临床以周期性发作、上腹部疼痛为特征，常伴有嗳气泛酸，恶心呕吐等症。以青壮年和男性居多。

根据其临床症状分属于中医学的"胃脘痛""吞酸""嘈杂""呕血""便血"等范畴。

【病因病机】

主要由饮食、情志、劳倦所伤，导致肝失疏泄，脾胃损伤而发病。

【辨证】

1. **肝胃不和**，胃脘胀痛连及两胁，嗳气吐酸，甚至恶心呕吐，每因情绪波动而加重，苔薄黄，脉弦。

2. **胃肠积热**，胃中灼热，口干而苦，口臭，尿黄便结，舌红苔黄，脉数。

3. **气滞血瘀**，胃脘刺痛，拒按，食则痛剧，或见呕血，便血，舌紫暗有瘀点，脉涩。

---

[1] Elle implique le plus souvent une bactérie : Helicobacter pylori. Cette découverte est due à J. Robin Warren et Barry J. Marshall et leur a valu le prix Nobel de médecine en 2005.

points ecchymotiques, pouls rugueux.

4. Vide-Froid de Rate et Estomac : douleurs insidieuses, soulagement par la chaleur et la pression, régurgitation liquide clair, lassitude de l'esprit, teint terne, selles molles, langue décolorée, enduit blanc, pouls fin et sans force.

Traitement

1. Acupuncture

-Prescription type :

◆ Pishu V20, Weishu V21, Zhongwan VC12, Neiguan MC6 et Zusanli E36.

-Variantes :

◆ Dysharmonie Foie-Estomac (invasion de l'Estomac par énergie de Foie) : Taichong F3, Qimen F13.

◆ Accumulation de Chaleur dans le tractus gastro-intestinal : Neiting E44 et Qiangu IG2.

◆ Stagnation d'énergie et stase de sang : Hegu GI4 et Geshu V17.

◆ Vide-Froid de Rate et Estomac : Zhangmen F13 et Qihai VC6.

◆ Gastralgie sévère : Liangqiu E34.

◆ Constipation et selles molles : Tianshu E25 et Xiajuxu E39.

◆ Hémorragies digestives : Xuehai RT10 et Geshu V17, ne pas piquer Zhongwan VC12.

-Techniques : Les points de l'abdomen ne doivent pas être puncturés profondément. Qimen F14 doit être puncturé obliquement, contre le rebord costal avec une stimulation douce. Liangqiu E34 est à disperser avec une forte stimulation. Pour le syndrome Vide-Froid de l'Estomac, la moxibustion et les ventouses sont conseillées aux points Shu du dos et Mu antérieurs, Qihai VC6 et Zusanli E36.

2. Auriculo-puncture

-Points : Estomac (CO_4), Duodénum (CO_5), Rate (CO_{13}), Foie (CO_{12}), Triple Réchauffeur

4. 脾胃虚寒，胃脘隐痛，喜温喜按，泛吐清水，神疲乏力，面色无华，大便溏薄，舌淡苔白，脉细无力。

【治疗】

1. 体针疗法

处方：

脾俞，胃俞，中脘，内关，足三里。

随证配穴：

肝气犯胃：加太冲，期门。

胃肠积热：加内庭，前谷。

气滞血瘀：加合谷，膈俞。

脾胃虚寒：加章门，气海。

胃疼剧烈：加梁丘。

便秘或便溏：加天枢，下巨虚。

呕血或便血：去中脘，加血海，膈俞。

操作： 腹部腧穴应注意掌握针刺的深度，不宜直刺过深，期门宜沿肋间隙向内、外侧斜刺，刺激也不宜过强；梁丘应施强刺泻法；脾胃虚寒者，俞、募穴和气海、足三里可加用灸法和拔罐。

2. 耳针疗法

处方： 胃，十二指肠，脾，肝，三焦，交感，神门，皮质下。

(CO$_{17}$), Sympathique (AH$_{6a}$), Shenmen (TF$_4$) et Sous-cortex (AT$_4$).

-**Techniques :** On choisit 3 à 5 points à chaque séance. On peut utiliser la puncture, les aiguilles à demeure ou encore Wangbuliuxingzi (Semen vaccariae) pour la pression auriculaire. On traite les 2 oreilles alternativement.

操作: 每次选用3 ~ 5穴，常规针刺或施行埋针，王不留行籽压耳法，两耳交替。

5.4.4 Ptose gastrique

La ptose gastrique se définit par un relâchement des ligaments qui soutiennent l'estomac favorisant ainsi sa descente, celle-ci peut passer en dessous du diaphragme. Les manifestations cliniques : distension et pesanteur de l'abdomen, gastralgies, dyspepsie, clapotage gastrique postprandial ; ces signes peuvent disparaître avec la position couchée. Elle est plus fréquente chez la femme mince, la poitrine étroite et les muscles abdominaux relâchés.

En médecine chinoise on parle de descente d'estomac *wei xia*, et de ralentissement de la fonction de l'estomac *wei huan*.

5.4.4 胃下垂

胃下垂是指胃支持韧带松弛，以致站立时胃下垂至膈以下的一种疾病。临床以食后腹部坠胀、胃痛，平卧后症状旋即减轻为主要特征。多见于形体瘦弱、胸廓狭长、腹肌松弛的女性。

胃下垂相当于中医的"胃下"，"胃缓"等病证。

Étiopathogénie

La maladie peut être causée par une mauvaise alimentation, un surmenage, une suite de longue maladie, il en résulte un affaiblissement du Réchauffeur Moyen / Rate-Estomac, puis son effondrement entraînant ainsi un dérèglement de la fonction transport et transformation (*yun hua*) de Rate-Estomac. L'accumulation d'humidité et la rétention de mucosités entraînent un syndrome mixte vide-plénitude, un syndrome de Racine en vide et Branches en plénitude (*ben xu biao shi*).

【病因病机】

本病多因饮食、劳倦、病后失调，以致中焦脾胃虚弱、中虚气陷所致。由于脾胃运化失常，留湿停饮，往往兼挟水湿、痰饮，成为虚实夹杂、本虚标实之证。

Syndromes différentiels

1. Dysharmonie entre Foie et Estomac : douleur et distension épigastrique atteignant les côtes, aggravation après les repas, éructations fréquentes, vomissements de liquide acide, dysphorie, colère, langue rouge avec enduit fin et jaune, pouls tendu et rapide.

【辨证】

1. 肝胃不和，胃脘胀痛连及两胁，食后尤甚，嗳气频作，呕吐酸水，心烦易怒，舌红苔薄黄，脉弦数。

2. Déficience du Qi de Rate : sensation de plénitude dans l'épigastre et de l'abdomen. Pesanteur et distension gastrique, aggravation après les repas, soulagement en décubitus dorsal, régurgitation de liquide clair, mucosités et glaires, vertige et fatigue, selles molles, langue pâle avec enduit blanchâtre, pouls lent et mou.

3. Vide d'énergie et de yin : sensation pesanteur et distension gastrique, aggravation postprandiale, bouche sèche et goût amer, nausées, hoquet, amaigrissement, fatigue, faim, mais pas d'appétit, langue rouge peu d'enduit, pouls rapide, fin et faible.

Traitement

1. Acupuncture

-Prescription type :

- a) Qihai VC6, Baihui VG20, Pishu V20, Weishu V21, Zhongwan VC12, Zusanli E36.
- b) *Tiwei* à 4 cun de chaque côté de Zhongwan VC12 ou *Weishang* à 4 cun de chaque côté de Xiawan VC10, piquer jusqu'à Tianshu E25.

Ces deux groupes de points sont à utiliser en alternance.

-Variantes :

- Dysharmonie entre Foie et Estomac : Qimen F14, Taichong F3 et Ganshu V18.
- Vide d'énergie et de yin : Sanyinjiao RT6 et Neiguan MC6.
- Clapotage gastrique : Shuifen VC9 et Yinlingquan RT9.
- Gastralgie : Liangmen E21.
- Distension abdominale et diarrhées : Tianshu E25 et Xiajuxu E39.
- Constipation : Zhigou TR6 et Daheng RT15.

-Techniques : Premier groupe de points : aiguilles et/ou moxas. *Tiwei* et *Weishang* (PC-TA14) : lorsqu'on atteint Tianshu E25, on stimule l'aiguille en *nianzhuan* tonification ; après obtention du Qi, on stimule l'aiguille dans la même direction jusqu'à sa

2. 脾虚气陷，脘腹痞满，坠胀不适，食后尤甚，平卧减轻，或泛吐清水痰涎，头晕乏力，大便溏薄，舌淡苔白，脉濡缓。

3. 气阴两虚，脘腹坠胀，食后为甚，口苦口干，或干呕呃逆，形瘦神疲，饥不欲食，舌红少苔，脉细数无力。

【治疗】

1. 体针疗法

处方：

（1）气海，百会，脾俞，胃俞，中脘，足三里。

（2）提胃（中脘旁开4寸）或胃上（下脘旁开4寸）透天枢。

两组穴位交替使用。

随证配穴：

肝胃不和：加期门，太冲，肝俞。

气阴两虚：加三阴交，内关。

胃中有振水声：加水分，阴陵泉。

胃痛：加梁门。

腹胀腹泻：加天枢，下巨虚。

便秘：加支沟，大横。

操作： 第一组腧穴可针灸并用。提胃、胃上二穴透刺天枢穴时，行捻转补法，得气后，将针向单一方向捻搓，待针下有紧涩感为止，以胃部有升提感为佳。注意不可刺入腹内，以防刺穿脏器。注意不可刺入

saisie par les tissus, le malade a une sensation d'ascension de l'estomac. Pas de puncture profonde vers l'intérieur de l'abdomen afin de ne pas blesser les organes internes.

腹内，以防刺穿脏器。

2. Électro-acupuncture

2. 电针疗法

-**Points :** les mêmes que pour l'acupuncture.

处方： 同针刺处方、配穴。

-**Techniques :** courant alternatif ou courant discontinu pendant 20 minutes avec une stimulation forte jusqu'à ce que l'on voie bouger les muscles abdominaux. Une séance par jour, une série de 15 à 20 séances constituent une cure.

操作： 常规操作，用断续波或疏密波中强刺激20分钟，以腹肌出现抽动为佳。每日1次，15～20次为1个疗程。

5.4.5 Entérite aiguë et chronique

5.4.5　急、慢性肠炎

a. Entérite aiguë

a. 急性肠炎

L'entérite est l'inflammation de l'intestin grêle. Elle se manifeste par des douleurs abdominales, selles fréquentes liquides. Elle est équivalente aux diarrhées, en MTC on l'appelle *xie xie*.

急性肠炎指肠道的炎症性改变，以腹痛、大便次数增多、粪质稀薄甚至成水样便为主要特征。相当于中医的"泄泻"病症。

Étiopathogénie

【病因病机】

L'entérite aiguë est une inflammation infectieuse intestinale aiguë causée par des bactéries, des virus, des allergènes, des produits toxiques chimiques présents dans des aliments pollués ou des parasites intestinaux. L'entérite virale et l'intoxication alimentaire bactérienne sont les plus courantes. Les deux principaux signes cliniques sont : diarrhée et douleurs abdominales avec vomissements, d'autres signes : aversion pour le froid et fièvre. Les causes principales sont des facteurs pathogènes externes et une alimentation impropre qui entraînent une dysfonction de la Rate dans son rôle de transport-transformation due à un encombrement par l'Humidité.

急性肠炎多是由不洁食物中的细菌、病毒、霉菌、化学毒素或肠道寄生虫引起的急性肠道感染性炎症，以病毒性肠炎和细菌性食物中毒最常见。临床以急性腹泻、腹痛、呕吐，多伴有恶寒发热等全身症状，外感时邪和饮食不慎是引起本病的两大原因，致使脾为湿困，运化失健而发生泄泻。

Syndromes différentiels

【辨证】

1. Syndrome Froid-humidité : douleurs abdominales, borborygmes, diarrhées, selles liquides et sans odeur, lourdeur de tête et de corps accompagnée de crainte du froid, fièvre, langue avec enduit blanc et gras, pouls lent et mou.

1. **寒湿型**，腹痛肠鸣，便如水样，无臭味，头重身重，或伴恶寒发热，苔白腻，脉濡缓。

2. Syndrome Humidité-chaleur : douleurs abdominales, diarrhées, diarrhées en jet avec selles décolorées, purulentes et d'odeur fétide, sensation de brûlure anale, fièvre, soif, oligurie, urines foncées, nausées vomissements, langue rouge avec enduit épais et jaune, pouls rapide et glissant.

3. Indigestion : diarrhée avec odeur fétide d'œuf pourri, soulagement par défécation, selles d'aliments non digérés, plénitude et oppression du thorax et épigastrique, éructations et régurgitation acide, langue avec enduit épais, pouls glissant.

Traitement

-Prescription type :

- ◆ Shangjuxu E37, Xiajuxu E39, Liangmen E21, Tianshu E25 et Yinlingquan RT9.

-Variantes :

- ◆ Syndrome Froid-Humidité : Shenque VC8 et Sanyinjiao RT6.

- ◆ Syndrome Humidité-Chaleur : Quchi GI11, Dazhui VG14 et Neiting E44.

- ◆ Fièvres : Hegu GI4 et Quchi GI11.

- ◆ Dyspepsies : Zhongwan VC12 et Gongsun RT4.

-Techniques : pour les diarrhées aiguës, on disperse les points.

b. Entérite chronique

L'entérite peut devenir chronique, c'est un syndrome multifactoriel : troubles de la muqueuse et de l'absorption intestinale (infection bactérienne non spécifique). Les signes caractéristiques : douleurs abdominales, diarrhée, ballonnement, météorisme, selles éparpillées, présence de mucus, de sang et/ou pus; alternances de diarrhées et de constipation. L'évolution est lente, par crises. Quand la chronicité s'installe, la guérison est difficile à obtenir.

2. 湿热型，腹痛腹泻，泻下急迫，便色黄褐，或间夹脓血，气味秽臭，肛门灼热，烦热口渴，小便短赤，或兼呕恶，舌红苔黄腻，脉滑数。

3. 伤食型，泻下粪便臭如败卵，泻后痛减，便中多夹不消化食物，脘腹痞闷，嗳腐酸臭，苔腻，脉滑。

【治疗】

体针疗法

处方：

上巨虚，下巨虚，梁门，天枢，阴陵泉。

随证配穴：

寒湿型：加神阙，三阴交。

湿热型：加曲池，大椎，内庭。

发热：加合谷，曲池。

伤食型：加中脘，公孙。

操作：采用毫针泻法。

b. 慢性肠炎

慢性肠炎是一个多因素的肠道慢性炎性症候群，属于非特异性细菌感染引起的肠壁黏膜慢性炎性改变和肠道吸收功能紊乱。临床表现为腹痛腹泻，腹胀肠鸣，大便稀薄或间夹黏液和脓血，或腹泻与便秘相交替，病变过程缓慢，反复发作，缠绵难愈。

Étiopathogénie

Les diarrhées prolongées par invasion des énergies perverses et des excès de bonne chère et boissons entraînent un épuisement des organes digestifs (Rate-Estomac). Les troubles émotionnels nuisent à la fonction du Foie responsable du reflux et à l'attaque de la Rate. Les diarrhées anciennes affectent la Rate et le Rein conduisant à long terme à une insuffisance du yang de Rein et un dérèglement des fonctions de transport-transformation.

Syndromes différentiels

1. Stagnation de Qi du Foie avec répercussion sur la Rate : diarrhées fréquentes avec douleurs abdominales provoquées par stress, soulagement après diarrhée, flatulences avec distension abdominale et oppression thoracique et des côtes, éructations, peu d'appétit, langue rouge enduit blanc, pouls tendu.

2. Faiblesse de la Rate et de l'Estomac : selles molles, diarrhées selles d'aliments non digérés. Diarrhées après ingestion d'aliments gras, pas d'appétit, fatigue de l'esprit, langue pâle avec enduit blanc, pouls lent mou et faible.

3. Faiblesse de l'énergie yang du Rein : diarrhées matinales, douleurs abdominales insidieuses, diarrhées après borborygmes, soulagement de la douleur après défécation, froid du corps et des membres, courbatures et faiblesse des lombes et des genoux, langue pâle avec enduit blanc, pouls profond fin et faible.

Traitement

1. Acupuncture

-Prescription type :

- Zhongwan VC12, Guanyuan VC4, Tianshu E25 et Zusanli E36.

-Variantes:

- Stagnation du Qi du Foie avec répercussion sur la Rate : Zhangmen F13 et Taichong F3.

- Faiblesse de la Rate et de l'Estomac : Pishu V20

【病因病机】

慢性肠炎多是因外感泄泻迁延日久，饮食劳倦内伤，致使脾胃虚弱；或情志不调，肝失疏泄，横逆犯脾。久泄不已，脾病及肾，肾阳不足，更致运化失司。

【辨证】

1. 肝郁乘脾，每于精神刺激、情绪紧张时发生，腹痛即泻，泻后痛缓，矢气频作，伴胸肋胀闷，嗳气食少，舌淡红苔白，脉弦。

2. 脾胃虚弱，大便溏薄，或时溏时泻，内夹不消化食物，稍进生冷油腻，便次即增，食欲不振，神疲，舌淡苔白，脉濡缓而弱。

3. 肾阳虚弱，每于黎明泄泻，腹痛隐隐，肠鸣即泄，泄后即安，形寒肢冷，腰膝酸软，舌淡苔白，脉沉细无力。

【治疗】

1. 体针疗法

处方：

中脘，关元，天枢，足三里。

随证配穴：

肝郁乘脾：加章门，太冲。

脾胃虚弱：加脾俞，胃俞。

et Weishu V21.

- Déclin du feu de Mingmen : Mingmen VG4 et Shenshu V23.

- Diarrhées chroniques et prolapsus du rectum : Baihui VG20.

-**Techniques :** on puncture les points Zhangmen F13 et Taichong F3 avec la technique neutre ou en dispersion, les autres points en tonification. Pour lutter contre le froid et vide d'énergie et de yang, on peut faire de la moxibustion et des ventouses.

2. Auriculo-puncture

-**Points :** Gros Intestin (CO_7), Intestin Grêle (CO_6), Estomac (CO_4), Rate (CO_{13}), Foie (CO_{12}), Abdomen (AH_8), Sympathique (AH_{6a}), Triple Réchauffeur (CO_{17}) et Shenmen (TF_4).

-**Technique :** on utilise chaque fois 3 à 5 points, pour les entérites aiguës, on stimule fortement les aiguilles 1 ou 2 fois par jour. Pour les entérites chroniques, on stimule doucement une fois par jour ou tous les deux jours. On utilise aussi Semen Vaccariae en forme de pression.

5.4.6 Infections de la vésicule biliaire, du canal cholédoque et lithiases biliaires

Les infections de la vésicule biliaire sont appelées cholécystites, elles peuvent être aiguës ou chroniques. La lithiase biliaire est l'existence de calcul dans la vésicule biliaire. Lithiases et infections sont étroitement liées et les deux pathologies peuvent exister simultanément. Les cholécystites chroniques sont souvent le résultat d'une lithiase ou bien les séquelles d'une cholécystite aiguë mal soignée. Les manifestations cliniques sont : douleurs abdominales et dans la partie supérieure droite de l'abdomen, la fièvre, ictère[1].

En médecine chinoise, la maladie est décrite dans les chapitres intitulés douleurs des hypocondres *xie tong* et ictère *huang dan*.

命门火衰：加命门，肾俞。

久泄脱肛：加百会。

操作： 除章门、太冲用平补平泻或泻法外，余均宜用补法。寒盛和气虚、阳虚者加灸和拔罐。

2. 耳针疗法

处方： 大肠，小肠，脾，胃，肝，腹，交感，三焦，神门。

操作： 每次选用3～5穴，常规操作。急性肠炎用强刺激，每日1～2次。慢性肠炎用中等刺激，每日或隔日1次；或用王不留行籽压耳法。

5.4.6 胆管系统感染和胆石症

胆管系统感染包括急、慢性胆囊炎、胆管炎等；胆石症包括胆囊内、胆总管、肝内胆管结石等。两者常同时存在，互为因果，临床症状也相互联系。慢性胆囊炎多发生在胆石症的基础上，且常是急性胆囊炎的后遗症，临床上都有上腹及右上腹疼痛的症状表现。

分属于中医的 "胁痛"，"黄疸" 等病证。

---

[1] Triade de Charcot

Étiopathogénie

La maladie est causée soit par des énergies perverses externes, soit par des troubles émotionnels et une alimentation mauvaise. Ces causes peuvent entraîner une accumulation interne d'Humidité-chaleur qui se concentre et surchauffe le Foie et la Vésicule Biliaire, c'est un syndrome de Plénitude et de Chaleur. Une prolongation de cette accumulation Humidité-Chaleur peut provoquer la formation de bile en calcul.

Syndromes différentiels

1. Stagnation de l'Énergie du Foie et de la Vésicule Biliaire : oppression et distension de la partie supérieure droite de l'abdomen, coliques intermittentes, douleurs sans localisation fixe, apathie, éructation, soupir, sensation de ras le bol et irritabilité, langue avec enduit mince et jaune, pouls tendu et rapide.

2. Humidité-chaleur du Foie et de la Vésicule Biliaire : début brusque, fièvre, goût amer dans la bouche avec sécheresse de la gorge, ictère conjonctival et cutané, urines foncées, constipation, langue rouge avec enduit gras ou sec et jaune, pouls tendu et rapide.

3. Accumulation de Chaleur toxique : fièvre élevée, frissons, visage cramoisi, ictère conjonctival et cutané, agitation, oligurie et urines foncées, constipation, on peut avoir aussi confusion mentale et délire, douleurs et froid des membres, langue rouge foncé ou violette, avec épines ou avec enduit jaune sec, pouls glissant et rapide ou profond et caché.

Traitement

1. Acupuncture

-Prescription type :

◆ Zhongwan VC12, Riyue VB24, Danshu V19, Taichong F3, Dannang (PC-MI6).

-Variantes :

◆ Stagnation de l'Énergie du Foie et de la Vésicule

【病因病机】

因外邪、情志、饮食所伤，致湿热内蕴，肝胆失疏；湿热日久不化，煎炼胆汁成石。临床多表现为实证、热证。

【辨证】

1. 肝胆气滞，右上腹闷胀，间歇性绞痛，痛无定处，精神抑郁，嗳气叹息，心烦易怒，苔薄黄，脉弦数。

2. 肝胆湿热，起病急，发热，口苦咽干，目黄，身黄，小便发黄，大便秘结，舌红苔黄腻（或燥），脉弦数。

3. 热毒蕴结，寒战高热，面赤身黄，烦躁不安，小便短赤，大便秘结，甚或神昏谵语，四肢厥冷，舌红绛或紫暗，苔黄燥或生芒刺，脉滑数或沉伏。

【治疗】

1. 体针疗法

处方：

中脘，日月，胆俞，太冲，胆囊穴。

随证配穴：

肝胆气滞：加期门，阳陵泉。

Biliaire : Qimen F14, Yanglingquan VB34.

◆ Humidité-Chaleur dans le Foie et la Vésicule Biliaire : Yinlingquan RT9 et Xiaxi VB43.

◆ Accumulation de Chaleur toxique : Quchi GI 11, Neiting E44 et Xiaxi VB43.

◆ Fièvre élevée : Dazhui VG14 et Apex de l'oreille (point auriculaire au sommet de l'oreille à la jonction de HX_6 et HX_7).

◆ Colique hépatique : Yanglingquan VB34 et Hegu GI4.

◆ Nausées et vomissements : Neiguan MC6 et Zusanli E36.

◆ Ictère : Zhiyang VG9 et Zusanli E36.

◆ Constipation : Zhigou TR6 et Tianshu E25.

◆ Apathie et prostration : Shuigou VG26, Baihui VG20, Neiguan MC6, Hegu GI4 et Zusanli E36

-**Techniques :** Riyue VB24 et Qimen F14 sont piqués obliquement le long du bord costal vers l'extérieur, on évitera la piqûre verticale. Zhongwan VC12 doit être piqué obliquement de haut en bas vers l'hypocondre droit pour obtenir une sensation d'irradiation dans la zone affectée. Les punctures verticales ne doivent pas être trop profondes. On peut faire de micro-saignées à Dazhui VG14 et Erjian ($HX_{6,7}$), l'Apex de l'oreille. On pratique pour tous ces points la dispersion. L'électro-acupuncture peut être utile avec un courant continu et de haute fréquence en stimulation forte pendant 40-60 minutes.

2. Auriculo-puncture

-**Points :** Foie (CO_{12}), Vésicule Biliaire (CO_{11}), Rate (CO_{13}), Estomac (CO_4), Triple Réchauffeur (CO_{17}), Duodénum (CO_5), Sympathique (AH_{6a}), Shenmen (TF_4), Erjian et Ermigen (point de la Racine de l'oreille).

-**Techniques :** 3 à 5 points seront choisis. On stimule fortement pour les syndromes aigus, on peut faire des saignées à l'apex de l'oreille ; quant aux syndromes chroniques, on stimule doucement. On peut faire aussi la pression auriculaire avec Semen Vaccariae.

肝胆湿热：加阴陵泉，侠溪。

热毒蕴结：加曲池，内庭，侠溪。

高热：加大椎，耳尖。

胆绞痛：加阳陵泉，合谷。

恶心呕吐：加内关，足三里。

黄疸：加至阳，足三里。

便秘：加支沟，天枢。

神昏虚脱：加水沟，百会，内关，合谷，足三里。

操作：日月、期门不宜直刺，应沿肋间隙向外侧斜刺；中脘直刺不宜过深，最好向右胁下斜刺，使针感直达病所；大椎、耳尖行点刺出血。均施以泻法。同时亦可加用电针，以连续波、快频率，强刺激40～60分钟。

2. 耳针疗法

处方：肝，胆，脾，胃，三焦，十二指肠，交感，神门，耳尖，耳迷根。

操作：每次选用3～5穴，常规操作。急性者宜用强刺激（耳尖点刺出血），慢性者宜用中强刺激或施行王不留行籽压耳法。

5.4.7 Constipations chroniques

Elles résultent d'une défécation difficile, les selles sont dures, on parle de constipation quand il y a rétention de matière de plus de 48 heures.

En chinois, on dit constipation *bian mi*, défécation difficile *da bian nan*, rétention de matière de type yang *yang jie*, rétention de matière de type yin *yin jie* ou obstruction de Rate *pi yue*.

Étiopathogénie

La cause fréquente est un excès de yang, une nourriture trop riche avec abus d'alcool et de cigarettes ou bien d'un syndrome dépressif ou bien encore d'un surmenage, de la vieillesse, une mauvaise fonction du Poumon, de la Rate, de l'Estomac et du Rein. On constate aussi une circulation déficiente de liquides corporels causée par une défaillance du transit du gros intestin après une longue maladie, ou encore il y a une chute de l'Énergie et du sang après un accouchement.

Syndromes différentiels

1. Constipation par Plénitude : distension et plénitude épigastrique et abdominale, pression douloureuse de l'abdomen, selles dures comme des crottes de bique, corps chaud, visage rouge, soif et mauvaise haleine, langue rouge avec enduit jaune et sec, pouls ample et rapide.

2. Constipation par Vide : abdomen souple, ténesme rectal, grosse fatigue après défécation, vertige, palpitations, teint terne ou rouge aux joues, langue pâle avec enduit blanc, pouls faible et fin.

3. Constipation par Froid : selles dures et sèches, douleur abdominale avec crainte du froid, recherche de la chaleur, membres froids, urines claires et abondantes, langue pâle avec enduit blanc, pouls profond et tendu.

5.4.7 习惯性便秘

习惯性便秘是指排便艰涩不畅，粪质干燥硬结，排便间隔时间超过48小时以上，并有不适感的疾病。

相当于中医的"便秘""大便难""阳结""阴结""脾约"等病证。

【病因病机】

是由于素体阳盛，嗜食辛辣厚味，烟酒过度；或情志不舒；或劳倦内伤，年老体弱，病后或产后气血未复，导致肺、脾胃、肾等脏腑功能失调，津液不足，大肠传导失司所致。

【辨证】

1. 实秘，脘腹胀满，疼痛拒按，粪便干燥坚硬如羊矢，身热面赤，烦渴口臭，舌红苔黄燥，脉洪大而数。

2. 虚秘，腹软，临厕时虽有便意但常常努责乏力，便后疲乏，头晕心悸，面色无华或两颧泛红，舌淡苔白，脉细无力。

3. 寒秘，大便秘结，腹中冷痛，畏寒喜暖，四肢欠温，小便清长，舌淡苔白，脉沉紧。

Traitement

1. Acupuncture

-Prescription type :

- Zhongwan VC12, Tianshu E25, Zhigou TR6, Shangjuxu E37, Dachangshu V25.

-Variantes :

- Plénitude-Chaleur gastro-intestinale: Quchi GI11, Neiting E44.

- Stagnation de l'énergie du Foie et de la Rate : Hegu GI4, Taichong F3.

- Vide de l'énergie de la Rate et du Poumon : Pishu V20, Weishu V21, Shenshu V23, Qihai VC6 et Zusanli E36.

- Vide de Sang et de yin : Pishu V20, Ganshu V18, Sanyinjiao RT6, Taixi RN3, et Zhaohai RN6.

- Constipation par Froid : Dazhong RN4 et Guanyuan VC4.

-Techniques : pour les syndromes de plénitude, on emploie la méthode de dispersion. On tonifie les syndromes de vide, pour les syndromes Froids, on peut ajouter du moxa.

2. Auriculo-puncture

-Points : Gros Intestin (CO_7), Rectum (HX_2), Poumon (CO_{14}), Rate (CO_{13}), Foie (CO_{12}), Rein (CO_{10}), Triple Réchauffeur (CO_{17}), Abdomen (AH_8), Sympathique (AH_{6a}), et Sous-cortex (AT_4).

-Techniques : On choisit pour chaque séance 3 à 5 points avec forte stimulation. Les aiguilles seront retirées au bout de 1 à 2 heures, on les manipule de temps en temps. On peut encore faire la pression avec Semen Vaccariae.

【治疗】

1. 体针疗法

处方：

　　中脘，天枢，支沟，上巨虚，大肠俞。

随证配穴：

　　实秘之胃肠实热者：加曲池，内庭。

　　肝脾气滞：加合谷，太冲。

　　虚秘之脾肺气虚者：加脾俞，胃俞，肾俞，气海，足三里。

　　血虚阴亏：加脾俞，肝俞，三阴交，太溪，照海。

　　寒秘：加大钟，关元。

操作： 实秘用泻法；虚秘用补法；寒秘、虚秘可加用灸法。

2. 耳针疗法

处方： 大肠，直肠，肺，脾，肝，肾，三焦，腹，交感，皮质下。

操作： 每次选用3～5穴，常规操作，强刺激，留针1～2小时，间歇捻针2～3次；或用王不留行籽压耳法。

5.5 Hématologie

5.5 血液系统病

5.5.1 Leucopénies

On parle de leucopénie quand le chiffre des globules blancs est inférieur à $4 \times 10^9/L$. Le chiffre des granulocytes neutrophiles peut être normal ou légèrement en dessous de la normale. Les manifestations cliniques se résument à une fatigue, une infection banale.

Cette maladie fait partie des maladies de consomption dans la médecine chinoise : *xu lao*.

Étiopathogénie

Les causes peuvent être : une faible constitution, une grande fatigue, un surmenage, la suite d'une grave maladie, une infection virale ou bien un effet iatrogène des médicaments, entraînant une baisse de l'Énergie vitale par vide de Rate et de Rein, une mauvaise et insuffisante transformation de l'Énergie nutritive, une baisse de l'Énergie défensive et une insuffisance en Énergie et en Sang.

Syndromes différentiels

1. Vide de Rate et de Rein : pas d'appétit, fatigue, teint terne, palpitation et insomnie, corps et membres froids, selles molles, langue pâle avec enduit fin, pouls faible.

2. Insuffisance du Foie et du Rein : vertiges, insomnies, perte de mémoire, douleurs et faiblesse des lombes et des genoux, fébricule le soir avec sueurs, langue rouge avec peu d'enduit, pouls fin et rapide.

Traitement

Acupuncture

-Prescription type :

- Zusanli E36, Sanyinjiao RT6, Xuehai RT10, Geshu V17, Shenshu V23, Guanyuan VC4.

5.5.1 白细胞减少症

是指周围血液中白细胞计数持续低于4×10⁹/L，中性粒细胞百分数正常或稍减少。临床可无症状或有轻度乏力和感染等表现。

本病属于中医"虚劳"的范畴。

【病因病机】

多因体质虚弱，劳倦内伤，病后失调，以及病毒侵袭或用药不当，致正气损伤，脾肾亏虚，生化无源，营卫气血衰少而发为本病。

【辨证】

1. **脾肾亏虚**，食欲不振，倦怠乏力，面色无华，心悸失眠，形寒肢冷，大便溏薄，舌淡苔薄，脉弱。

2. **肝肾不足**，头晕目眩，失眠健忘，腰膝酸软，低热盗汗，舌红苔少，脉细数。

【治疗】

1. **体针疗法**

处方：

　　足三里，三阴交，血海，膈俞，肾俞，关元。

-**Variantes :**

- Vide de Rate et de Rein : Dazhui VG14 et Pishu V20.

- Insuffisance du Foie et du Rein : Taichong F3, Taixi RN3.

- Insomnies : Shenmen C7.

-**Techniques :** la tonification est utilisée, on peut faire en même temps de la moxibustion. Pour des vides évidents de l'énergie yang, on fait d'importantes moxibustions.

2. Auriculo-puncture

-**Points :** Rate (CO_{13}), Rein (CO_{10}), Foie (CO_{12}), Endocrines (CO_{18}), Sympathique (AH_{6a}), Shenmen (TF_4).

-**Techniques :** 3 à 4 points à chaque séance, avec une légère stimulation.

5.5.2 Purpura thrombocytopénique primaire

Connu aussi comme purpura thrombocytopénique auto-immune, c'est une affection fréquente dans l'hématologie. Les manifestations cliniques sont les pétéchis cutanées et ecchymoses spontanées, les hémorragies de la muqueuse et des viscères. Elle peut être aiguë ou chronique : aiguë, elle ne concerne souvent que les enfants ; chronique, elle atteint souvent la femme jeune.

En médecine chinoise, il fait partie de la maladie des pétéchies *ban zhen* et des maladies du sang *xue zheng*.

Étiopathogénie

En médecine chinoise, elle est assimilée à un syndrome d'impureté sanguine. La forme aiguë traduit une accumulation de Chaleur toxique dans le sang qui perturbe sa circulation normale, la forme chronique est causée par un vide de l'Énergie du Foie, de la Rate et du Rein, Vide-Feu qui attaque les *luo* (collatéraux) ou le Qi ne retient pas le sang.

随证配穴：

脾肾亏虚：加大椎。脾俞。

肝肾不足：加太冲，太溪。

失眠：加神门。

操作：针用补法，针灸并用，阳虚明显者，重用灸法。

2. 耳针疗法

处方：脾，肾，肝，内分泌，交感，神门。

操作：每次选用3～4穴，弱刺激。

5.5.2 原发性血小板减少性紫癜

本病也称自身免疫性血小板减少性紫癜，是血液病中常见的一种出血性疾病。临床表现为自发性皮肤瘀点或瘀斑，黏膜及内脏出血。分急性与慢性两类。急性多见于儿童；慢性以青年女性为常见。

本病属于中医"斑疹""血证"等病证。

【病因病机】

急性者是因热毒内蕴，迫血妄行；慢性者多为肝、脾、肾等脏器虚损，虚火灼络或气不摄血所致。

Syndromes différentiels

1. Accumulation interne de Chaleur toxique : apparition soudaine au réveil de tâches pourpres, d'hématomes sur la peau accompagnée d'hématurie et de selles avec du sang rouge, parfois fièvre, sensation de chaleur des paumes de mains, des plantes de pied, de la poitrine, urines foncées, langue pourpre avec enduit fin jaune, ou enduit jaune et sec, pouls rapide et glissant.

2. Vide de Yin dû à l'excès de Feu : apparition lente de pétéchies, alternant des périodes de rémission et d'aggravation, atteignant surtout les membres inférieurs, sont fréquents aussi les épistaxis, les hémorragies gingivales, les ménorragies, ces signes sont accompagnés par de la fièvre, des rougeurs de joues, une dysphorie, des sueurs nocturnes, des vertiges, de perte de mémoire, des douleurs et faiblesses de l'articulation des genoux, langue rouge avec peu d'enduit, pouls fin et rapide.

3. Le Qi ne retient pas le sang : l'évolution vers la chronicité éparpille le purpura qui devient moins sombre, les crises sont récurrentes survenues avec le surmenage. Les signes sont : épistaxis, gingivorragies, hématuries, selles sanglantes, ménorragie, teint pâle, fatigue de l'esprit, insomnie et inappétence, vertiges, langue pâle avec enduit blanc, pouls fin et faible.

Traitement

1. Acupuncture

-Prescription type :

➤ Xuehai RT10, Geshu V17 et Sanyinjiao RT6.

-Variantes :

➤ Accumulation interne de Chaleur toxique : Quchi GI11, Neiting E44.

➤ Vide de yin dû à l'excès de feu : Taixi RN3, Taichong F3, Ganshu V18 et Shenshu V23.

➤ Le Qi ne retient pas le sang : Pishu V20, Shenshu V23, Qihai VC6 et Zusanli E36.

【辨证】

1. **热毒内蕴**，起病较急，皮肤紫斑，斑色紫赤，量多成片，常伴尿血、便血，血色鲜红，或有发热，五心烦热，小便黄赤，舌质红绛，苔薄黄或黄燥，脉滑数。

2. **阴虚火旺**，发病较缓，皮肤紫斑时轻时重，斑色紫红，下肢为多，或有鼻衄、齿衄、月经过多，常伴潮热颧赤，心烦盗汗，头晕健忘，腰膝酸软，舌红少苔，脉细数。

3. **气不摄血**，病情迁延，紫斑稀淡，反复发作，遇劳加重，或兼鼻衄、齿衄、尿血、便血、月经过多，面色无华，神疲倦怠，失眠纳差，头晕目眩，舌淡苔白，脉细弱。

【治疗】

1. **体针疗法**

处方：

血海，膈俞，三阴交。

随证配穴：

热毒内蕴：加曲池，内庭。

阴虚火旺：加太溪，太冲，肝俞，肾俞。

气不摄血：加脾俞，肾俞，气海，足三里。

-**Techniques** : pour l'accumulation de Chaleur toxique, on utilise la technique de dispersion ; pour vide yin et excès de feu, on disperse d'abord puis on tonifie ou bien on fait de la stimulation neutre ; pour la défaillance de l'Énergie qui ne peut pas retenir le sang, on tonifie ou on utilise la moxibustion.

2. Auriculo-puncture

-**Points** : Surrénales (TG_{2p}), Endocrines (CO_{18}), Poumon (CO_{14}), Cœur (CO_{15}), Rate (CO_{13}), Foie (CO_{12}), Milieu de l'oreille (HX_1).

-**Technique** : on utilise les aiguilles à demeure. On peut aussi faire des pressions avec Wangbuliuxingzi (Semen Vaccariae) trois fois par jour, trois minutes de pression en alternance sur les deux oreilles.

操作：热毒内蕴，针用泻法；阴虚火旺，可先泻后补，或用平补平泻法；气不摄血，针用补法，并可加灸。

2. 耳针疗法

处方：肾上腺，内分泌，肺，心，脾，肝，耳中。

操作：埋针或王不留行籽压耳，每天按压3次，每次3分钟，两耳交替。

5.6 Pathologie uro-génitale

5.6 泌尿、生殖系统疾病

5.6.1 Infections urinaires

C'est une inflammation causée par le développement des agents pathogènes (bactéries) dans le tractus urinaire. Les manifestations cliniques sont : polyurie, dysurie accompagnées de lombalgie et fièvre. C'est une affection fréquente chez la femme. Elle est assimilable aux problèmes de stranguries et de rétention urinaire.

En médecine chinoise elles font partie des stranguries : *lin zheng*, anurie *long*.

Étiopathogénie

En médecine chinoise cette maladie prend son origine à la Vessie et au Rein, mais la Rate peut aussi être impliquée. C'est une accumulation

5.6.1 泌尿道感染

是指病原菌在尿道内生长繁殖，引起泌尿道黏膜或组织的炎症。以尿频、尿急、尿痛等尿路刺激症状为主要临床表现。可伴有腰痛和发热。好发于女性。

本病相当于中医的"淋证""癃"等病证。

【病因病机】

病在膀胱与肾，与脾有关。是由外感或内伤等因素引起湿热蕴结下焦，膀胱气化不利所致。多为实证。若迁延不愈，热郁伤

d'Humidité-Chaleur dans le Réchauffeur Inférieur et un dysfonctionnement d'origine interne ou externe de la vessie dans sa fonction de transformation du qi, en principe il s'agit d'un syndrome de plénitude. L'évolution peut se faire vers un vide ou un syndrome mixte alternant plénitude et vide, ce vide est dû à l'attaque de yin par l'accumulation de chaleur, ou par l'humidité qui obstrue l'énergie yang, ou encore par vide de yin qui blesse l'énergie yang.

阴，湿遏阳气或阴伤及阳，则演变为虚实夹杂或从实转虚。

Syndromes différentiels

1. Syndrome de Plénitude : urgence mictionnelle, dysurie, pollakiurie, brûlure à la miction, urine de couleur jaune et trouble, distension et douleur à la partie basse de l'abdomen, lombalgies, crainte du froid, fièvre, langue rouge avec un enduit jaune, gras, pouls rapide et glissant.

2. Syndrome de Vide : difficulté de miction, miction goutte à goutte occasionnellement ou lors d'un surmenage, fièvre et sueurs nocturnes, sensation de chaleur des paumes de mains, des plantes de pieds et de la poitrine, langue rouge avec peu d'enduit, pouls fin et rapide. Ou bien crainte du froid avec les membres froids, douleur et faiblesse des lombes et des genoux, œdème des membres inférieurs, langue pâle, pouls sans force.

【辨证】

1. 实证，小便急迫，涩滞热痛，尿黄赤混浊，小腹胀痛，或有腰痛，或有恶寒发热，舌红，苔黄腻，脉滑数。

2. 虚证，小便不利，淋漓不已，时作时止，遇劳即发，或潮热盗汗，五心烦热，舌红少苔，脉细数；或畏寒肢冷，腰膝酸软，下肢浮肿，舌淡，脉弱。

Traitement

1. Acupuncture

-Prescription type :

- Zhongji VC3, Yinlingquan RT9, Sanyinjiao RT6, Shenshu V23, Pangguangshu V28.

-Variantes :

- Fièvre élevée : Hegu GI4 et Quchi GI11.
- Vide de yin de Rein : Taixi RN3, Yinxi C6, Fuliu RN7.
- Vide de yang de Rate et de Rein : Pishu V20, Zusanli E36.
- Hématurie : Xuehai RT10, Diji RT8.

【治疗】

1. 体针疗法

处方：

中极，阴陵泉，三阴交，肾俞，膀胱俞。

随证配穴：

热甚者：加合谷，曲池。

肾阴亏虚：加太溪，阴郄，复溜。

脾肾阳虚：加脾俞，足三里。

血尿：加血海，地机。

◆ Polyuries nocturnes : Qihai VC6, Guanyuan VC4 et Zusanli E36.

-Techniques : Zhongji VC3 doit être piqué superficiellement et obliquement pour éviter de blesser la vessie. Syndrome de vide : tonification. Syndrome de plénitude : dispersion. Vide de yang : moxibustion après acupuncture. Électro-puncture.

2. Auriculo-puncture

-Points : Rein (CO_{10}), Vessie (CO_9), Urètre (HX_3), Uretère ($CO_{9,10i}$), Rate (CO_{13}), Triple Réchauffeur (CO_{17}), Sympathique (AH_{6a}) et Shenmen (TF_4).

-Techniques : 3 à 5 points par séance. Temps de pose 30 minutes. Une fois par jour, en alternance des 2 oreilles.

5.6.2 Lithiases des voies urinaires

Elles se définissent comme la présence des cristaux dans le tractus urinaire, y compris les calculs rénaux.

Les signes cliniques : le principal signe est la colique néphrétique, c'est une douleur brutale de grande intensité, située dans la fosse lombaire au bas du dos, elle peut être accompagnée de dysuries et d'hématurie.

En médecine chinoise elles font partie des stranguries *lin zheng* dans les chapitres : *sha lin, shi lin, xue lin.*

Étiopathogénie

La localisation de la maladie se trouve dans la Vessie et le Rein, tous deux appartiennent au Réchauffeur Inférieur. La maladie a aussi une relation avec Foie et Rate.

Elles sont causées habituellement par une accumulation de chaleur dans la Vessie, un vide de l'Énergie de Rein, une stase de l'Énergie, blocage du Réchauffeur Inférieur.

Dans le début de la maladie, il y a plénitude, cependant si on ne la traite pas elle peut devenir syndrome de vide ou syndrome mixte de pléni-

夜尿频者：加气海，关元，足三里。

操作： 中极应浅刺、斜刺，以免伤及膀胱。虚补实泻，阳虚者可加灸。
亦可配合电针疗法。

2. 耳针疗法

处方： 肾，膀胱，尿道，输尿管，脾，三焦，交感，神门。

操作： 每次选用3～5穴，常规操作，留针30分钟。每日1次，两耳交替使用。

5.6.2 泌尿道结石

是指泌尿系统中有结晶体形成和停滞。根据结石发生的部位不同，分为肾结石，输尿管结石，膀胱结石和尿道结石。以阵发性腰部或下腹部绞痛、小便涩痛、尿血为主要特征。

本病相当于中医"淋证"中"砂淋""石淋""血淋"的范畴。

【病因病机】

本病的病位在下焦的肾和膀胱，又与肝、脾有关。

多由于热结膀胱、肾气亏虚或气机阻滞，下焦失其通利所致。

初起多为实证，病久则每呈虚象或虚实夹杂证。

tude et de vide.

Syndromes différentiels

1. Humidité-Chaleur du Réchauffeur Inférieur : douleur dans les lombes à type de colique néphrétique, difficulté à uriner, miction goutte à goutte voire anurie, hématurie, fièvre, goût amer dans la bouche, langue rouge enduit gras, pouls glissant et rapide.

2. Stagnation du Qi et stase de Sang : douleurs sourdes fréquentes et vagues des lombes et de l'abdomen, arrêt brusque des mictions urinaires avec douleurs sévères, on peut constater une hématurie avec du sang rouge, teint gris, langue rouge voire violette, pouls tendu et rugueux.

3. Vide du Yang de Rate et de Rein : douleurs sourdes des lombes et de l'abdomen, polyurie, ou dysurie, fatigue, membres froids et corps froid, lombalgie et gonalgie, teint pâle, langue décolorée avec enduit blanc, pouls lent et faible.

4. Vide du yin de Foie et de Rein : miction goutte à goutte avec sensation de brûlure, vertige, acouphène, fièvre, sueurs nocturnes, sensation fébrile des paumes de mains et des plantes de pieds et du thorax, insomnie, rêves abondants, langue rouge avec peu d'enduit, pouls fin et faible.

Traitement

1. Acupuncture

-Prescription type :

➡ Zhongji VC3, Sanyinjiao RT6, Taixi R3, Shenshu V23, Pangguangshu V28 et Jingmen VB25.

-Variantes :

➡ Humidité-Chaleur du Réchauffeur Inférieur : Shuidao E28, Weiyang V39 et Yinlingquan RT9.

➡ Stagnation du Qi et stase de Sang : Hegu GI4, Taichong F3, Geshu V17.

➡ Vide du yang Rate et de Rein : Guanyuan VC4, Pishu V20, Mingmen VG4, Zusanli E36.

【辨证】

1. **下焦湿热**，腰腹疼痛如绞，小便淋沥涩痛，或突然尿闭，或尿中带血；或见发热，口苦，舌红苔质腻，脉滑数。

2. **气滞血瘀**，平素腰腹隐痛、钝痛，排尿突然中断，疼痛剧烈，甚则尿血，色暗红，面色暗滞，舌质暗红有紫气，脉弦涩。

3. **脾肾阳虚**，时有腰腹隐痛，尿频或小便不利，倦怠乏力，形寒肢冷，腰膝酸软，面色㿠白，舌淡苔白，脉缓而弱。

4. **肝肾阴虚**，小便淋沥灼热，头晕耳鸣，潮热盗汗，五心烦热，失眠多梦，舌红苔少，脉细数无力。

【治疗】

1. **体针疗法**

处方：

　　中极，三阴交，太溪，肾俞，膀胱俞，京门。

随证配穴：

　　下焦湿热：加水道，委阳，阴陵泉。

　　气滞血瘀：加合谷，太冲，膈俞。

　　脾肾阳虚：加关元，脾俞，命门，足三里。

- Vide du yin de Foie et de Rein : Fuliu RN7, Ganshu V18, Ququan F8 et Yingu RN10.

- Douleurs spasmodiques : Yanglingquan VB34 et les points douloureux.

- Hématurie : Xuehai RT10 .

- Fièvre : Hegu GI4 et Quchi GI11.

-Techniques :

Humidité-Chaleur dans le Réchauffeur inférieur et les stases du Qi et du Sang : dispersion. Vide du yang de Rate et de Rein, Vide du yin de Foie et de Rein : dispersion douce ou neutre. 1 à 2 points à chaque séance pour l'électro-acupuncture, on sélectionne un courant continu, une haute fréquence pendant 40 à 60 minutes. Pour Vide du yang de Rate et de Rein, on peut faire moxibustion et acupuncture.

2. Auriculo-puncture

-Points : Rein (CO$_{10}$), Uretère (CO$_9$, CO$_{10i}$), Vessie (CO$_9$), Urètre (HX$_3$), Poumon (CO$_{14}$), Rate (CO$_{13}$), Triple Réchauffeur (CO$_{17}$), Sympathique (AH$_{6a}$), Shenmen (TF$_4$) et Sous-cortex (AT$_4$).

-Techniques : On choisit pour chaque séance 3 à 5 points avec forte stimulation et rotation des aiguilles *nianzhuan*. Les aiguilles seront retirées au bout de 30 minutes à 1 heure, une à deux séances par jour. On peut encore faire la pression avec Semen Vaccariae.

5.6.3 Rétention urinaire

La rétention urinaire se définit comme des difficultés de miction voire anurie avec distension et douleurs du bas de l'abdomen. Elle peut être aiguë ou chronique selon la pathologie.

En médecine chinoise, cette maladie est classée dans les syndromes de dysurie et d'anurie *long bi*, elle est surtout liée au *bi* anurie.

Étiopathogénie

Les organes atteints sont le Rein et la Vessie, mais

肝肾阴虚：复溜，肝俞，曲泉，阴谷

绞痛剧烈：加阳陵泉，压痛点。

血尿：加血海。

发热：加合谷，曲池。

操作：

下焦湿热和气滞血瘀两型用泻法，脾肾阳虚和肝肾阴虚以轻泻法或平补平泻法为主。每次可选用上述诸穴1～2对，以连续波、快频率、强电流连续刺激40～60分钟。脾肾阳虚者，针灸并用。

2. 耳针疗法

处方： 肾，输尿管，膀胱，尿道，肺，脾，三焦，交感，神门，皮质下。

操作： 每次选用3～5穴，常规操作，强刺激，多捻针，留针30～60分钟。每日1～2次，或用王不留行籽压耳法。

5.6.3 尿潴留

是指尿液充胀膀胱而不能排出的病证。以小便困难甚或不通、小腹胀满而痛为主要表现。按病情轻重缓急分为急性与慢性两类。

尿潴留相当于中医的"癃闭"病证，尤与"闭"证相合。

【病因病机】

本病的病位在肾与膀胱，涉及肝、脾。若

Foie et Rate peuvent être impliqués. En général, la cause est une accumulation d'Humidité-chaleur, une obstruction d'impuretés, la stagnation du Qi du Foie pour disperser et faire circuler, un vide de l'Énergie du Rein, un vide de l'Énergie Rate-Estomac (*Zhong qi*), tous ces dysfonctionnements conduisent à l'atteinte de la vessie dans sa fonction de transformation énergétique.

因各种原因，导致湿热蕴结、浊瘀阻塞、肝失疏泄、肾元亏虚或中焦气虚等，使膀胱气化不利，发为癃闭。

Syndromes différentiels

【辨证】

1. Syndrome de Plénitude : obstruction urinaire, contraction et douleur de la partie inférieure de l'abdomen, agitation et respiration bruyante, langue rouge avec enduit jaune et gras, pouls glissant et rapide.

1. **实证**，小便阻塞不通，努责无效，少腹胀急而痛，烦躁气粗，舌红苔黄腻，脉滑数。

2. Syndrome Vide : mictions difficiles goutte à goutte, présence de calculs dans l'urine ou bien anurie, distension du bas de l'abdomen, teint pâle, esprit lent, manque d'énergie, douleurs et faiblesse des lombes et des genoux, pesanteur au niveau de l'anus, langue pâle enduit un peu gras, pouls fin et sans force.

2. **虚证**，小便淋沥不爽，排出无力，甚则点滴不通，小腹膨隆，面色㿠白，神怯气弱，腰膝酸软，时觉肛门下坠，舌淡苔微腻，脉细无力。

Traitement

【治疗】

1. Acupuncture

1. 体针疗法

-Prescription type :

处方：

- Zhongji VC3, Sanyinjiao RT6, Weiyang V39, Pangguangshu V28.

中极，三阴交，委阳，膀胱俞。

-Variantes :

随证配穴：

- Accumulation d'Humidité-chaleur : Quchi GI11, Yinlingquan RT9.

湿热蕴结：加曲池，阴陵泉。

- Stagnation du Qi du Foie : Hegu GI4, Taichong F3, Dadun F1

肝郁气滞：加合谷，太冲，大敦。

- Obstruction du tractus urinaire : Qugu VC2, Jingmen VB25, Ciliao V32 et Zhibian V54.

尿路瘀阻：加曲骨，京门，次髎，秩边。

- Vide de *Zhong qi* : Qihai VC6, Pishu V20, et Zusanli E36.

中气不足：加气海，脾俞，足三里。

- Vide du Qi de Rein : Guanyuan VC 4, Taixi R3, Fuliu R7 et Shenshu V23.

肾元亏虚：加关元，太溪，复溜，肾俞。

- Manque d'envie d'uriner et faible miction : Qihai VC6 et Shenshu V23.

无尿意或无力排尿：加气海，肾俞。

-**Techniques :** Zhongji VC3, Guanyuan VC4 et Qihai VC6 ne peuvent être piqués qu'après la percussion cutanée pour apprécier le degré de distension de la vessie, on orientera l'aiguille, on décidera de la profondeur et de l'angle de la puncture selon ce critère. La sensation de puncture doit se diffuser à la partie basse de l'abdomen. Zhibian V54 piqué en dispersion à 3 cun obliquement vers les organes génitaux. Pour le traitement du syndrome de vide, puncture neutre, on peut aussi faire de la moxibustion.

2. Auriculo-puncture

-**Points :** Rein (CO_{10}), Vessie (CO_9), Poumon (CO_{14}), Foie (CO_{12}), Rate (CO_{13}), Triple Réchauffeur (CO_{17}), Sympathique (AH_{6a}), Shenmen (TF_4), Sous-cortex (AT_4), et Vertèbres lombo-sacrées (AH_9).

-**Techniques :** On choisit pour chaque séance 3 à 5 points avec une stimulation moyenne. Temps de pose : 30 minutes.

5.6.4 Prostatites

C'est une maladie fréquente du système urinaire chez l'homme, elle peut être aiguë ou chronique. La prostatite aiguë est caractérisée par une irritation des voies urinaires, une hématurie en fin de miction et des douleurs périnéales, elle peut s'accompagner de rétention urinaire.

La prostatite chronique est souvent due à la répétition de cette infection, les symptômes sont : miction retardée, suivie de quelques gouttes ou d'un écoulement blanchâtre, des pertes séminales, des éjaculations précoces, une impuissance.

En médecine chinoise, les prostatites font partie des maladies à « écoulements », syndrome Lin : *lin zheng, bai yin, bai zhuo, niao jing.*

Étiopathogénie

En médecine chinoise elles sont causées par des agents pathologiques exogènes comme de l'Humidité, un abus d'alcool, une alimentation trop grasse et piquante, un abus de sexualité, toutes ces

操作：针刺中极、关元、气海等下腹部穴位，应先叩诊，检查膀胱的膨胀程度以决定针刺方向、角度和深浅，或分别采取诸穴互相透刺法，以针感能到达前阴并引起小腹收缩、抽动为好；秩边向前阴方向深刺3寸左右。以泻法为主，虚证用平补平泻法，并可加灸。

2. 耳针疗法

处方：肾，膀胱，肺，肝，脾，三焦，交感，神门，皮质下，腰骶椎。

操作：每次选用3～5穴，常规操作，中强刺激，留针30分钟。

5.6.4　前列腺炎

前列腺是男性泌尿系统的常见疾病，分急性与慢性两类。急性前列腺炎以尿路刺激症状和终末血尿、会阴部疼痛、尿潴留为主要症状。

慢性前列腺炎以排尿延迟、尿后滴尿，或滴出白色前列腺液，或引起遗精、早泄、阳痿等为主要症状。

本病相当于中医学"淋证""白淫""白浊""尿精"等病证。

【病因病机】

主要由外感湿毒、过度饮酒，嗜食辛辣肥甘，或房事过度，虚热内生，以致湿热蕴结下焦，以标实为主；病久则出现肝肾阴虚和脾肾阳虚，进而可致气滞血瘀，以本

causes provoquent un Vide-Chaleur qui entraîne une accumulation de l'Humidité-Chaleur dans le Réchauffeur inférieur. La manifestation majeure est une plénitude dans les Branches. Sans traitement, l'évolution peut se faire vers un vide de yin du Foie et du Rein, un vide de yang de la Rate et du Rein, pour finir, la maladie peut aboutir à une stagnation du Qi et une stase du sang : syndrome vide des Racines, ou à un syndrome mixte de plénitude et de vide.

虚或虚实夹杂为主。

Syndromes différentiels

1. Descente de l'Humidité-Chaleur : sensation de brûlure des voies urinaires, oliguries et urines jaunes, pertes blanchâtres et abondantes à l'extrémité de l'urètre, bouche amère et sèche, soif désir de boire de l'eau, constipation, langue rouge enduit jaune et épais, pouls glissant et rapide.

2. Accumulation de Chaleur toxique : forte fièvre, crainte du froid, hématurie, douleur à la défécation, langue rouge enduit jaune et sec, pouls tendu rapide et puissant.

3. Stagnation de Froid dans le méridien du Foie : douleurs persistantes du bas de l'abdomen et des testicules, aggravation par le froid et soulagement par la chaleur, langue avec enduit blanc et luisant, pouls profond tendu et lent.

4. Vide du yin de Foie et de Rein : douleurs de la région lombo-sacrée, jambes sans force, sensation de chaleur des paumes de mains, des plantes de pieds, de la poitrine, insomnies, rêves abondants, spermatorrhées, vertiges, douleurs vagues du périnée, sensation de brûlure dans les uretères, langue rouge enduit mince, pouls profond, fin et rapide.

5. Vide du yang de Rate et de Rein : miction goutte à goutte, polyuries nocturnes, teint pâle, membres froids sans force, œdème, selles molles, spermatorrhées, impuissance, langue pâle, enduit blanc, pouls fin et faible.

6. Stase de Sang et d'Énergie : stade avancé de la maladie, hématurie, pertes séminales sanglantes, douleur et plénitude du bas de l'abdomen, miction

【辨证】

1. **湿热下注**，尿道灼热，尿黄而少，尿道口白色分泌物偏多，口干苦，口渴而思饮，大便干结，舌红苔黄腻，脉滑数。

2. **热毒蕴结**，高热，恶寒，血尿，大便疼痛，舌红绛苔黄燥，脉弦数有力。

3. **寒凝肝脉**，少腹与睾丸隐隐作痛，遇寒更甚，得热则舒，腹寒阴冷，舌苔白滑，脉沉弦或迟。

4. **肝肾阴虚**，腰脊酸楚，腿软乏力，手足心热，失眠多梦，遗精，头目眩晕，会阴部隐痛，时有尿道灼热感，舌红少苔，脉沉细而数。

5. **脾肾阳虚**，小便淋沥难尽，夜尿多，面色㿠白，肢冷，肢软无力，浮肿，便溏，滑精，阳痿，舌淡苔白，脉细无力。

6. **气滞血瘀**，病程久长，血尿，血精，小腹胀满疼痛，尿细如丝或点滴而下，舌暗红或见瘀点，脉弦或涩。

à faible débit, langue rouge sombre, ou ecchymoses, pouls tendu et rugueux.

Traitement

1. Acupuncture

-Prescription type :

- Zhongji VC3, Ciliao V32, Sanyinjiao RT6 et Yinlingquan RT9.

-Variantes:

- Descente d'Humidité-chaleur : Qugu VC2, Zhibian V54, Panggangshu V28 et Sanjiaoshu V22.

- Accumulation de chaleur toxique : Quchi GI11, Hegu GI4.

- Stagnation de froid dans le méridien du Foie : Dadun F1 et Taichong F3.

- Vide du yin de Foie et de Rein : Guanyuan VC4, Fuliu R7, Taixi RN3, Shenshu V23, et Ganshu V18.

- Vide du yang de Rate et de Rein : Mingmen VG4, Pishu V20, Shenshu V23 et Zusanli E36.

- Stase de Sang et d'Énergie : Taichong F3 et Geshu V17.

- Hématurie : Xuehai RT10, Geshu V17 et Zhibian V54.

- Spermatorrhées et pertes séminales : Zhishi V52, Guanyuan VC4 et Dahe RN12.

-**Techniques** : on prend soin de piquer seulement quand la vessie est vide. Zhongji VC3, Guanyuan VC4, Qugu VC2 sont puncturés verticalement 1,5 à 2 cun jusqu'à l'obtention d'une sensation périnéale ; Ciliao V32 et Zhibian V54 à 1,5-3 cun de profondeur orientés vers la vessie jusqu'à l'obtention d'une sensation du bas-ventre et du périnée. On emploie surtout la méthode de dispersion. Pour le traitement du vide du yang de Rate et de Rein, on tonifie avec des moxas. Pour le traitement du vide du yin de Foie et de Rein : punture neutre.

【治疗】

1. 体针疗法

处方：

　　中极，次髎，三阴交，阴陵泉。

随证配穴：

　　湿热下注：加曲骨，秩边，膀胱俞，三焦俞。

　　热毒蕴结：加曲池，合谷。

　　寒凝肝脉：加大敦，太冲。

　　肝肾阴虚：加关元，复溜，太溪，肾俞，肝俞。

　　脾肾阳虚：加命门，脾俞，肾俞，足三里。

　　气滞血瘀：加太冲，膈俞。

　　血尿：加血海，膈俞，秩边。

　　遗精，滑精：加精宫，关元，大赫。

操作：在排空小便的情况下，中极，关元，曲骨等下腹部穴位直刺1.5～2寸，使针感达会阴部；次髎，秩边宜朝膀胱区方向深刺1.5～3寸，使针感传到下腹乃至会阴部位；其他穴位常规针刺，以泻法为主，脾肾阳虚者用补法，加灸；肝肾阴虚者用平补平泻。

2. Auriculo-puncture

-Points : Angle de la Conque Cymba (CO_8), Rein (CO_{10}), Vessie (CO_9), Foie (CO_{12}), Triple Réchauffeur (CO_{17}), Sympathique (AH_{6a}), Shen-men (TF_4), Cavité pelvienne (TF_5), Endocrines (CO_{18}), Surrénales (TG_{2p}).

-Techniques : On choisit pour chaque séance 3 à 5 points. Pour les traitements de prostatites aiguës, on stimule fortement, on peut faire de petites saignées au sommet de l'oreille. Temps de pose des aiguilles : 45-60 minutes, manipulation de temps en temps. Pour les prostatites chroniques : stimulation douce, temps de pose des aiguilles : 20 minutes. Fréquence : une fois par jour.

5.6.5 Pertes séminales

C'est une perte séminale spontanée sans être provoquée par un rapport sexuel. Une ou deux pertes par mois entrent dans le cadre d'un phénomène physiologique, sans autres signes alarmants. Cependant quand ces pertes se renouvellent plusieurs fois par semaine, voire par nuit, accompagnées de fatigue, de vertiges et d'acouphène, c'est un phénomène pathologique. Ces pertes survenant la nuit pendant les rêves sont appelées pertes séminales nocturnes, quand elles sont spontanées, mais dans la journée chez un malade conscient, on les appelle spermatorrhées.

Étiopathogénie

Les pertes nocturnes sont souvent dues à une grande anxiété, une débauche sexuelle, une dysharmonie entre Cœur et Rein ainsi qu'un déficit en eau et un excès de feu. Elles peuvent être causées par une alimentation grasse et piquante qui entraîne un excès d'Humidité-Chaleur perturbant ainsi la sécrétion séminale. Une évolution sans traitement peut épuiser l'énergie du Rein, qui ne contrôle plus l'émission du sperme, conduisant à la spermatorrhée.

2. 耳针疗法

处方：艇角，肾，尿道，膀胱，肝，三焦，神门，盆腔，交感，内分泌，肾上腺。

操作：每次选用3～5穴，常规操作，急性者用强刺激（并可加耳尖点刺出血），久留针（45～60分钟），间歇行针；慢性者用中等刺激，留针20分钟。每日1次。

5.6.5　遗精

男子非性生活而精液外泄者称为遗精。一般健康男性，每月遗精1～2次，且无明显不适，属正常生理现象；若一周数次或一夜数次，并伴有神疲困倦，头昏耳鸣等全身症状者，则属于遗精症。有梦而遗者称梦遗；无梦而遗，或清醒时精液自泄者称为滑精。

【病因病机】

梦遗多由思虑过度，恣情纵欲，心肾不交，水亏火旺；或嗜食肥甘辛辣，蕴湿生热，扰动精室所致。如病延日久，肾元虚惫，精关不固，则成滑精。

Syndromes différentiels

1. Dysharmonie entre Cœur et Rein : rêves abondants, priapisme, érection facile, dysphorie et insomnies, vertiges, lombalgie, fatigue mentale, langue rouge, pouls fin et rapide.

2. Descente de l'Humidité-Chaleur : pertes séminales fréquentes, fatigue et inappétence, pénis humide et prurigineux, urines foncées, miction difficile avec sensation de brûlure, langue pointe et bord rouges avec enduit jaune et gras, pouls glissant et rapide.

3. Vide du yang de Rein : pertes séminales sans rêve, spermatorrhées avec désir de sexe, vertiges et acouphène, visage pâle et gonflé, douleurs et faiblesses des lombes et des genoux, crainte de froid, membres froids accompagnés d'impuissance, sueurs spontanées, souffle court, langue pâle enduit blanc, pouls fin et sans force.

Traitement

1. Acupuncture

-Prescription Type :

* Shenshu V23, Guanyuan VC4, Sanyinjiao RT6.

-Variantes :

* Dysharmonie entre Cœur et Rein : Xinshu V15, Shenmen C7, Neiguan MC6 et Taichong F3.

* Descente d'Humidité-Chaleur : Zhongji VC3, Yinlingquan RT9 et Xingjian F2.

* Vide du yang de Rein : Mingmen VG4, Taixi RN3, Zusanli E36.

-Techniques : pour perte séminale, stimulation neutre, pas de moxa ; pour spermatorrhées par vide du yang de Rein tonification et moxibustion.

2. Auriculo-puncture

-Points : Organes génitaux internes (TF$_2$), Shenmen (TF$_4$), Foie (CO$_{12}$), Rein (CO$_{10}$), Sous-cortex (AT$_4$).

-Techniques : stimulation moyenne ou pression auriculaire avec Semen Vaccariae.

【辨证】

1. **心肾不交**，梦境纷纭，阳强易举，遗精频繁，心烦少寐，头晕目眩，腰酸神疲，舌质偏红，脉细数。

2. **湿热下注**，遗精频作，身倦纳呆，阴部潮湿或痒，尿色黄赤，尿时不爽或有灼热，舌边尖红，苔黄腻，脉滑或数。

3. **肾阳虚衰**，无梦而遗，甚至动念则精出，滑泄不禁，头晕耳鸣，面色㿠白，腰膝酸软，畏寒肢冷，或兼阳痿，自汗短气，舌淡苔白，脉细弱。

【治疗】

1. 体针疗法

处方：

肾俞，关元，三阴交。

随证配穴：

心肾不交：加心俞，神门，内关，太冲

湿热下注：加中极，阴陵泉，行间。

肾阳虚惫：加命门，太溪，足三里。

操作： 遗精者针用平补平泻或泻法，不灸；滑精者针用补法，加灸。

2. 耳针疗法

处方： 内生殖器，神门，肝，肾，皮质下。

操作： 中等刺激，或用王不留行籽压耳法。

5.6.6 Impuissance

L'impuissance signifie une impossibilité d'érection du pénis ou une érection insuffisante pour des rapports sexuels.

Étiopathogénie

Selon la médecine chinoise, elle est due à un excès sexuel entraînant un Vide du Feu de Mingmen (*Mingmen huo shuai*), ou bien une anxiété importante qui perturbe le Cœur et la Rate conduisant à un vide du Vaisseau d'assaut Chong Mai, ou bien par une descente d'Humidité-Chaleur dans le Foie et le Rein conduisant à une baisse de l'activité génitale. C'est souvent un syndrome de vide.

Syndromes différentiels

1. Vide du Cœur et de la Rate : une apathie dans la vie sexuelle, insuffisance d'érection, palpitations, peurs faciles, insomnies et perte de mémoire, teint terne, fatigue mentale et asthénie, souffle court et sueurs spontanées, langue pâle avec enduit blanc, pouls fin et faible.

2. Vide du feu de *Mingmen* : impuissance, éjaculation précoce, émissions séminales peu abondantes et froides, cernes aux yeux, teint foncé, vertiges, sensation de froid de tout le corps et fatigue mentale, douleurs lombaires, acouphènes, langue pâle, pouls profond et fin.

3. Descente de l'Humidité-Chaleur : impuissance, érection insuffisante, scrotum humide qui émane une mauvaise odeur, douleurs et distension du bas-ventre et des testicules, urines foncées, sensation de brûlure et de prurit en urinant, langue jaune, pouls rapide et mou.

Traitement

1. Acupuncture

-Prescription type :

- Guanyuan VC4, Shenshu V23, Sanyinjiao RT6, Taichong F3.

5.6.6 阳痿

指成年男子阴茎不能正常勃起，或勃起不坚，以致无法进行性生活的病证。

【病因病机】

中医认为是恣情纵欲，命门火衰；或思虑忧郁，损伤心脾，冲脉空虚；或肝肾湿热下注，宗筋弛纵，均可导致阳痿。临床以虚证居多。

【辨证】

1. **心脾受损**，性欲淡漠，或举而不坚，心悸易惊、失眠健忘、面色无华，神疲乏力，气短自汗，舌淡苔白，脉细弱。

2. **命门火衰**，阳事不举，或临房早泄，精稀清冷，面色眼圈黯黑，头晕目眩，形寒神疲，腰酸耳鸣，舌淡，脉沉细。

3. **湿热下注**，阴茎痿软，举而不坚，阴囊潮湿臊臭，睾丸、少腹酸胀不适，小便黄赤，甚者尿时刺痒灼热，苔黄，脉濡数。

【治疗】

1. **体针疗法**

处方：

关元，肾俞，三阴交，太冲。

-Variantes :

- Vide du Cœur et de la Rate : Xinshu V15, Pishu V20, Neiguan MC6 et Zusanli E36.

- Vide de Feu de Mingmen : Mingmen VG4 et Ciliao V32.

- Descente d'Humidité-Chaleur : Pangguangshu V28, Yinlingquan RT9, Ligou F5 et Xingjian F2.

-Techniques : Guanyuan VC4 puncturé jusqu'à l'obtention d'une sensation au périnée, pour les syndromes de plénitude on emploie la dispersion, la tonification et la moxibustion pour les syndromes de vide. Pour traiter le Vide de Feu Mingmen on peut faire du moxa.

2. Auriculo-puncture

-Points : Organes génitaux internes (TF$_2$), Organes génitaux externes (HX$_4$), Bord médian (AT$_{2,3,4i}$), Foie (CO$_{12}$), Rein (CO$_{10}$), Endocrines (CO$_{18}$), Shenmen (TF$_4$).

-Techniques : on choisit 3 à 5 points à chaque séance, on stimule légèrement ou pression auriculaire avec Semen Vaccariae.

随证配穴：

心脾受损：加心俞，脾俞，内关，足三里。

命门火衰：加命门，次髎。

湿热下注：加膀胱俞，阴陵泉，蠡沟，行间。

操作：关元针刺时以针感到达前阴为佳，实则泻之，虚则补之，命门火衰者则灸之。

2. 耳针疗法

处方：内生殖器，外生殖器，缘中，肝，肾，内分泌，神门

操作：每次选用3～5穴，用毫针中等刺激，或用撳针埋藏和王不留行籽压耳法。

5.7 Pathologie endocrinienne et métabolique

5.7 内分泌、代谢性疾病

5.7.1 Hyperthyroïdies

C'est un syndrome résultant de l'hypersécrétion non freinable de l'hormone thyroïdienne, la thyroxine. Les signes cliniques sont : palpitation, excitation, anxiété, faim excessive, amaigrissement, crainte du chaud, sueurs profuses, bouche sèche, chaleur, exophtalmie. C'est une maladie fréquente

5.7.1 甲状腺功能亢进症

是指甲状腺病态地分泌过量的甲状腺激素所致。以心悸、情绪亢奋且易于波动、性情急躁、食欲旺盛但消瘦、恶热多汗、口干燥热，以及伴有甲状腺肿大、眼球突出等为主要临床征象。本病多见于女性，中青年发病率较高。

chez les femmes, surtout les femmes jeunes.

En médecine chinoise elle est traitée aux chapitres Goitre *ying qi* et Palpitations *xin ji*.

本病相当于中医的"瘿气"、"心悸"等病证。

Étiopathogénie

【病因病机】

Selon la médecine chinoise, les hyperthyroïdies viennent principalement de blessures dues aux sept sentiments ou d'une mauvaise hygiène alimentaire. Celles-ci produisent une stagnation de l'énergie avec stase du sang, une accumulation de Feu et glaires et à la longue une détérioration du Yin par excès de Feu. Cet état retentit sur le Cœur, le Foie, l'Estomac et le Rein.

主要由七情内伤，或饮食失调，形成气滞、血瘀、火郁、痰凝之病理，日久火盛伤阴，病变脏器涉及心、肝、脾胃、肾等。

Syndromes différentiels

【辨证】

1. Obstruction du Foie et accumulation de glaires : agitation, irritabilité, prompt à la colère, insomnies, abondance de rêves, yeux secs, sensation de tension oculaire, tension plénitude du thorax et des côtés, exophtalmie, gonflement du cou, tremblements des mains, langue rouge, enduit jaune et gras, pouls glissant et serré.

1. **肝郁痰凝**，烦躁易怒，失眠多梦，眼干目胀，胸胁胀满，眼球突出。颈部肿大，手抖舌颤，舌质红，苔黄腻，脉弦滑。

2. Feu du Foie et Chaleur de l'Estomac : polyphagie jamais rassasiée, polydipsie, amaigrissement, crainte de la chaleur et hypersudation, goût amer dans la bouche et gorge sèche, vertiges et éblouissements, langue rouge, enduit jaune peu humide, pouls tendu et rapide.

2. **肝火胃热**，多食善饥，烦渴多饮，形体消瘦，恶热多汗，口苦咽干，头晕目眩，舌质红，苔黄少津，脉弦数。

3. Vide de Yin du Cœur et du Foie : palpitations, anxiété, chaleur des paumes des mains des plantes des pieds et du thorax, peu de sommeil, beaucoup de rêves, gorge et bouche sèches, pertes de mémoire, frayeurs, langue rouge enduit rare, pouls fin et rapide/irrégulier.

3. **心肝阴虚**，心悸不安，五心烦热，少寐多梦，咽干口燥，健忘易惊，舌红少苔，脉细数或结代。

Traitement

【治疗】

1. Acupuncture :

1. **体针疗法**

-Prescription type :

处方：

◆ Naohui TR13, Renying E9, Neiguan MC6, Shenmen C7, Hegu GI4, Fenglong E40, Sanyinjiao RT6, et Taichong F3.

臑会，人迎，内关，神门，合谷，丰隆，三阴交，太冲。

-Variantes :

- Obstruction du Foie et accumulation de Glaires: Futu GI18, Tiantu VC22, Qimen F14, Taiyuan P9, et Taibai RT3.

- Feu du Foie, chaleur de l'Estomac : Zusanli E36, Neiting E44, Yanglingquan VB34, et Qiuxu VB40.

- Vide de Yin du Cœur et du Foie : Qishe E11, Xinshu V15, Ganshu V18, Juque VC14, Fuliu R7, Zhaohai R6.

En cas de goitre, ajouter : Tianding GI17, Tianrong IG 17, Tianjing TR10, Qiying (c'est-à-dire le point Shuitu E10, mais variable ici en fonction du volume du goitre) et Pingying (c'est-à-dire les points Jiaji PC-D2 0,5 cun à côté de la ligne médiane, à hauteur des vertèbres C3-C5). Pour les goitres volumineux, aiguilles locales en plus.

En cas d'exophtalmie, ajouter : Fengchi VB20, Shang Tianzhu (0,5 cun au-dessus de Tianzhu V10), Cuanzhu V2, Yangbai VB14 et Sizhukong TR23.

En cas d'yeux secs et sensation de tension oculaire : Jingming V1, Zhaohai R6 et Yanglao IG6.

-Techniques : Prendre garde à la profondeur de puncture des points du cou : Futu GI18 et trois points appelés « ciel » Tiantu VC22, Tianding GI17 et Tianrong IG17. Elle ne doit pas dépasser 0,5 à 0,8 cun. De même prendre garde à l'orientation de l'aiguille.

Le point goitre Qiying se pique à 0,5 cun de profondeur après avoir écarté le vaisseau sanguin.

Le Pingying, point goitre est piqué de 0,8 à 1 cun de profondeur, la sensation canalaire doit parvenir jusqu'à la pomme d'Adam.

Lorsque le goitre est volumineux, on ajoute un à deux points locaux, piqués obliquement de l'extérieur de la tuméfaction jusqu'à sa base, avec une légère manipulation de type *nianzhuan, ticha*.

Pour tous les points selon les cas de vide ou de plénitude on tonifie ou on disperse.

随证配穴：

肝郁痰凝：加扶突，天突，期门，太渊，太白。

肝火胃热：加足三里，内庭，阳陵泉，丘墟。

心肝阴虚：气舍，心俞，肝俞，巨阙，复溜，照海。

甲状腺肿大者，还可选用天鼎，天容，天井，气瘿（相当水突穴，视甲状腺肿大程度，定位稍有出入），平瘿（颈3～5夹脊正中线旁开0.5寸）等穴，瘿肿较大者加刺肿块局部。

眼球突出加风池，上天柱（天柱穴上0.5寸），攒竹，阳白，丝竹空。

眼干目胀：加睛明，照海，养老。

操作： 颈部诸穴如扶突，天突，天鼎，天容等穴针刺须注意深浅，一般针刺0.5～0.8寸为宜，并且注意针刺方向。

气瘿穴，避开血管刺入0.5寸。

平瘿穴，针刺0.8～1寸，要求针感达前颈喉结下。

瘿肿较大者，再取肿块局部1～2穴位，从外侧斜刺肿块内至基底部，作小幅度的捻转与提插。

以上诸穴按虚实补泻。

2. Auriculo-puncture

-Points : Shenmen (TF$_4$), Endocrines (CO$_{18}$), Foie (CO$_{12}$), Rein (CO$_{10}$), Rate (CO$_{13}$), Estomac (CO$_4$), Sous-cortex (AT$_4$) et Sympathique (AH$_{6a}$).

-Techniques : on choisit 2 à 3 points à chaque séance, une séance par jour. On peut aussi utiliser la technique d'enfouissement de catgut ou la pose auriculaire de semen vaccariae (Wangbuliuxingzi). On demande au patient de les stimuler lui-même plusieurs fois par jour.

2. 耳针疗法

处方： 神门，内分泌，肝，肾，脾，胃，皮质下，交感。

操作： 每次选用2～3穴，每日针1次，或每次取2～3穴埋针，或用王不留行籽压耳法。嘱病人每天自行按摩埋针或穴贴处数次。

5.7.2 Diabète

Cette anomalie est due à une insuffisance relative ou absolue en insuline qui provoque des troubles du métabolisme du sucre, des graisses et des protéines, on les appelle hyperglycémie ou diabète. Les signes cliniques sont : polyurie, polydipsie, polyphagie, fatigue et amaigrissement. Dans les cas sévères, on peut avoir une cétose et acidose. Le diabète peut aboutir à une maladie coronarienne, à une ischémie cérébrale, une maladie du rein, à des modifications du fond d'œil, de la gangrène et des lésions nerveuses.

En médecine chinoise le diabète fait partie des amaigrissements et soif *xiao ke*.

5.7.2 糖尿病

是由于体内胰岛素的相对或绝对不足而引起糖、脂肪和蛋白质代谢的紊乱。主要特点表现为高血糖和糖尿。临床上可出现多尿、多饮、多食、疲乏、消瘦等症候群，严重时发生酮症酸中毒。易诱发冠心病、缺血性脑血管病、肾病、眼底病、肢端坏疽以及神经病变等严重并发症。

本病相当于中医的"消渴"症。

Étiopathogénie

Pour la médecine chinoise, le diabète vient de chocs émotionnels, d'une alimentation trop riche (graisse, sucre, d'alcool, etc.) ou de débauche sexuelle. Ces facteurs induisent 3 types de diabètes « *san xiao* » :

Chaleur-sécheresse qui blesse le Yin ou bien une Chaleur interne par vide de Yin, responsable d'un assèchement du Poumon. Diabète du foyer supérieur : Sécheresse du Poumon. 2.Accumulation de Chaleur dans l'Estomac : Diabète du foyer médian. 3.Vide de yin de Rein : Diabète du foyer inférieur.

L'évolution à long terme mène à un vide du Qi et du Yin ou à un vide du Yin et du Yang.

【病因病机】

多因为五志过极，或过食肥甘，醇酒厚味，或恣情纵欲，导致燥热伤阴，或阴虚内热化燥，致肺燥、胃热、肾虚而发为上、中、下三消，迁延日久，可见气阴两虚或阴阳两虚之证。

Syndromes différentiels

1. Diabète du foyer supérieur : polydipsie, bouche et langue sèches, pollakiurie, polyurie, langue rouge à son extrémité et à ses bords, enduit jaune et mince, pouls intense et plein, rapide.

2. Diabète du foyer médian : polyphagie, dyspepsie, pyrosis, dysphorie fébrile, sueurs abondantes, amaigrissement, parfois constipation, urines abondantes jaunes et troubles, enduit de langue jaune et sec, pouls glissant et rapide.

3. Diabète du foyer inférieur : pollakiurie, polyurie, urines troubles sucrées, polydipsie, vertiges, vision trouble, pommettes rouges et dysphorie de type vide, courbatures des lombes, jambes faibles, parfois sécheresse cutanée, prurit généralisé, langue rouge, pouls fin et rapide.

4. Vide du Yin et du Yang : pollakiurie, urines troubles et épaisses, teint noirâtre, hélix de l'oreille sec et ridé, frilosité et extrémités froides, baisse de la libido, langue pâle et sombre, enduit blanchâtre, pouls profond, fin et sans force.

Traitement

1. Acupuncture

-Prescription type

➤ Weiwanxiashu (PC-D3), Geshu V17, Feishu V13, Pishu V20, Shenshu V23, Zusanli E36 et Sanyinjiao RT6.

-Variantes :

➤ Diabète du foyer supérieur : Xinshu V15, Taiyuan P9, Shaofu C8

➤ Diabète du foyer médian : Weishu V21 et Neiting E44.

➤ Diabète du foyer inférieur : Ganshu V18, Taixi R3 et Taichong F3.

➤ Vide de Yin et de Yang : Guanyuan VC4 et Mingmen VG4.

➤ Soif et bouche sèche : Lianquan VC23 et

【辨证】

1. **上消证**，烦渴多饮，口干舌燥，尿频量多，舌边尖红，苔薄黄，脉洪数。

2. **中消证**，多食善饥，嘈杂，烦热，汗多，形体消瘦，或大便秘结，尿多混黄，苔黄而燥，脉滑数。

3. **下消证**，尿频量多，尿液混浊，味甜，渴而多饮，头晕视物模糊，颧红虚烦，腰酸腿软，或皮肤干燥，全身瘙痒，舌红，脉细数。

4. **阴阳两虚**，小便频数，混浊如膏，面色发黑，耳轮干萎，畏寒肢冷，性欲减退，舌质淡暗，苔白，脉沉细无力。

【治疗】

1. **体针疗法**

处方：

　胃脘下俞，膈俞，肺俞，脾俞，肾俞，足三里，三阴交。

随证配穴：

　上消证：加心俞，太渊，少府。

　中消证：加胃俞，内庭。

　下消证：加肝俞，太溪，太冲。

　阴阳两虚：加关元，命门。

　烦渴口干：加廉泉，承浆。

Chengjiang VC24.

- Polyphagie : Zhongwan VC12 et Fenglong E40.

- Sueurs abondantes : Fuliu RN7.

- Vision trouble : Guangming VB37, Touwei E8 et Cuanzhu V2.

- Prurit : Fengchi VB20, Dazhui VG14, Quchi GI11, Xuehai RT10 et Zhaohai RN6.

-Techniques : Weiwanxiashu (PC-D3) est un point spécifique du diabète, on le puncture à 0,5-0,8 cun obliquement en direction de la colonne vertébrale en tonification. Les autres points seront puncturés en tonification, ou en puncture neutre.

2. Auriculo-puncture

-Points : Pancréas et Vésicule Biliaire (CO$_{11}$), Endocrines (CO$_{18}$), Poumon (CO$_{14}$), Estomac (CO$_{4}$), Rein (CO$_{10}$), Vessie (CO$_{9}$), Point Haut du tragus (TG$_{1}$) situé à la moitié supéro-externe du tragus, Point Bas du tragus (TG$_{2}$) situé à la moitié inféro-externe du tragus.

-Techniques : 3 à 4 points seront choisis à chaque séance. Aiguilles fines avec stimulation douce. Semen Vaccariae appliqué sur les 2 oreilles en alternance.

5.7.3 Obésité commune

L'obésité simple est caractérisée par une accumulation excessive de graisse dans le corps, elle modifie ainsi les fonctions biochimiques ou physiologiques de l'organisme. On parle d'obésité quand le poids corporel est supérieur à 20% du poids standard. Elle s'accompagne souvent d'un trouble de l'appétit et du sommeil, de la transpiration, d'une bouche sèche, des désordres du transit.

Étiopathogénie

Pour la médecine chinoise, le principal facteur de l'obésité est un dysfonctionnement du couple Rate-Estomac et de l'énergie Défensive. Il en résulte une plénitude de Sang et un vide d'Énergie,

多食善饥：加中脘，丰隆。

多汗：加复溜。

视物模糊：加光明，头维，攒竹。

皮肤瘙痒：加风池，大椎，曲池，血海，照海。

操作： 胃脘下俞为治疗糖尿病的有效奇穴，宜斜向脊柱针刺0.5～0.8寸，针用补法；余穴均宜用补法，或平补平泻法。

2. 耳针疗法

处方： 胰胆，内分泌，肺，胃，肾，膀胱，上屏，下屏。

操作： 每次取3～4穴，用毫针轻刺激；或用王不留行籽压耳法，两耳交替使用。

5.7.3　单纯性肥胖

肥胖系机体生化或生理机能改变，致使体内积聚过多脂肪引起的病症。临床上一般以体重超过标准体重20%，且往往伴有食欲异常、睡眠异常、出汗、口干、大便异常等症状者为肥胖症。

【病因病机】

中医认为，脾胃失调，卫气失常是导致此病的主要因素，病理变化为血实气虚，阴偏盛阳偏亏，气血阴阳失调；而三焦元气之不足影响人体的水液代谢和气化功能，

une tendance à l'excès du yin et à l'épuisement du yang, un déséquilibre Énergie-Sang et yin-yang. En outre une insuffisance de l'énergie originelle (*yuan qi*) du Triple Réchauffeur, affectant le métabolisme de l'eau et les transformations de l'énergie, peut aussi conduire à une obésité.

也可能发生肥胖。

Syndromes différentiels

【辨证】

1. Chaleur de l'Estomac et des Intestins : appétit féroce, polyphagie, bouche sèche et soif, aversion pour la chaleur, sueurs abondantes, irritabilité, colères, constipation, urines jaunes et rares, langue rouge avec enduit jaune et gras, pouls glissant et fort ou glissant et rapide .

1. **胃肠腑热**，食欲旺盛，消谷善饥，口干喜饮，恶热多汗，多急躁易怒，大便秘结，小便黄短，舌质红，苔黄腻，脉滑有力或滑带数。

2. Vide de Qi de Rate-Estomac : teint et lèvres pâles, mauvais appétit, distension abdominale après les repas, fatigue mentale, lassitude, palpitations, souffle court, somnolence, personne peu loquace, selles clairsemées, parfois oligurie et œdème, langue pâle avec empreintes des dents sur les bords, enduit blanc mince, pouls fin lent sans force ou profond et ralenti.

2. **脾胃气虚**，面唇少华，纳食不多，食后腹胀，神疲乏力，心悸气短，嗜睡懒言，大便稀溏，或尿少浮肿，舌淡边有齿印，苔薄白，脉细缓无力或沉迟。

3. Insuffisance du *yuan qi* (Qi originel) du Rein : teint blanc luisant, aime la tranquillité, fuit l'activité, appétit normal ou peu d'appétit, souffle court, dyspnée, sueurs au mouvement, vertiges courbatures lombaires, fièvre de l'après-midi, soif, mais boire peu ; parfois aversion pour le froid, oedèmes des membres, chez la femme souvent accompagnée de règles irrégulières, chez l'homme parfois d'impuissance, langue pâle et molle, marques sur les bords de l'empreinte des dents, pouls profond fin et sans force.

3. **真元不足**，面色㿠白，喜静恶动，胃纳正常或偏少，气短而喘，动则汗出，头晕腰酸，或午后烘热，口渴饮少，或畏冷肢肿。女性多伴月经不调，男子或见阳痿，舌质淡嫩，边有齿印，苔少，脉沉细无力。

Traitement

【治疗】

1. Acupuncture

1. **体针疗法**

-Prescription type :

处方：

- ➤ Quchi GI11, Shangjuxu E37, Neiting E44, Yinlingquan RT9, Sanyinjiao RT6.

曲池，上巨虚，内庭，阴陵泉，三阴交。

-Variantes :

随证配穴：

- ➤ Chaleur de l'Estomac, des Intestins : Hegu GI4, Zusanli E36 et Fenglong E40.

胃肠腑热：加合谷，足三里，丰隆。

- Vide du Qi de Rate et d'Estomac : Pishu V20, Weishu V21, Zusanli E36 et Taibai RT3.

- Insuffisance du *yuan qi*, Qi originel du Rein : Zhongwan VC12, Guanyuan VC4, Shenshu V23 et Sanjiaoshu V22.

- Constipation : Tianshu E25, Zhigou TR6 et Yanglingquan VB34.

- Sueurs abondantes : Zhongwan VC12, Shangwan VC13 et Zusanli E36.

- Somnolence : Zhaohai R6, Shenmai V62 et Tianshu E25.

- Distension abdominale : Xiaochangshu V27, Xiajuxu E39 et Wangu IG4.

- Palpitation et souffle court : Shenmen C7, Neiguan MC6 et Juque VC14.

- Soif et polydipsie : Zusanli E36, Chengjiang VC24 et Taixi R3.

- Œdème des membres inférieurs : Shangqiu RT5, Shuifen VC9 et Sanjiaoshu V22.

- Irrégularité des règles : Xuehai RT10, Diji RT8 et Ququan F8.

- Impuissance : Shenshu V23, Mingmen VG4 et Guanyuan VC4.

-**Techniques** : Syndrome chaleur dans l'Estomac et les Intestins : dispersion. Vide de l'Énergie de Rate et d'Estomac et vide de l'Énergie originelle du Rein : tonification, ou bien puncture neutre. Au début du traitement, choisir 4 à 5 points à chaque séance, puis augmenter le nombre de points jusqu'à plus de 10 par séance. Mis à part les points des extrémités des membres, on pratique les piqûres profondes.

2. Auriculo-puncture

-**Points** : points Haut du tragus (TG_1) et point Bas du tragus (TG_2), Bouche (CO_1), Œsophage (CO_2), Poumon (CO_{14}), Estomac (CO_4), Endocrine (CO_{18}) et Pancréas et Vésicule Biliaire (CO_{11}).

-**Techniques** : Une séance tous les 2 jours. Puncture des points pressions auriculaires avec Semen

脾胃气虚：加脾俞，胃俞，足三里，太白。

真元不足：加中脘，关元，肾俞，三焦俞。

便秘：加天枢，支沟，阳陵泉。

汗出量多：加中脘，上脘，足三里。

嗜睡：加照海，申脉，天枢。

腹胀：加小肠俞，下巨虚，腕骨。

心悸气短：加神门，内关，巨阙。

口渴多饮：加足三里，承浆，太溪。

下肢水肿：加商丘，水分，三焦俞。

月经不调：加血海，地机，曲泉。

阳痿：加肾俞，命门，关元。

操作：胃肠腑热用泻法，脾胃气虚或真元不足用补法或平补平泻法。开始针刺时以每次取4～5穴为宜，以后可逐渐增加至每次10余穴。四肢除末端腧穴外，均要求深刺。

2. 耳针疗法

处方：上屏，下屏，口，食道，肺，胃，内分泌，胰胆。

操作：以上诸穴可用毫针刺法，隔日1次；耳穴埋针和王不留行籽压耳法，均要求每

Vaccariae, on conseille aux malades de faire des manipulations eux-mêmes 3 fois par jour (dans le cas de faim, avant les repas et avant de dormir) pendant 2 à 3 minutes. On presse en alternance les 2 oreilles.

天在饥时，食前，卧前自行按压3次，每穴每次按压2～3分钟，两耳交替。

5.8 Pathologie neurologique et psychiatrique

5.8 神经、精神系统疾病

5.8.1 Névralgies du trijumeau

5.8.1 三叉神经痛

La maladie se caractérise par des douleurs de la face, elles sont récurrentes, transitoires, paroxystiques dans la région de la distribution du nerf trijumeau. Il s'agit le plus souvent des signes cliniques des deuxième et troisième branches du nerf, l'apparition est unilatérale. Elle survient souvent chez des personnes de plus de 40 ans, principalement des femmes. La névralgie du trijumeau peut être primaire ou secondaire à une autre affection, on aborde ici que la névralgie primaire ou essentielle.

本病是在面部三叉神经分布区域内反复发作的、短暂的、阵发性剧痛。临床以一侧的第二支、第三支发病较多。多发生于40岁以上，女性居多。有原发性与继发性之分，临床以原发性多见，本节仅介绍原发性三叉神经痛。

En médecine chinoise, elle fait partie des douleurs faciales *mian tong*.

本病属于中医"面痛"范畴。

Étiopathogénie

【病因病机】

Ces douleurs sont causées soit par une attaque des méridiens par le Vent, soit par un reflux du Feu de Foie et d'Estomac, ou encore par un manque de l'Énergie et du Sang avec stase et obstruction des vaisseaux *luo* qui entraîne la douleur.

多因风袭经络，或肝胃之火上逆，或气血亏损，脉络瘀滞而作痛。

Syndromes différentiels

【辨证】

1. Attaque de méridiens par le Vent : crises douloureuses faciales à type de décharges électriques (litt. « pointes de feu »), intenses, accompagnées

1. 风袭经络，面痛阵作，如刺如灼，痛势剧烈，伴见恶风或出汗，鼻塞流涕，舌苔薄白，脉弦紧或弦滑。

de crainte du vent ou de sueurs, de nez bouché et rhinorrhée, langue avec enduit mince et blanc, pouls tendu et serré ou tendu et glissant.

2. Reflux du Feu de Foie et d'Estomac : douleurs faciales avec dysphorie, prompte à la colère, visage rouge, larmoiement, bouche sèche et goût amer, urines jaunes, constipation, langue rouge avec enduit jaune, pouls serré, rapide et glissant.

3. Insuffisance d'Énergie et de Sang, blocage dans les vaisseaux *luo* : maladie ancienne ou rebelle au traitement ou non traitée, douleur modérée, lassitude mentale, teint terne, langue pâle ou bien avec ecchymoses, pouls fin et faible.

Traitement

1. Acupuncture

-Prescription type :

◆ Point maître Hegu GI4

◆ Pour les douleurs de la première branche du trijumeau : Taiyang (PC-TC5), Cuanzhu V2 et Yangbai VB14.

◆ Pour les douleurs de la 2ᵉ branche du trijumeau : Sibai E2, Yingxiang GI20 et Quanliao IG18.

◆ Pour la 3ᵉ branche du trijumeau : Xiaguan E7, Daying E5 et Jiachengjiang[1].

-Variantes :

◆ Attaque du vent dans les méridiens : Waiguan TR5 et Fengchi VB20.

◆ Feu de Foie et d'Estomac : Taichong F3, Neiting E44.

◆ Insuffisance de l'Énergie et du Sang et stase dans les vaisseaux *luo*: Sanyinjiao RT6, Zusanli E36, Geshu V17.

-Techniques : manipulation des points locaux, traiter en dispersion *nianzhuan* ou neutre. Hegu GI4 en dispersion, Sanyinjiao RT6 et Zusanli E36

---

① Jiachengjiang (PC-TC18). Localisation : 1 cun en dehors de VC24 Chengjiang, au niveau du trou mentonnier.

2. 肝胃之火上逆，面痛兼见心烦易怒，面赤多眵，口干而苦，尿黄便结，舌红苔黄，脉弦数滑。

3. 气血亏损，脉络瘀滞，病久不愈，痛势较缓，神疲乏力，面色无华，舌淡，或有紫气，瘀点，脉细弱。

【治疗】

1. 体针疗法

处方：

　　主穴：合谷。

　　第一支痛：太阳，攒竹，阳白。

　　第二支痛：四白，迎香，颧髎。

　　第三支痛：下关，大迎，夹承浆。

随证配穴：

　　风袭经络：加外关，风池。

　　肝胃之火上逆：加太冲，内庭。

　　气血亏损，脉络瘀滞：加三阴交，足三里，膈俞。

操作： 局部用穴，可据病情适当精简，用捻转泻法或平补平泻法。合谷用泻法；三阴交，足三里用补法，可加灸。膈俞用平

en tonification et moxa si nécessaire. Geshu V17 stimulation neutre. Les points locaux sont manipulés avec douceur, les points à distance avec lourdeur. Les aiguilles sont laissées sur place ½ heure ou une heure selon l'intensité des douleurs. Les aiguilles sont manipulées à intervalle régulier. Pour les cas aigus, une fois par jour, pour les douleurs chroniques, les séances sont plus espacées.

2. Ariculo-puncture

-**Points :** Front (AT$_1$), Mâchoire (LO$_3$), Shenmen (TF$_4$), Joues (LO$_{5,6i}$) et Sympathique (AH$_{6a}$).

-**Technique :** on sélectionne 2 à 3 points chaque fois, on les stimule fortement. On retire les aiguilles au bout d'une demi-heure. On presse les 2 oreilles en alternance avec Semen Vaccariae. On conseille aux malades de stimuler eux-mêmes les points 3-4 fois par jour pendant 2 à 3 minutes.

5.8.2 Paralysies faciales périphériques

C'est une paralysie de la face[1], causée par une inflammation aiguë et non suppuré d'un nerf facial périphérique dans le stylomastoïd foramen. Elle se manifeste par l'apparition brusque le matin de plusieurs symptômes : paralysie de la face, les rides du front sont effacées, la fente des paupières est élargie, la fermeture des yeux est impossible du côté atteint et le globe oculaire se dirige en haut et en dehors du visage lorsque le patient essaie de fermer ses paupières (signe de Charles Bell). L'atteinte du nerf facial inférieur se traduit par l'effacement du pli naso-génien (sillon du nez), la chute de la commissure labiale, la bouche et la langue sont déviées du côté opposé à la paralysie. Chez certains malades on peut observer des douleurs rétroauriculaires et faciales.

En médecine chinoise, ces troubles sont traités aux rubriques déviation de la bouche *kou pi* et déviation de la bouche et de l'œil *kou yan wo xie*.

补平泻法。局部诸穴手法宜轻，远端穴位手法可重。留针30分钟，痛势剧烈者可延长到1小时；留针期间可依病情间歇行针数次。每日治疗1次；病久体虚者，隔日治疗1次。

2. 耳针疗法

处方： 额，颌，神门，面颊，交感。

操作： 每次取2～3穴，强刺激，留针30分钟，或用王不留行籽压耳，两耳交替使用，嘱病人每日自行按压3～4次，每次2～3分钟。

5.8.2　周围性面瘫

本病是茎乳突孔内急性非化脓性炎症所致的周围性面神经麻痹。临床表现为起病突然，多在晨起时发现病侧面部板滞、麻木、松弛，眼裂增大，口角歪向健侧，额纹消失，鼻唇沟平坦，不能蹙额、皱眉、闭目、露齿、鼓腮、撅嘴等。部分病人初起时有耳后、面部疼痛等症。

中医称为"口僻"、"口眼㖞斜"。

---

[1] La paralysie faciale aiguë idiopathique ou « a frigore » est la plus fréquente des paralysies faciales périphériques.

Étiopathogénie

La médecine chinoise interprète ce type de paralysies comme résultant d'une attaque de Vent
pervers externe à la faveur d'un vide au niveau des
méridiens de la face, il y a obstruction énergétique
des méridiens atteints et des tendino-musculaires.
Le relâchement des muscles est responsable dans
la limitation de leurs mouvements.

Syndromes différentiels

1. Attaque de Vent pervers externe : déviation
soudaine de la bouche et de l'œil, hypoesthésie faciale, ou bien douleur derrière l'oreille, crainte du
froid et fièvre, langue avec enduit mince et blanc,
pouls flottant et serré ou flottant et rapide.

**2. Insuffisance de l'Énergie et du Sang, obstruc-
tion des vaisseaux *luo* par l'Énergie perverse:**
Lorsque la maladie se prolonge, déviation de la
bouche et de l'œil, hypoesthésie de la face voire
spasmes faciaux ou bien difficultés à ouvrir les
yeux, langue pâle, pouls fin.

Traitement

1. Acupuncture

-Prescription type :

◆ Fengchi VB20, Jiache E6, Dicang E4, Hegu GI4,
Taichong F3.

-Variantes :

◆ Douleurs derrière l'oreille : Yifeng TR17.

◆ Impossibilité d'ouvrir les yeux : Yangbai VB14,
Cuanzhu V2.

◆ Effacement du pli naso-génien : Yingxiang
GI20.

◆ Déviation du sillon naso-labiale : Shuigou
VG26.

◆ Déviation du sillon labio-mentonnier et de la
lèvre inférieure : Chengjiang VC24.

◆ Cas anciens : Zusanli E36.

【病因病机】

主要由于风邪乘虚侵袭面部经络，经气阻
滞，经筋失养，肌肉不收而致。

【辨证】

1. 风邪外袭，突然口眼歪斜，面部板滞麻
木，或见耳后疼痛，恶寒发热，苔薄白，
脉浮紧或浮数。

2. 气血不足，邪阻脉络，病延日久，口眼
歪斜，面不板滞，甚或面肌抽动，或闭目
难睁，舌淡，脉细。

【治疗】

1. 体针疗法

处方：

　　风池，颊车，地仓，合谷，太冲。

随证配穴：

　　耳后疼痛：加翳风。

　　目不能合：加阳白，攒竹。

　　鼻唇沟平坦：加迎香。

　　人中沟歪斜：加水沟。

　　颊唇沟歪斜：加承浆。

　　病久：加足三里。

-**Techniques** : Jiache E6 et Dicang E4 sont piqués horizontalement orientés l'un vers l'autre ; Yangbai VB14 est piqué de haut en bas. Points locaux en puncture neutre (ni tonification, ni dispersion) ; Fengchi VB20 en *nianzhuan* dispersion ; Hegu GI4 et Taichong F3 en dispersion ; Zusanli E36 en tonification et moxa. Au début de la maladie, la manipulation des aiguilles doit être légère.

2. Électro-acupuncture

-**Points** : Jiache E6, Dicang E4, Yangbai VB14 et Sibai E2.

-**Techniques** : Une fois le Qi obtenu, les aiguilles sont connectées à l'appareil, stimulation pendant environ 10 minutes jusqu'à l'apparition d'imperceptibles secousses musculaires. Séances fréquentes une fois par jour ou une fois tous les 2 jours.

5.8.3 Sciatiques

Les douleurs sciatiques (ou sciatalgies) correspondent à une compression de la racine antérieure, motrice, du nerf sciatique. Les douleurs sont généralement typiques et le plus souvent isolées. Elles sont typiquement intermittentes, unilatérales, irradiantes du rachis lombaire jusque dans les orteils, parfois majorées lors des efforts de toux ou à la défécation, calmées par le repos en position allongée ou debout.

En médecine chinoise ces troubles sont décrits aux chapitres des *bi* : *bi zheng*, des douleurs lombaires *yao tong*, des douleurs de la région lombaire et des membres inférieurs *yao tui tong*.

Étiopathogénie

En médecine chinoise ces douleurs sont dues à l'obstruction des *jing luo* par des :

-Énergies perverses: Vent, Froid et Humidité.

-Vide de l'énergie du Rein et malnutrition des méridiens.

-Traumatismes entraînant obstruction de l'Énergie et du Sang dans les méridiens.

操作：颊车，地仓两穴相互向对方平刺；阳白向下平刺。面部诸穴用平补平泻法；风池用捻转泻法。合谷、太冲用泻法。足三里用补法，加灸。病初起针刺手法宜轻。

2. 电针疗法

处方：颊车，地仓，阳白，四白。

操作：上述诸穴针刺得气后，通以脉冲电流约10分钟，以面部肌肉微见跳动为宜，每日或隔日1次。

5.8.3　坐骨神经痛

是指在坐骨神经通路及其分布区内的疼痛。临床表现为疼痛由腰部经臀部、大腿后侧、小腿后外侧向足部放散，多为一侧的疼痛，弯腰或活动下肢时加重。

本症属中医的"痹证""腰痛""腰腿痛"等范畴。

【病因病机】

主要由感受风寒湿邪，经络闭阻；或由肾气虚损，经络失养；或外伤闪挫，经络气血瘀滞，而致腰腿疼痛。

Syndromes différentiels

1. Obstruction *bi* type Froid-Humidité : souvent faisant suite à l'attaque du froid et de l'humidité : douleurs et lourdeurs des lombes et des jambes, difficulté à la flexion et à l'extension, sensation de froid dans les régions atteintes, aggravation par le temps humide et froid, langue avec enduit blanc ou blanc et gras, pouls profond.

2. Vide de l'Énergie du Rein : début progressif de la maladie, évolution trainante, crises récurrentes, douleurs lombaires à type de courbatures, aggravation après un effort physique, sensation de faiblesse de la région lombaire et des jambes, teint sans éclat, langue pâle, pouls profond et fin.

3. Stase de l'Énergie et du Sang : traumatisme de la région lombo-sacrée, douleurs pongitives lombaires et des membres inférieurs, aggravées par les mouvements, langue pourpre, pouls tendu et rugueux.

Traitement

1. Acupuncture

-Prescription type :

→ Jiaji (PC-D2) niveau lombaire L3-L4-L5, points locaux Ashi, Huantiao VB30 et Yanglingquan VB34.

-Variantes :

→ Obstruction Froid-Humidité : Yaoyanggguan VG3, Dachangshu V25, Zhibian V54, Chengfu V36, Chengshan V57, Feiyang V58 et Kunlun V60.

→ Vide de l'énergie du Rein : Shenshu V23, Zusanli E36 et Dazhong RN4.

→ Stase de Sang et d'Énergie : Shuigou VG26, Weizhong V40 et Geshu V17.

-Techniques : on choisit à chaque fois 4 à 9 points en fonction des syndromes : Froid-Humidité en dispersion, ou bien tonification avec des aiguilles chauffées ou moxa au rouleau et ventouses. Vide de l'énergie du Rein en tonification, en cas de sta-

【辩证】

1. 寒湿痹阻，多发于感受寒湿之后，腰腿疼痛重着，屈伸不便，自觉患部寒凉，每遇阴雨寒冷病势加重。苔白或白腻，脉沉。

2. 肾气虚损，起病缓慢，日久不愈，反复发作，腰部酸痛，遇劳则重，腰腿乏力，面色不华。舌淡，脉沉细。

3. 气血瘀滞，多有腰部外伤史，腰腿疼痛如刺，活动则痛甚，舌质紫暗，脉弦或涩。

【治疗】

1. 体针疗法

处方：

　腰3～5夹脊，阿是穴，环跳，阳陵泉。

随证配穴：

　寒湿痹阻：加腰阳关，大肠俞，秩边，承扶，承山，飞扬，昆仑。

　肾气虚损：加肾俞，足三里，大钟。

　气血瘀滞：加水沟，委中，膈俞。

操作：每次选用4～9穴。寒湿者，针用泻法，温针灸或艾条灸，并可加拔火罐。肾虚者，针用补法，温针灸或艾炷灸。有瘀滞者，用泻法，在委中穴及其附近的瘀

ses et obstruction en dispersion. Faire des saignées au point Weizhong V40 et aux points de stase qui lui sont proches.

2. Électro-acupuncture

-**Points** : Jiaji (PC-D2), niveau lombaire, Yang-lingquan VB34 et Weizhong V40.

-**Techniques** : après la saisie de l'énergie (obtention du *de qi*), on branche l'appareil. Dès l'apparition des sensations, on laisse les aiguilles branchées pendant 10 à 15 minutes, une fois par jour.

5.8.4 Névralgie intercostale

La névralgie intercostale est une douleur ressentie au niveau du thorax. Elle définit le territoire d'un nerf intercostal. La douleur s'aggrave avec le rire, l'éternuement, la respiration profonde. Dans des cas graves, elle s'irradie à l'épaule et au dos. Elle est souvent secondaire, les névralgies primaires sont rares.

En médecine chinoise ces douleurs sont traitées dans le cadre des douleurs des côtés (hypochondres) *xie tong*.

Étiopathogénie

En médecine chinoise, la névralgie intercostale correspond à : 1. Stagnation de l'énergie du Foie, 2. Humidité et Chaleur de Foie et Vésicule Biliaire, 3. stase de Sang : vide de sang, vide du yin de Foie et de Rein. Ces facteurs entraînent une obstruction ou une mauvaise nutrition des méridiens du Foie et de la Vésicule Biliaire.

Syndromes différentiels

1. Stase de l'énergie du Foie : douleurs intercostales à type de distension, sensation d'oppression et de gêne thoracique, inappétence, goût amer dans la bouche, aggravation par les contrariétés et la colère, langue avec enduit mince et blanc ou jaunâtre, pouls tendu.

2. Obstruction des vaisseaux collatéraux par stase de sang : douleurs pongitives des côtes, langue violet foncé, pouls rugueux.

阻络脉点刺出血。

2. 电针疗法

处方：腰部夹脊穴，阳陵泉，委中。

操作：针刺得气后，通以脉冲电流10～15分钟，每日1次。

5.8.4 肋间神经痛

肋间神经痛是指一个或几个肋间部的疼痛。其表现为沿病变的肋间神经分布区出现针刺样或闪电样疼痛，可因嬉笑、喷嚏、深呼吸而加重，痛甚者可向同侧肩背部放射。原发性者较少，继发性者多见。

本症属中医"胁痛"范围。

【病因病机】

多由肝气郁结、肝胆湿热、瘀血阻滞，肝肾阴血不足等、致肝胆经络受阻或失养而发为胁痛。

【辨证】

1. **肝郁气滞**，胁肋胀痛，胸闷不舒，食欲不振，口苦，郁怒则症状加重，苔薄白或黄，脉弦。

2. **瘀血阻络**，胁痛如刺，痛处不移，或由闪挫跌扑而起，舌质紫暗，脉涩。

3. Vide de sang et de yin : douleurs vagues insidieuses des côtes, bouche sèche, dysphorie, sensation de vertiges et troubles visuels, langue rouge peu d'enduit, pouls fin et rapide.

Traitement

1. Acupuncture

-Prescription type :

➤ Zhigou TR6, et Yanglingquan VB34.

-Variantes :

➤ Stase de l'énergie du Foie : Qimen F14 et Taichong F3.

➤ Obstruction des vaisseaux collatéraux par stase de sang : Geshu V17, Ganshu V18 et Taichong F3.

➤ Vide de yin et vide de sang : Ganshu V18, Shenshu V23, Sanyinjiao RT6, Zusanli E36 et Xingjian F2.

-Techniques : pour blocage de Foie et obstruction des vaisseaux collatéraux par stase de sang : dispersion ; Qimen F14 et les points shu du dos doivent être puncturés obliquement puncture *nianzhuan* en dispersion ou puncture neutre. Pour Vide du yin et du sang on conseille la tonification. Piquer Xingjian F2 et Taichong F3, punture *nianzhuan*.

2. Auriculo-puncture

-Points : Thorax (AH_{10}), Shenmen (TF_4), Foie (CO_{12}) et Vésicule Biliaire (CO_{11}).

-Techniques : Stimulation moyenne ou forte, on retire les aiguilles au bout de 15-30 minutes.

5.8.5 Céphalées neuro-vasculaires

Ces céphalées sont aussi connues sous le nom de céphalées vasculaires, on pense généralement qu'elles sont causées aussi par un dysfonctionnement des nerfs cérébraux et sont liées aussi à diverses substances qui provoquent une vasodilata-

3. 阴血不足，胁痛隐隐，口干心烦，头昏目眩，舌红少苔，脉细数。

【治疗】

1. 体针疗法

处方：

支沟，阳陵泉。

随证配穴：

肝郁气滞：加期门，太冲。

瘀血阻络：加膈俞，肝俞，太冲。

阴血不足：加肝俞，肾俞，三阴交，足三里，行间。

操作： 肝郁气滞，瘀血阻络两证为实证，针用泻法；期门，背俞要斜刺，用捻转泻法或平补平泻法。阴血不足属虚证，针用补法，行间，太冲宜用捻转法。

2. 耳针疗法

处方：胸，神门，肝，胆。

操作： 中强刺激，留针15～30分钟。

5.8.5 血管神经性头痛

血管神经性头痛又称血管性头痛，一般认为是由于颅血管神经功能紊乱所致，与血液中多种血管活性物质有关。临床多表现为偏于一侧的头痛，呈反复发作性，常伴有恶心、呕吐，发作前可有先兆。常有家

tion dans les vaisseaux sanguins. La manifestation clinique est une hémicrânie récurrente, souvent accompagnée de nausées et de vomissements, il existe parfois des signes prémonitoires. On peut noter des antécédents familiaux de la maladie. Elles sont plus fréquentes chez les femmes.

族史，多见于女性。

En médecine chinoise traditionnelle, ces troubles sont étudiés dans les chapitres maux de tête *tou tong*, maux de tête par reflux *jue tou tong*, vent à la tête *tou feng*, hémicrânie (migraines) *pian tou tong*.

本病相当于中医的"头痛""厥头痛""头风""偏头痛"等病证

Étiopathogénie

On leur reconnaît deux causes : par les attaques du Vent externe ou par le dérèglement fonctionnel de Foie, Rate et Rein, il en résulte une pénétration d'énergies perverses dans les méridiens ou d'un dégagement du yang du Foie, ou d'une obstruction de glaires-mucosités, et enfin d'un vide de Qi et de Sang qui ne nourrissent plus le cerveau responsable ainsi de maux de tête.

病因有感受外风和肝、脾、肾功能失调两类，致邪客经络，或肝阳上亢，或痰瘀阻滞，或气血不能上荣，发为头痛。

Syndromes différentiels

【辨证】

1. Attaque des méridiens par le Vent : évolution par crises, céphalées sévères, déclenchées par le vent et le froid, irradiation possible à la nuque et au dos, langue avec enduit mince et blanc, pouls tendu et serré.

1. 风袭经络，头痛时作，痛势较剧，遇风受寒则发，或痛连项背，苔薄白，脉弦紧。

2. Dégagement vers le haut du yang de Foie : céphalées et vertiges, céphalées déclenchées par les émotions, le stress. Le sujet est dysphorique, irritable, coléreux, insomnies, rougeur au visage, goût amer dans la bouche, langue rouge avec enduit jaune, pouls tendu.

2. 肝阳上亢，头痛目眩，每因情志不舒或精神紧张而发，心烦易怒，失眠，面赤口苦，舌红苔黄，脉弦。

3. Vide d'énergie et de sang : céphalées chroniques, vertiges, troubles visuels, crises déclenchées par fatigue, surmenage, sensation d'épuisement mental et physique, teint sans éclat, langue pâle, pouls fin et faible.

3. 气血两虚，头痛绵绵，头晕目眩，遇劳则发，神疲乏力，面色无华，舌淡，脉细弱。

4. Obstruction par glaires : céphalées à type de lourdeur avec vertiges, oppression thoracique, nausées, vomissements de glaires et salives, langue avec enduit blanc et gras, pouls glissant.

4. 痰浊内阻，头痛昏重，胸闷，恶心，呕吐痰涎，苔白腻，脉滑。

5. Stagnation de l'énergie et stase du sang : maladie ancienne, douleurs fixes, bien localisées, à type de piqûre, on peut retrouver dans les antécédents un traumatisme crânien[1], langue pourpre ou marquée par des taches violacées, pouls fin et rugueux.

Traitement

1. Acupuncture

-Prescription type :

→ Baihui VG20, Taiyang (PC-TC5).

-Variantes :

→ Attaque des méridiens par le Vent: on associe des points en fonction de la localisation de la douleur.

→ Céphalées frontales : Yintang (PC-TC3), Shangxing VG23 et Hegu GI4.

→ Céphalées temporales : Touwei E8, Fengchi VB20, Waiguan TR5 et Xiaxi VB43.

→ Céphalées occipitales : Fengchi VB20 et Kunlun V60.

→ Céphalées du vertex : Fengchi VB20 et Taichong F3.

→ Dégagement vers le haut du yang de Foie : Fengchi VB20 et Xingjian F2.

→ Vide d'énergie et de sang : Qihai VC6, Zusanli E36, Pishu V20 et Shenshu V23.

→ Obstructions de glaires : Fenglong E40, Neiguan MC6.

→ Stagnation d'énergie et stase de sang : Fengchi VB20, Hegu GI4, Taichong F3, Sanyinjiao RT6 et Geshu V17.

-Techniques : 4 à 6 points seront choisis selon la pathologie. Pour les syndromes de vide, on utilise la méthode de tonification et de moxibustion.

---

① Cette catégorie de céphalées peut être classée dans la médecine occidentale comme céphalées de tension.

5. 气滞血瘀，病延日久，痛有定处，痛如针刺，或有头部外伤史，舌质紫暗，或有瘀点，脉细涩。

【治疗】

1. 体针疗法

处方：

　　百会，太阳。

随证配穴：

　　风袭经络证，按头痛部位配穴。

　　前额痛：加印堂，上星，合谷。

　　侧头痛：加头维，风池，外关，侠溪。

　　后头痛：加风池，昆仑。

　　头顶痛：加风池，太冲。

　　肝阳上亢：加风池，行间。

　　气血两虚：加气海，足三里，脾俞，肾俞。

　　痰浊内阻：加丰隆，内关。

　　气滞血瘀：加风池，合谷，太冲，三阴交，膈俞。

操作： 随证每次选用4～6穴。气血两虚证予补法并灸，其余诸证用泻法或平补平泻法，瘀血者可点刺太阳出血。

Pour les autres syndromes, dispersion ou piqure neutre seront utilisées. En cas de stase de sang, faire des saignées à Taiyang (PC-TC5).

2. Auriculo-puncture

-**Points** Sous-cortex (AT$_4$), Occiput (AT$_3$), Shenmen (TF$_4$), Front (AT$_1$), Tempes (AT$_2$), Foie (CO$_{12}$) et Vésicule Biliaire (CO$_{11}$).

-**Technique** : on sélectionne 3 à 4 points chaque fois. On retire les aiguilles au bout d'une demi-heure. On peut faire des pressions auriculaires avec Semen Vaccariae.

5.8.6 Séquelles neurologiques d'Accident Vasculo-Cérébral

L'Accident Vasculo-Cérébral (AVC) est dû soit à une embolie cérébrale, une thrombose cérébrale, une hémorragie cérébrale ou un traumatisme crânien sévère. Il laisse des séquelles neurologiques par destruction plus ou moins importante au cerveau des cellules cérébrales. Par conséquent, il s'ensuivra des déficits neurologiques comme une paralysie des membres, de la face accompagnée d'autres symptômes cérébraux comme une aphasie par exemple.

En médecine traditionnelle chinoise, ces troubles sont décrits aux chapitres : atteinte direct de vent *zhong feng*, hémiplégie *pian ku* ou *ban sheng bu sui*.

Étiopathogénie

La non récupération fonctionnelle viscérale engendre une obstruction des méridiens par stase de glaires, de sang ou encore d'un dérèglement de la circulation énergétique.

Signes cliniques

Le plus souvent ce sont : hémiplégie accompagnée d'hypoesthésie ou de douleurs, de troubles de la sudation, de paralysie faciale (déviation de la bouche et de l'œil), la langue est raide avec dysphasie et troubles de la déglutition.

2. 耳针疗法

处方： 皮质下，枕，神门，额，颞，肝，胆。

操作： 每次选3～4穴，留针30分钟。或用王不留行籽压耳法。

5.8.6　中风后遗症

中风后遗症是指由急性脑血管疾患，如脑栓塞、脑血栓、脑溢血或是脑外伤而造成脑神经细胞损伤后遗的肢体瘫痪，口眼歪斜，言语不利等症。

属中医的"中风""偏枯""半身不遂"范畴。

【病因病机】

是由脏腑功能尚未复常，痰浊，瘀血阻滞经络，经气运行失常所致。

【临床表现】

多为一侧肢体瘫痪，伴有麻木或疼痛或易出汗，口眼歪斜，舌强语蹇，吞咽困难等。

Traitement

1. Acupuncture

-Prescription type :

→ Bahui VG20, Hegu GI4, Taichong F3.

-Variantes :

→ Paralysie des membres supérieurs : Jianyu GI15, Quchi GI11, Shousanli GI10 et Waiguan TR5.

→ Paralysie des membres inférieurs : Huantiao VB30, Zusanli E36, Yanglingquan VB34, Fenglong E40, Xuanzhong VB39 et Kunlun V60.

→ Paralysies faciales : Jiache E6, Dicang E4, Yangbai VB14, Cuanzhu V2.

→ Raideur de la langue : Lianquan VC23 et Tongli C5.

→ Difficulté à avaler : Lianquan VC23 et Fengchi VB20.

-Techniques : les points sont choisis selon les pathologies. D'abord, l'acupuncture : puncture neutre. Pour les points des membres, on ajoute des moxas. Jiache E6 et Dicang E4 sont puncturés orientés l'un vers l'autre. Lianquan VC23 punturé en l'orientant vers la base de la langue ; Fengchi VB20, puncture *nianzhuan*.

2. Crâniopuncture

-Au côté opposé : zone sensitive, zone motrice, zone sensitivo-motrice du pied, zones du langage.

-Technique : Les aiguilles sont insérées de manière horizontale à 0,5-1 cun de profondeur, stimulées par intermittence. On les retire au bout d'une demi-heure. Éventuellement électro-puncture d'intensité moyenne ou forte, aiguilles laissées en place 30 minutes.

5.8.7 Insomnies

Ce sont des troubles du cycle normal du sommeil. Les formes cliniques sont nombreuses : difficulté à s'endormir, sommeil léger, difficulté à se rendormir après réveil nocturne, ou bien des phases

【治疗】

1. 体针疗法

处方：

　　百会，合谷，太冲。

随证配穴：

　　上肢瘫痪：加肩髃，曲池，手三里，外关。

　　下肢瘫痪：加环跳，足三里，阳陵泉，丰隆，悬钟，昆仑。

　　口眼歪斜：加颊车，地仓，阳白，攒竹。

　　舌强：加廉泉，通里。

　　吞咽困难：加廉泉，风池。

操作： 随证选穴针刺，宜用平补平泻法。四肢腧穴可加灸法。颊车，地仓相互对刺。廉泉向舌根刺。风池行捻转法。

2. 耳针疗法

处方： 对侧的运动区，感觉区，足运感区，语言区。

操作： 平刺0.5～1寸，间歇捻针，留针30分钟，也可通以脉冲电流，中强刺激，留针30分钟。

5.8.7　失眠

失眠是指经常不能获得正常睡眠为特征的一种病证。临床表现为难以入眠，或易醒，或醒后不能再寐，或时寐时醒，甚或整夜不能入眠。常与头痛、眩晕、心悸、健忘

alternant sommeil et éveil ou encore impossibilité de dormir (insomnies complètes). Les insomnies sont souvent accompagnées de céphalées, vertiges, palpitations et troubles de mémoire.

等证同时出现。

En médecine chinoise les insomnies sont appelées absence de sommeil *bu mei*, ou perte de sommeil *shi mian*, ou encore impossibilité de fermer l'œil *mu bu ming* etc. En médecine contemporaine, les insomnies font partie des maladies nerveuses.

中医称"不寐""失眠""目不瞑"。

Étiopathologie

【病因病机】

Les causes en sont multiples : préoccupation, surmenage, les contrariétés, une maladie évolutive qui affaiblit l'organisme, une mauvaise diététique. Tout cela entraîne un dérèglement énergétique du Cœur, du Foie, de la Rate et du Rein, une insuffisance du yin et du sang qui retentissent sur le Cœur-Esprit et provoquent l'insomnie.

多由思虑劳倦、情志不调、体虚久病、饮食不节等原因，使心、肝、脾、肾功能失调，阴血不足，影响心神而致病。

Syndromes différentiels

【辨证】

1. Plénitude de Feu du Cœur et du Foie : beaucoup de rêves et sommeil léger, dysphorie, colères, irritabilité, vertige, céphalées, tension du thorax et des côtes, goût amer dans la bouche et soif, urine foncée, selles dures, langue rouge avec enduit jaune, pouls tendu et rapide.

1. 心肝火旺，多梦易醒，心烦易怒，头目昏胀或痛，胸胁胀痛，口苦口渴，尿黄便结，舌红苔黄，脉弦而数。

2. Glaires-Chaleur perturbant le Cœur : dysphorie et insomnie, vertige et lourdeur de tête, plénitude et oppression thoracique et épigastrique, vomissements avec glaires, goût amer, bouche pâteuse, langue rouge avec enduit jaune et gras, pouls glissant et rapide.

2. 痰热扰心，心烦不寐，头昏而重，胸脘痞闷或疼痛，或咳吐稠痰，口苦而黏，舌红苔黄腻，脉滑数。

3. Stagnation de l'énergie et stase du sang : insomnies chroniques, dépression nerveuse, oppression et douleur thoracique, éructation, teint sombre, langue pourpre, pouls rugueux.

3. 气滞血瘀，失眠日久不愈，精神抑郁，心胸闷痛，嗳气，面色发暗，唇舌紫暗，脉涩。

4. Vide de Cœur et de Rate : difficultés à s'endormir, beaucoup de rêves et sommeil léger, palpitation et troubles de la mémoire, lassitude morale et physique, inappétence, teint sans éclat, langue pâle, enduit mince, pouls fin et faible.

4. 心脾两虚，难以入眠，多梦易醒，心悸健忘，神疲乏力，食欲不振，面色不华，舌淡苔薄，脉细弱。

5. Dysharmonie entre Cœur et Rein : dysphorie et insomnies, vertiges, acouphène, sensation de

5. 心肾不交，心烦不寐，头晕耳鸣，五心烦热，口干津少，腰膝酸软，或有心悸，

chaleur dans les paumes des mains, les plantes des pieds et la poitrine, bouche sèche, courbatures et faiblesses des lombes et des genoux, parfois palpitations, troubles de la mémoire, pertes séminales, langue rouge, pouls fin et rapide.

健忘，遗精，舌红，脉细数。

Traitement

1. Acupuncture

-Prescription type :

- Shenmen C7 et Sanyinjiao RT6

-Variantes :

- Plénitude de feu du Cœur et du Foie : Fengchi VB20, Jianshi MC5, Laogong MC8 et Xingjian F2.

- Glaires-chaleur perturbant le Cœur : Fengchi VB20, Neiguan MC6, Zusanli E36, Fenglong E40 et Lidui E45.

- Stagnation de l'énergie et stase du sang : Geshu V17, Jueyinshu V14, Neiguan MC6 et Taichong F3.

- Vide de Cœur et de Rate : Baihui VG20, Xinshu V15, Pishu V17, et Zusanli E36.

- Dysharmonie entre Cœur et Rein : Xinshu V15, Shenshu V23 et Taixi R3.

-Techniques : 3 à 5 points seront choisis.

Syndromes de plénitude, Feu du Cœur et du Foie, Glaires-chaleur perturbant le Cœur, stagnation de l'énergie et stase du sang : dispersion.

Vide de Cœur et de Rate : puncture en tonification et moxibustion conseillée pour les points shu du dos.

Dysharmonie entre Cœur et Rein : Shenmen C7, *nianzhuan* en dispersion. Tonification pour les autres points.

2. Auriculo-puncture

-Points : Shenmen (TF_4), Cœur (CO_{15}), Rein (CO_{10}), Rate (CO_{13}), et Sous-cortex (AT_4).

【治疗】

1. 体针疗法

处方：

神门，三阴交。

随证配穴：

心肝火旺：加风池，间使，劳宫，行间。

痰热扰心：加风池，内关，足三里，丰隆，历兑。

气滞血瘀：加膈俞，厥阴俞，内关，太冲。

心脾两虚：加百会，心俞，脾俞，足三里。

心肾不交：加心俞，肾俞，太溪。

操作：随证选用3～5穴。

心肝火旺，痰热扰心，气滞血瘀等实证，针用泻法。

心脾两虚，针用补法，背俞加灸。心肾不交证。

神门用捻转泻法，余穴用补法。

2. 耳针疗法

处方：神门，心，肾，脾，皮质下。

-**Techniques :** 2 à 3 points par séance, stimulation d'intensité moyenne des aiguilles. Temps de pose des aiguilles : 20 minutes. Application de Semen Vaccariae sur les points de l'oreille, stimulés 2 à 3 minutes avant de se coucher.

操作： 每次取2 ～ 3穴，中等刺激，留针20分钟，或用王不留行籽压耳法，于睡前按压2 ～ 3分钟。

5.8.8 Globus hystericus

Le globus hystericus (*mei he qi*, « noyau de prune » en MTC) est une sensation de boule dans la gorge ou une incapacité d'avaler non associée avec la prise d'aliments. Presque une personne sur deux a déjà éprouvé ce symptôme qui se manifeste souvent à l'occasion d'une émotion intense.

5.8.8　梅核气

梅核气或称癔病球，是一种咽喉中感觉异常，如有梅核或痰涎塞于咽喉，咽部检查无明显异常的病证。常常与情绪相关，大多数人都经历过。

Étiopathogénie

En médecine chinoise, on reconnaît la même étiologie émotionnelle. Ces émotions altèrent la fonction de drainage du Foie, ce qui dérègle les mouvements de l'énergie puis la distribution des liquides corporels, lesquels s'amassent et se transforment en glaires qui viennent se condenser au niveau de la gorge.

【病因病机】

多因情志抑郁，肝失疏泄，气机运行不畅，津液输布失常，聚而成痰，痰气互结于咽喉所致。

Signes cliniques

Le globus hystericus se distingue facilement de la dysphagie authentique : il se manifeste entre les repas, le sujet n'éprouve par ailleurs aucune difficulté à avaler des aliments comme le pain et la viande. La sensation peut à l'occasion être constante. Les patients peuvent présenter des caractéristiques psychogènes, comme l'anxiété, qui modulent le symptôme, mais ils ne manifestent pas ouvertement les autres caractéristiques de conversion somatique. L'examen physique ne révèle rien d'anormal. Les signes d'accompagnement sont : douleurs de la poitrine et des côtés, éructations fréquentes, parfois inappétence, troubles du transit, langue grosse, enduit mince blanc et gras, pouls tendu et glissant.

【临床表现】

梅核气与真正的吞咽困难很容易鉴别：咽中如有物阻，吐之不出，咽之不下，无疼痛感，不妨碍饮食（病人可正常吞咽面包或肉食）。常随情绪波动加重或减轻，并伴精神抑郁，过虑多疑，胸胁窜痛，嗳气频作，或食欲不振，大便不畅，舌偏胖，苔薄白腻，脉弦滑。

Traitement

1. Acupuncture

-Prescription type :

- Neiguan MC6, Danzhong VC17, Fenglong E40 et Sanyinjiao RT6.

-Variantes :

- Sensation intense de corps étranger dans la gorge : Tiantu VC22.
- Troubles dépressifs avec douleurs du thorax et des côtés : Shenmen C7 et Taichong F3.
- Inappétence et troubles du transit : Zusanli E36.

-Techniques : la stimulation neutre est conseillée pour le point Tiantu VC22, la puncture est perpendiculaire jusqu'à 0,2 cun de profondeur, puis orienter l'aiguille vers le bas et très doucement la faire pénétrer en longeant le bord postérieur du sternum sur une distance de 0,5 à 1 cun. Pour le point Danzhong VC17, la puncture est horizontale orientée vers le bas sur une distance de 0,5 cun.

2. Auriculo-puncture

-Points : Shenmen (TF$_4$), Sous-cortex (AT$_4$), Cœur (CO$_{15}$).

-Technique : possibilité de pressions auriculaires avec Semen Vaccariae, 2 à 3 fois par jour.

5.8.9 Schizophrénie

C'est une psychose, qui se manifeste par la désintégration de la personnalité, et par la perte du contact avec la réalité. Les principales manifestations sont : des hallucinations, confusions, pensées incohérentes, indifférence ou hyperaffectivité, excitation ou torpeur.

En médecine chinoise cette pathologie relève des états de démences appelées *dian kuang*.

【治疗】

1. 体针疗法

处方：

内关，膻中，丰隆，三阴交。

随证配穴：

咽部异常感明显，加天突。

精神抑郁，胸胁窜痛，加神门，太冲。

食欲不振，大便不畅，加足三里。

操作： 针刺用平补平泻法。刺天突穴时先直刺约0.2寸，再将针尖转向下方，紧靠胸骨柄后缘慢慢刺入0.5～1寸。膻中向下平刺0.5寸。

2. 耳针疗法

处方： 神门，皮质下，心。

操作： 以王不留行籽压耳法，每日按压2～3次。

5.8.9　精神分裂症

精神分裂症一种人格分裂、与现实脱节的精神疾病。主要表现为幻觉、错觉，妄想，思维过程缺乏连贯性、逻辑性，情感淡漠或过度高涨，兴奋躁动或木僵等。

相当于中医的"癫狂"证。

Étiopathogénie

La maladie survient après de longs épisodes d'abattement, de mélancolie, de colères ou de frayeurs. Ces états vont entraîner soit une stagnation de l'énergie du Foie suivie d'une transformation en feu, soit un blocage énergétique générateur de glaires et d'obstruction, soit une stase de Qi et de sang progressive des vaisseaux, soit une atteinte combinée du Cœur et de la Rate avec vide d'énergie et de sang qui retentissent sur le Cœur-Esprit.

Syndromes différentiels

1. Plénitude Feu de Cœur et de Foie : excitation et agitation, accès maniaques, le sujet ne dort plus, visage rouge, yeux injectés, regard noir de colère, discours logorrhéique, incohérent, injurieux, force anormalement décuplée, selles dures, urines foncées, bords et pointe de la langue rouges, enduit mince, jaune et sec, pouls serré et rapide.

2. Stagnation de glaires et d'énergie : dépression mentale, indifférence, stupidité, regard vide, teint gris jaunâtre ou visage bouffi, divagation, inappétence, langue gonflée, enduit blanc et gras, pouls serré et glissant.

3. Stagnation de l'énergie et stase du sang : maladie chronique, instabilité mentale et émotionnelle, rires et pleurs sans raison, illusions et perte de sommeil, teint sombre, peau sèche, selles dures, langue violacée, pouls profond et rugueux.

4. Vide de Cœur et de Rate : hébétude, stupeur, abattement, palpitations et peurs faciles, tendances à la tristesse et aux pleurs, cherche la solitude et l'inactivité, indifférent et silencieux, teint sans éclat, peu d'appétit, langue pâle avec enduit mince, pouls fin, mou et sans force.

Traitement

1. Acupuncture

-Prescription type :

◆ Baihui VG20, Daling MC7, Fenglong E40.

【病因病机】

主要因为长期精神抑郁、恼怒、惊恐，致使肝气郁结，气郁化火；或气郁生痰，痰气交阻；或气郁日久，血脉瘀阻；或心脾两伤，气血不足，影响心神而致病。

【辨证】

1. **心肝火旺**，兴奋躁动，狂乱无知，彻夜不眠，面红目赤，两目怒视，多言叫骂，力大倍常，大便干结，小便黄赤，舌边尖红赤，苔薄黄而干，脉弦数。

2. **痰气郁结**，精神抑郁，淡漠，神志痴呆，目光呆滞，面色灰黄或虚浮，语无伦次，不思饮食，舌胖大，苔白腻，脉弦滑。

3. **气滞血瘀**，癫狂日久，情绪不稳，哭笑无常，妄想失眠，面色晦滞，皮肤干燥，大便干结，舌紫黯，脉沉涩。

4. **心脾两虚**，精神恍惚，抑郁，心悸易惊，善悲欲哭，喜静懒动，淡漠不语，面色无华，饮食减少，舌淡，苔薄，脉细软无力。

【治疗】

1. **体针疗法**

处方：

百会，大陵，丰隆。

-Variantes :

- Plénitude Feu du Cœur et du Foie : Shuigou VG26, Shaoshang P11, Laogong MC8, Dazhui VG14 et Yinbai RT1.

- Stagnation de glaires et d'énergie : Shenmen C7, Jianshi MC5 et Danzhong VC17.

- Stase de Qi et de sang : Hegu GI4, Quchi GI11 et Taichong F3.

- Vide de Cœur et de Rate : Xinshu V15, Pishu V20, Zusanli E36 et Sanyinjiao RT6.

-Techniques : pour vide de Cœur et de Rate : tonification, on peut faire des moxas sur les points shu du dos. Pour les autres points : dispersion ou puncture neutre. On peut faire des micro-saignées sur Shaoshang P11 et Yinbai RT1. Pose assez longue des aiguilles, durée de 30 minutes à 40 minutes, elles sont stimulées à intervalles. On prendra soin d'éviter de tordre ou casser les aiguilles.

2. Élecro-acupuncture

Des points cités ci-dessus, on en choisit 1 à 2 à chaque séance. Après saisie d'énergie, on met le courant, on laisse les aiguilles 20 minutes, le traitement peut être renouvelé tous les jours.

随证配穴：

心肝火旺：加水沟，少商，劳宫，大椎，隐白。

痰气郁结：加神门，间使，膻中。

气滞血瘀：加合谷，曲池，太冲。

心脾两虚：加心俞，脾俞，足三里，三阴交。

操作：心脾两虚施以补法，背俞可加用灸法。其余诸穴用泻法或平补平泻法。少商，隐白可刺出血。留针时间适当延长，约30～40分钟，间歇行针。治疗时注意防止弯针，断针等意外事故的发生。

2. 电针疗法

处方：在以上腧穴中选用1～2对。
操作：针刺得气后，通以脉冲电流，留针20分钟，每日1次。

5.9 Pathologie de l'appareil locomoteur

5.9 运动系统疾病

5.9.1 Spondylopathie cervicale

La spondylopathie cervicale est appelée aussi syndrome de la colonne cervicale, elle est due à l'évolution d'un traumatisme cervical, à une hyperplasie osseuse, à une hernie intervertébrale,

5.9.1 颈椎病

颈椎病又称颈椎综合征，因颈椎长期劳损、骨质增生、椎间盘突出、韧带增厚，压迫颈脊髓、神经根和血液循环功能障碍所致的综合征。主要表现为头颈、肩臂、手及

à un épaississement du ligament, tous ces facteurs compriment la moelle épinière, les racines nerveuses et obstruent la circulation sanguine. Les manifestations cliniques sont : céphalées, douleurs nucales, de l'épaule, du bras et du thorax.

胸部的疼痛。

En médecine chinoise c'est un syndrome d'obstruction ou blocage *bi zheng*.

本病属中医的"痹证"范畴。

Étiopathogénie

【病因病机】

Les causes les plus fréquentes sont :

由于风寒湿邪侵入经络，闭阻气血；或年老肝肾亏虚，气血不足，筋骨脉络失养；或久劳筋脉受损等，引发本病。

- Attaque du Vent pervers, du Froid, et de l'Humidité dans les méridiens, cette attaque entraîne un blocage de la circulation de l'Énergie et du Sang.

- Chez le sujet âgé, il existe un vide du Foie et du Rein ou une insuffisance d'Énergie et de Sang. Les tendons et muscles ne sont plus nourris, alors apparaît la maladie.

- Une fatigue excessive des tendons, des muscles et des vaisseaux.

Syndromes différentiels

【辨证】

1. Attaque du Vent-Froid externe : raideur de la nuque avec douleur de l'épaule et du bras, froid et engourdissement du membre supérieur, sensation de lourdeur, aggravation par le vent et le froid, la douleur peut être généralisée, langue avec enduit mince et blanc, pouls flottant et serré.

1. **外感风寒**，颈项强痛，或痛连肩臂，肢冷手麻，或觉沉重，受风遇寒加重，伴周身酸痛，苔薄白，脉浮紧。

2. Stase de Qi et de Sang : douleur à type de contraction et de picotement de la nuque, de l'épaule et du bras, ou gonflement et contracture avec douleur irradiant au bras accompagnée de vertige, céphalées aggravées par dépression nerveuse, oppression thoracique et douleur thoracique, langue noirâtre avec enduit mince et blanc, pouls tendu et rugueux ou profond, fin et rugueux.

2. **气血瘀滞**，颈项肩臂酸胀疼痛或刺痛，或肿胀，或向手臂放射，伴头昏头痛，精神抑郁紧张时加重，胸闷胸痛，舌暗，苔薄白，脉弦而涩，或沉细涩。

3. Vide du Foie et du Rein : début progressif, douleur vague et engourdissement de la nuque de l'épaule et du dos, ces symptômes deviennent chroniques, ils sont aggravés par le surmenage, ils s'accompagnent de vertiges, vision floue, acouphène, surdité, douleurs et faiblesse des lombes et des genoux, faiblesse des membres in-

3. **肝肾不足**，起病缓慢，颈项肩背麻木隐痛，日久不愈，劳累后加重，伴眩晕，视力模糊，耳鸣耳聋，腰膝酸软，下肢无力，舌嫩苔薄，脉沉细无力。

férieurs, langue tendre avec enduit mince, pouls profond fin et sans force.

Traitement

1. Acupuncture

-Prescription type :

◆ Point Jiaji (PC-D2) cervical, Fengchi VB20, Dazhui V11 et les points locaux.

-Variantes :

◆ Attaque du Vent-Froid : Hegu GI4, Waiguan TR5, Fengmen V12 et Jianjing VB21.

◆ Stase de Qi et de sang : Hegu GI4, Quchi GI11, Jianyu GI15, Geshu V17 et Yanglingquan VB34.

◆ Vide du Foie et du Rein : Ganshu V18, Shenshu V23, Zusanli E36, Xuanzhong VB39 et Taichong F3.

-Techniques : pour le vide du Foie et du Rein : tonification ; pour les deux autres syndromes : dispersion. Points du cou et du dos puncture technique *nianzhuan*, moxa ou ventouses.

2. Auriculo-puncture

-Points : Cou (AH$_{12}$), Vertèbres cervicales (AH$_{13}$), Épaule (SF$_{4,5}$), Rein (CO$_{10}$), Shenmen (TF$_4$).

-Techniques : on sélectionne 2 à 3 points chaque fois avec une stimulation forte ou bien modérée. On retire les aiguilles au bout d'une demi-heure, on peut faire une séance par jour ou tous les 2 jours. Pressions auriculaires avec Semen Vaccariae.

5.9.2 Pathologies de l'articulation temporo-mandibulaire

Les pathologies de l'articulation temporo-mandibulaire (ATM) sont fréquentes, se traduisent le plus souvent par des douleurs, elles peuvent être unilatérales ou bilatérales, elles s'aggravent avec la mastication, il n'y a pas de gonflement local ni de rougeur, elles peuvent être chroniques ou récur-

【治疗】

1. 体针疗法

处方：

颈夹脊，风池，大椎，阿是穴。

随证配穴：

外感风寒：配以合谷，外关，风门，肩井。

气血瘀滞：配以合谷，曲池，肩髃，膈俞，阳陵泉。

肝肾不足：配以肝俞，肾俞，足三里，悬钟，太冲。

操作： 肝肾不足用补法，其他两证用泻法。颈项背部诸穴施以捻转手法，可加用灸法，配合拔火罐。

2. 耳针疗法

处方： 颈，颈椎，肩，肾，神门。

操作： 每次选用2～3穴，中强刺激，留针20～30分钟，每日或隔日1次。或以王不留行籽压耳。

5.9.2　颞颌关节功能紊乱

颞颌关节功能紊乱乃常见的颞颌关节病变。临床主要表现为一侧或双侧颞颌关节处疼痛，咀嚼时加重，关节弹响或有磨擦音，下颌运动受限，局部皮肤不红不肿，并且有慢性与反复发作的特点，常可迁延数月甚或数年，多发于青壮年。

rentes et paroxystiques s'étendant sur de longs mois ou années. Cette pathologie touche le plus fréquemment les jeunes et les personnes d'âge moyen.

En médecine chinoise, elles appartiennent aux douleurs de la joue *jia tong*, de la mâchoire *han tong*, des difficultés à ouvrir la bouche *kou jin bu kai*.

本病属中医的"颊痛""颌痛""口噤不开"等范畴。

Étiopathogénie

【病因病机】

La cause est souvent exogène par l'attaque de Vent-Froid qui provoque un blocage de la circulation d'Énergie dans les méridiens ; ou bien la stagnation de l'Énergie et du Sang dans les méridiens.

多为感受风寒，经络闭阻；或气血瘀滞经络所致。

Manifestations cliniques

【临床表现】

-Douleur et bruit de claquage pendant la mastication.

-Difficulté à fermer ou ouvrir la bouche, accompagnée de vertiges, acouphène et contracture et douleurs locales.

患者在张口或闭口时，一侧或两侧下颌关节处疼痛、弹响或有摩擦音，咀嚼功能障碍，可伴有头昏耳鸣，局部压痛。

Traitement

【治疗】

-**Prescription type :**

体针疗法处方：

◆ Xiaguan E7, Tinggong IG19 et Hegu GI4.

下关，听宫，合谷。

-**Variantes :**

随证配穴：

◆ Douleurs buccales : Jiache E6.

颊部痛：加颊车。

◆ Douleurs auriculaires : Yifeng TR17.

耳部痛：加翳风。

◆ Céphalées : Taiyang (PC-TC5) et Fengchi VB20.

头痛：加太阳，风池。

-**Techniques :** méthode de dispersion. Les aiguilles de la tête sont puncturées en *nianzhuan*. Xiaguan E7 : moxa. La puncture de Tinggong IG 19 se fait quand la bouche est ouverte.

操作：针用泻法，头面部穴用捻转法，下关穴可予艾条灸。听宫张口取穴进针。

5.9.3 Torticolis

5.9.3 落枕

Le torticolis est une affection fréquente, déclenché souvent par la position de l'oreiller. Il se traduit par

落枕为临床常见病，常因枕头位置不当引起。临床表现为颈部一侧或双侧肌肉痉挛

des spasmes musculaires douloureux du cou, entraînant raideurs et douleurs de la nuque, ils sont unilatéraux ou bilatéraux. Ils limitent les mouvements du cou par des douleurs qu'ils déclenchent lorsqu'on tourne la tête. Ces douleurs peuvent descendre aux épaules, au dos, ou remontent à la tête. Les contractures locales sont visibles et on y trouve des points douloureux.

En médecine chinoise cette affection est appelée torsion sur l'oreiller, *lao zhen*.

Étiopathogénie

Il survient souvent lors d'une malposition d'un oreiller ou une attaque de Vent-Froid dans le dos, ce qui ralentit la circulation de l'Énergie et du Sang dans les méridiens.

Traitement

1. Acupuncture

-Prescription type :

◆ Points Ashi, Fengchi VB20 et Houxi IG3.

-**Techniques** : technique de dispersion pour l'acupuncture et moxibustion aux points locaux. Lorsqu'on puncture Houxi IG3, on demande en même temps au patient de tourner la tête. Après avoir retiré les aiguilles, on peut appliquer les ventouses.

2. Auriculo-puncture

-**Points** : Cou (AH$_{12}$), Vertèbres cervicales (AH$_{13}$), les points de contracture.

-**Techniques** : forte stimulation, on demande au patient de tourner la tête pendant le traitement. Les aiguilles sont enlevées au bout de 15-20 minutes.

5.9.4 Périarthrite scapulohumérale

Il s'agit d'une lésion dégénérative de l'articulation de l'épaule. c'est une affection commune. La douleur est unilatérale, d'intensité moyenne. Elle apparaît souvent après un traumatisme, un effort

疼痛，转颈活动因痛势加剧而受限。痛连肩背部或头部，可见局部肌肉紧张，伴有明显压痛。

中医称为"落枕"。

【病因病机】

常因睡眠时头部位置过高或过低，或风寒侵袭项背，使经络气血不畅所致。

【治疗】

1. 体针疗法

处方:

阿是穴，风池，后溪。

操作: 针用泻法，局部穴可加灸。后溪穴进针后，让病人活动颈部。出针后，可在局部拔火罐。

2. 耳针疗法

处方: 颈，颈椎，压痛点。

操作: 强刺激，同时让病人活动颈部，留针15～20分钟。

5.9.4 肩关节周围炎

是一种肩部软组织疾病，由于肩关节退行性病变，加之长期劳损、受寒，或有外伤等原因，使关节囊与关节周围软组织发生慢性炎症反应，周围组织广泛粘连，限制

anormal ou une utilisation intensive et prolongée de l'articulation provoquant ainsi une réaction inflammatoire de la capsule et des tissus voisins. Les mouvements de l'épaule peuvent être limités par la douleur. En général, après 50 ans la maladie est connue comme douleur de l'épaule de la cinquantaine.

En médecine chinoise, elle fait partie des syndromes obstructifs *bi zheng*, plus précisément on l'appelle en chinois *jian bei tong, jian ning, lou jian feng* ou bien *wu shi jian* (épaule de 50 ans).

Étiopathogénie

Elle est causée principalement par une attaque de Vent-Froid et d'Humidité chez les personnes âgées. Avec l'âge les tendons et les vaisseaux ne sont plus bien nourris, ils sont la cause d'une stagnation de l'Énergie et du Sang, ou bien à cause d'une rétention d'humidité et de glaires qui bloque la circulation de l'Énergie dans les méridiens.

Syndromes différentiels

1. Attaque de Vent-froid externe : douleurs de courte curée, douleur et lourdeur de l'épaule irradiant vers les bras et le dos, aggravation avec la nuit, limitation des mouvements, soulagement par la chaleur et aggravation lors de l'exposition au froid et au vent.

2. Rétention des facteurs pervers par vide de l'Énergie vitale : douleurs chroniques, limitation du lever de bras, de l'abduction et de rotation, atrophie musculaire et sensation de froid au bras.

Traitement

1. Acupuncture

-Prescription type :

◆ Jianyu GI15, Jianliao TR14, Jianqian (PC-MS4,8), Quchi GI11, et les points Ashi.

肩关节活动所致，以五十岁左右者多见。临床表现为肩部酸重疼痛和不同程度的肩关节活动障碍。

本病属中医的"痹证"范畴，称"肩背痛""肩凝""漏肩风""五十肩"等。

【病因病机】

多由风寒湿邪乘虚而入；或年老体弱，筋脉失养；或气血凝滞，痰湿留着，皆使经络闭阻，气血不行，经筋失用，发生本病。

【辨证】

1. **风寒外袭**，病程较短，肩部疼痛酸重，或痛连背与臂部，入夜为重，活动不利，得温则舒，受风遇寒加重。

2. **正虚邪阻**，病延日久，上举、外展、内旋活动明显受限，或局部肌肉萎缩，手臂不温。

【治疗】

1. **体针疗法**

处方：

肩髃，肩髎，肩前，曲池，阿是穴。

-**Variantes :**

- Attaque de Vent-Froid externe : Jianzhen IG9, Jianjing VB21, Fengchi VB20, Waiguan TR5 et Hegu GI4.

- Douleurs avec irradiation au dos : Quyuan IG13 et Tianzong IG11.

- Rétention des facteurs pervers par vide de l'Énergie vitale : Binao GI14, Shousanli GI10, Zusanli E36, Yanglingquan VB34 et Tiaokou E38.

-**Techniques :** on choisit les points selon la pathologie rencontrée. Dispersion pour les attaques Vent-froid. Pour un syndrome vide et plénitude en même temps (attaque de l'énergie perverse sur un terrain vide) : tonification douce. On tonifie Zusanli E36. Le point Tiaokou E38 est puncturé vers la direction de Chengshan V57. On demande au patient de bouger l'épaule malade pendant la manipulation de l'aiguille. On peut aussi faire de la moxibustion ou des ventouses pour renforcer l'effet thérapeutique.

2. Électro-acupuncture

-**Points :** Jianyu GI15, Jianliao TR14, Jianqian (PC-MS4,8), Quchi GI11 et points Ashi.

-**Technique :** à chaque séance, on choisit 1 ou 2 points, dès qu'on obtient la saisie du qi, on met le courant pendant 10 minutes, traitement quotidien.

3. Auriculo-puncture

-**Points :** Épaule (SF$_{4,5}$), Clavicule (SF$_6$) et Shenmen (TF$_4$).

-**Technique :** stimulation moyenne ou forte, on retire les aiguilles au bout de 20-30 minutes, une fois par jour.

5.9.5 Épicondylite

Cette maladie est communément appelée « tennis elbow », une lésion chronique fréquente du coude. Elle est provoquée par des traumatismes répétés du coude, il en résulte une inflammation

随证配穴：

风寒外袭：加肩贞，肩井，风池，外关，合谷。

痛连背部：加曲垣，天宗。

正虚邪阻：加臂臑，手三里，足三里，阳陵泉，条口。

操作：每次随症选用数穴。风寒外袭用泻法；正虚邪阻属虚实夹杂证用平补平泻法；足三里用补法，取患侧条口穴，向承山穴方向刺入，在施手法的同时让病人活动肩关节。加用灸法，可配合拔火罐。

2. 电针疗法

处方：肩髃，肩髎，肩前，曲池，阿是穴。

操作：每次选用1～2对穴位，针刺得气后，通以脉冲电流10分钟。每日1次。

3. 耳针疗法

处方：肩，锁骨，神门。

操作：中、强刺激，留针20～30分钟，每日1次。

5.9.5 肱骨外上髁炎

此病俗称"网球肘"，是常见的肘部慢性损伤，为肱骨外上髁伸肌附着处受到长期反复的牵拉伤所致。临床表现为肱骨外上髁部疼痛，用力向背侧伸腕时疼痛加剧，局

des insertions musculaires épicondyliennes : les extenseurs de l'épicondyle. Les manifestations cliniques sont : douleurs siégeant à l'extrémité proximale de l'humérus, elles sont aggravées par des mouvements forcés de l'extension du poignet et des doigts et la supination (tourner la main vers l'extérieur).

En médecine chinoise, elle correspond à un syndrome obstructif *bi zheng* et aux fatigues du coude *zhou lao*.

部压痛。

属中医的，"痹证""肘劳"范畴。

Étiopathogénie et manifestations cliniques

La cause est une attaque de Vent-Froid et d'Humidité conduisant à une mauvaise circulation de l'Énergie et de Sang dans les méridiens. Le début est lent, on observe des douleurs à la face latérale du coude irradiant à l'avant-bras ou à l'épaule et au dos, faiblesse de la préhension, aggravation dans les mouvements comme tordre une serviette et enfin une sensibilité locale.

【病因病机及临床表现】

由于劳损、风寒湿邪侵袭等，致局部经络气血不畅而发病。起病缓慢，肘部外侧酸痛，可向前臂或肩背放散，握物无力，作拧毛巾等动作时疼痛加剧，局部压痛。

Traitement

Acupuncture

-Prescription type:

- Points locaux, Quchi GI11, Shousanli GI10 et Hegu GI4.

-**Technique** : on choisit à chaque séance 1 à 2 points du méridien Yangming de main : puncture en dispersion. Moxibustion sur les points locaux. Temps de pose des aiguilles : 20 à 30 minutes.

【治疗】

体针疗法

处方：

阿是穴，曲池，手三里，合谷。

操作： 每次选阿是穴及1～2个手阳明经穴，针用泻法，局部并用灸法，留针20～30分钟。

5.9.6 Kyste synovial

Les kystes synoviaux sont les plus fréquentes des tumeurs du poignet. Il s'agit d'une tumeur bénigne, formée d'une poche pleine d'un liquide visqueux, développé au voisinage de l'articulation du poignet. Le kyste s'implante au niveau de la capsule articulaire du poignet. La localisation la plus fréquente des kystes est la face dorsale du poignet en regard de l'interligne articulaire scapho-lunaire. Plus rarement, la localisation sera antérieure, en

5.9.6 腱鞘囊肿

腱鞘囊肿是好发于腕关节附近的良性肿块，囊内充满白色胶状液体。以腕关节背侧舟月线附近最为多见，偶尔发在掌面桡动脉附近。

regard de la gouttière du pouls radial.

L'apparition du kyste est le plus souvent progressive, mais parfois il peut se révéler brutalement à l'occasion d'un effort de soulèvement. À l'examen, on retrouve une tuméfaction bien limitée, de taille variable, parfois douloureuse à la pression. Les kystes dorsaux de petit volume sont mieux mis en évidence par la mise en flexion palmaire du poignet.

En médecine chinoise on dit excroissance du tendon du poignet *wan jin liu*.

Étiopathogénie

Le kyste synovial correspond à une tumeur du tendon due à une stagnation de l'Énergie, une accumulation du liquide corporel qui se transforme en glaires et se coagule dans les méridiens.

Traitement

-Points locaux.

-Technique : on emploie l'aiguille n°28 à un 1cun verticalement à partir du sommet de la tumeur et puis obliquement aux quatre côtés de la tumeur en tournant l'aiguille *nianzhuan*. L'aiguille est enlevée au bout de 15 minutes. Quand l'aiguille est retirée, on élargit la puncture en tournant l'aiguille afin de faire sortir le liquide visqueux de la tumeur. Après la puncture on fait un bandage pour 3 à 5 jours.

5.9.7 Gonarthrose

La gonarthrose est la cause la plus fréquente des maladies du genou chez les sujets d'âge moyen ou âgés. Les signes cliniques sont : douleurs et gonflement et de l'articulation du genou, aggravés par la marche, soulagés par le repos, il existe un craquement lorsque le genou est en mouvement, raideur après un long moment d'immobilité (la nuit) ou de station debout, mais qui peut s'assouplir lentement. Dans les cas sévères, il peut avoir œdème et liquide intra-articulaire : sérosité ou sang. Il y a

囊肿通常为逐渐形成，但有时也可因抬举重物用力突然发生。检查可见肿块边界清晰，大小各异，偶有压痛。手背部的小囊肿在做掌曲动作时更明显。

本病相当于中医的"腕筋瘤"。

【病因病机】

腱鞘囊肿为气机郁滞，津聚成痰，痰凝经络而成。

【治疗】

体针疗法

处方：囊肿局部。

操作：用28号粗针，在囊肿顶部直刺入1针，刺破囊壁，并在囊肿周围斜刺4针，行捻转法，留针15分钟，出针时摇大针孔，并加挤压，可见有胶状液体流出。施术后加压包扎3～5日。

5.9.7　膝骨关节炎

膝骨关节炎是膝关节的一种退行性病变，常见于中老年人。临床主要表现为：膝关节疼痛肿胀，行走时加重，休息后缓解，活动关节时有摩擦音，久卧久坐久站后觉关节僵硬，活动后可逐渐缓解，严重时关节腔中可有少量渗液，甚至关节腔因出血而肿大明显。后期膝关节活动受限，引起废用性肌萎缩，甚至发生膝外翻或内翻畸形。

atrophie des muscles, l'articulation peut être déformée en valgus ou varus.

En médecine chinoise, elle correspond à un syndrome obstructif *bi zheng*, on l'appelle aussi genou de grue, arthrose du genou *he xi feng*.

Étiopathogénie

La gonarthose appartient au syndrome d'obstruction dû à un vide de Foie et de Rein. Les agents pathogènes Vent, Froid, Humidité, Chaleur obstruent les méridiens, ils entraînent une mauvaise circulation énergétique et par conséquent une mauvaise nutrition des tendons et des os. Un vide de Rate produit des glaires qui obstruent aussi les méridiens, enfin, à long terme, il apparaît une stagnation de Sang dans les vaisseaux et une stase de sang dans les articulations.

Traitement

1. Acupuncture

-Prescription type :

➤ Xiyan (PC-MI4,5), Heding (PC-MI2), Xiyangguan VB33, Yanglingquan VB34 et les points Ashi.

-Variantes :

➤ Œdème et douleur : Liangqiu E34, Xuehai RT10 et Yinlingquan RT9.

➤ Douleur et faiblesse de la ceinture avec vertiges et acouphène : Ganshu V18, Shenshu V23, Zusanli E36 et Sanyinjiao RT6.

-Techniques : les points proximaux : en dispersion. Ganshu V18, Shenshu V23 et Zusanli E36 : en tonification. Moxibustion et ventouses pour potentialiser les effets thérapeutiques.

2. Auriculo-puncture

-Points : Genou (AH$_4$), Rein (CO$_{10}$), Shenmen (TF$_4$).

-Techniques : on sélectionne 2 à 3 points chaque fois avec une stimulation forte ou bien modérée.

本病属中医的"痹证","鹤膝风"范畴。

【病因病机】

多因中老年后肝肾不足，筋骨失养，风寒湿热等邪痹阻经络关节；或脾虚生痰，痰湿流注经络关节；或日久血脉瘀滞，瘀血痹阻关节而成。

【治疗】

1. 体针疗法

处方：

膝眼，鹤顶，膝阳关，阳陵泉，阿是穴。

随证配穴：

肿痛明显：加梁丘，血海，阴陵泉。

腰酸乏力，头晕耳鸣：加肝俞，肾俞，足三里，三阴交。

操作： 近部诸穴用泻法；肝俞，肾俞，足三里用补法。可加灸法，配合拔火罐。

2. 耳针疗法

处方：膝，肾，神门。

操作： 中、强刺激，留针20～30分钟，或用王不留行籽压耳。

On retire les aiguilles au bout d'une demi-heure. On peut faire des pressions auriculaires avec Semen Vaccariae.

5.9.8 Polyarthrite Rhumatoïde (PR)

La polyarthrite rhumatoïde est une maladie auto-immune. Elle est caractérisée par une atteinte articulaire souvent bilatérale et symétrique : poignets, genoux, coudes, chevilles et épaules. Signes cliniques : douleurs de type inflammatoire et à heures fixes : réveils nocturnes, dérouillage matinal. Ces douleurs sont accompagnées de raideur articulaire, gonflement avec épanchement synovial. La PR est plus fréquente chez la femme, évoluant par poussées vers la déformation et la destruction des articulations atteintes, elle peut s'accompagner de fièvre.

En médecine chinoise on l'appelle arthralgies sévères erratiques *li jie feng,* goutte *tong feng,* ou encore « vent du tigre blanc » : *bai hu feng.*

Étiopathogénie

Elle est causée par :

-une attaque de Vent, de Froid, d'Humidité et de Chaleur chez un sujet de faible constitution. Ces facteurs pathogènes pénètrent dans les méridiens et entravent la libre circulation de l'Énergie et du Sang,

-une mauvaise fonction du Foie et une circulation difficile de l'Énergie et du Sang.

À long terme, ces conditions pathologiques mènent à un vide du Foie et du Rein. Le Foie gouverne les tendons et les muscles, le Rein gouverne les os, leur insuffisance est responsable de l'intrusion des glaires, des liquides et de stase de Sang dans les articulations, ce qui contribue à une atrophie musculaire et une déformation des articulations.

Syndromes différentiels

1. Froid-Humidité : douleurs articulaires sévères,

5.9.8 类风湿关节炎

是一种慢性全身性自身免疫性疾病。临床以关节的疼痛、肿胀、僵硬、变形为特征。初起多侵犯四肢远端小关节，往往是游走性的，继则可影响到腕、膝、肘、踝、肩等大关节。并可引起关节附近肌肉萎缩，不规则发热等。女性发病多于男性。

属中医的"历节风""痛风""白虎风"等病的范畴。

【病因病机】

多因体质素虚，风寒湿热之邪乘虚而入侵经络、关节，阻碍气血之运行；或肝失疏泄，气机郁滞，血行不畅，而留着关节所致。久则肝肾亏虚，肝不主筋，肾不主骨，痰湿瘀血入于关节，以致肌肉萎缩，关节畸形。

【辨证】

1.**寒湿型**，关节疼痛较剧，肿胀沉重，肌

gonflement et sensation de lourdeur, hypoesthésie, aggravation par le froid, la chaleur soulage, peur du froid, langue avec enduit mince, blanc et gras, pouls tendu et glissant.

2. Humidité-Chaleur : douleurs, rougeur gonflement des articulations, difficultés aux mouvements de flexion articulaire, fièvre, soif , urines foncées, constipation selles dures, langue avec enduit jaune et gras, pouls rapide et glissant.

Traitement

1. Acupuncture

-Prescription type :

- Dazhui VG14 et Zusanli E36.

- Membres supérieurs : Jianyu GI15, Shousanli GI10, Quchi GI11, Waiguan TR5, Hegu GI4, Yangxi GI5, Yangchi TR4, Wangu IG4 et Baxie (PC-MS9).

- Membres inférieurs : Huantiao VB30, Juliao VB29, Liangqiu E34, Xiyan (PC-MI 4,5), Yanglingquan VB34, Ququan F8, Xuanzhong VB39, Kunlun V60, Jiexi E41 et Bafeng (PC-MI10).

- Cou : Jiaji cervical (PC-D2) et Fengchi VB20.

-Variantes :

- Douleurs erratiques : Fengchi VB20, Xuehai RT10 et Geshu V17.

- Lourdeur des jambes : Yinlingquan RT9

- Fièvre : Hegu GI4 et Quchi GI11.

- Douleurs chroniques : Guanyuan VC4, Shenshu V23 Pishu V20 et Sanyinjiao RT6.

-Techniques : Guanyuan VC4, Shenshu V23 et Pishu V20 en tonification et moxa. Les autres points en dispersion. Moxibustion de points locaux. Micro-saignées des parties oedématiées.

2. Auriculo-puncture

-Points : Rein (CO$_{10}$), Shenmen (TF$_4$), Foie

肤麻木，遇寒加重，得热则减，或有恶寒，苔薄白腻，脉弦滑。

2. 湿热型，关节红肿热痛，屈伸不利，或有发热，口渴，尿黄，便结，苔黄腻，脉滑数。

【治疗】

1. 体针疗法

处方：

大椎，足三里。

上肢：肩髃，手三里，曲池，外关，合谷，阳溪，阳池，腕骨，八邪。

下肢：环跳，居髎，梁丘，膝眼，阳陵泉，曲泉，悬钟，昆仑，解溪，八风。

颈部：颈夹脊，风池。

随证配穴：

疼痛走窜：加风池，血海，膈俞。

肢体重着：加阴陵泉。

发热：加合谷，曲池。

病延日久：加关元，肾俞，脾俞，三阴交。

操作： 关元、肾俞、脾俞用补法并灸；其他穴位用泻法。疼痛部位可加用灸法；局部红肿明显者，可在其处点刺出血。

2. 耳针疗法

处方： 相应病变部位，神门，肝，脾，肾。

(CO_{12}) et Rate (CO_{13}). Les autres points selon les articulations touchées.

-Techniques : on sélectionne 2 à 4 points chaque fois avec une stimulation forte ou bien modérée. On retire les aiguilles au bout de 20 à 30 minutes. Une fois par jour.

操作：每次选用2~4穴，中强刺激，留针20~30分钟，每日1次。

5.9.9 Lombalgies

Les lombalgies se voient en pratique quotidienne, les causes en sont nombreuses.

Ici ne seront envisagées que les lombalgies en rapport avec une affection loco-régionale, telles que l'atteinte persistante des muscles paravertébraux de la partie basse du dos, les hernies, les discopathies, etc.

En médecine chinoise, elles sont appelées douleurs des lombes et du rachis *yao ji tong*.

5.9.9　腰痛

腰痛是临床常见症状之一。引起腰痛的原因甚多，本节主要讨论由慢性腰肌劳损、腰椎间盘突出等腰局部原因所致的腰痛症。

中医又称"腰脊痛"。

Étiopathogénie

Selon la médecine chinoise, on considère principalement trois situations pouvant entraîner des lombalgies :

-Obstruction des méridiens par les énergies pathogènes Vent-Froid-Humidité.

-Vide de Rein d'où manque d'apport nutritionnel dans les méridiens, les tendons et les os.

-Une perturbation de la circulation de l'Énergie et du Sang dans les méridiens due à un surmenage physique ou un traumatisme.

【病因病机】

中医认为主要由于风寒湿邪痹阻经络；或肾虚经络筋骨失于濡养；或过劳、受伤等，使经络气血运行不利而成腰痛。

Syndromes différentiels

1. Obstruction Froid-Humidité : douleurs, sensation de froid et lourdeur de la région lombaire, douleurs pouvant irradier dans les fesses et les membres inférieurs, limitation des mouvements (impotence fonctionnelle), aggravation par le temps froid et la pluie, langue avec enduit mince et blanc, pouls profond ou ralenti.

2. Stagnation de l'énergie et du sang : douleurs pongitives, à localisation fixe, raideur de la cein-

【辨证】

1. **寒湿痹阻**，腰部冷痛而沉重，或痛连臀腿，活动不利，遇寒冷阴雨则加重，苔薄白，脉沉或迟。

2. **气血瘀滞**，腰痛如刺，痛处不移，腰部板滞，仰俯转侧不便或不能，舌紫暗或有

ture, limitation ou impossibilité des mouvements de flexion extension et rotation latérale, langue violet foncé ou marquée d'ecchymoses, pouls tendu ou rugueux.

3. Vide de *jing* de Rein : Début lent et progressif de la maladie, douleurs vagues et persistantes des lombes, aggravation avec le surmenage physique, faiblesse des lombes et des genoux. En cas de Vide de Yang dominant : teint pâle, vertiges acouphènes, fatigue mentale, membres froids, polyurie d'urines claires, langue pâle, pouls profond et fin. En cas de Vide de Yin dominant : accès de chaleur et rougeur du visage, (anxiété, inquiétude et insomnie) dysphorie et insomnies, bouche et gorge sèches, chaleur des paumes des mains et plantes des pieds, urines jaunes, selles sèches, langue rouge, pouls fin et rapide.

Traitement

1. Acupuncture

-Prescription type :

- Shenshu V23, Dachangshu V25 et points Ashi.

-Variantes :

- Obstruction Froid-Humidité :Yaoyangguan VG3, Huantiao VB30, Chengfu V36, Weizhong V40, Kunlun V60.

- Stagnation de l'Énergie et du Sang : Geshu V17, Ciliao V32, Weizhong V40, Yanglingquan VB34 et Feiyang V58.

- Vide de *jing* de Rein : Mingmen VG4, Qihaishu V24, Guanyuangshu V26, Ciliao V32, Zusanli E36 et Dazhong RN4.

-Technique : Vide de *jing* de Rein : tonification. Dispersion dans les autres syndromes. La moxibustion peut être pratiquée sur tous les points de la région lombaire, possibilité de pose de ventouses. Dans les stases de sang, faire saigner dans la région de Weizhong V40.

瘀点，脉弦或涩。

3. **肾虚精亏**，起病缓慢，腰痛隐隐，酸楚空软，绵绵不已，遇劳为甚，腰膝无力；偏阳虚者，面色㿠白，头昏耳鸣，神疲肢冷，尿频而清，舌淡，脉沉细。偏阴虚者，面色潮红，心烦失眠，口燥咽干，手足心热，尿黄便干，舌红，脉细数。

【治疗】

1. **体针疗法**

处方：

肾俞，大肠俞，阿是穴。

随证配穴：

寒湿痹阻：配腰阳关，环跳，承扶，委中，昆仑。

气血瘀滞：配膈俞，次髎，委中，阳陵泉，飞扬。

肾虚精亏：配命门，气海俞，关元俞，次髎，足三里，大钟。

操作： 肾虚证用补法，余证用泻法。腰部诸穴可加用灸法，配合拔火罐。有瘀血者，可于委中穴处点刺出血。

2. Auriculo-puncture

-**Points :** Vertèbres lombo-sacrées (AH$_9$), Rein (CO$_{10}$), Shenmen (TF$_4$) et Sous-cortex (AT$_4$).

-**Techniques :** on sélectionne 2 à 3 points chaque fois, stimulation forte ou bien modérée. On retire les aiguilles au bout de 20 à 30 minutes. On peut faire des pressions auriculaires avec Semen Vaccariae (Wangbuliuxingzi).

5.9.10 Lumbago

Le lumbago aigu consiste en un étirement soudain des muscles et/ou des ligaments suite à un faux mouvement, à un port de charges trop lourdes ou à un traumatisme. La douleur survient brusquement (tour de rein) avec limitation des mouvements, aggravation au moindre mouvement, incapacité de se redresser, difficultés à tourner le corps, besoin de se tenir les hanches avec les mains, muscles lombaires contracturés.

En médecine chinoise le lumbago relève également des douleurs lombaires *yao tong* ; faux mouvements ou traumatismes blessent les tendons et les vaisseaux de la région lombaire entraînant localement une stagnation de l'Énergie et du Sang à l'origine de la douleur.

Traitement

1. Acupuncture

-**Prescription type :**

◆ Shuigou VG26, Houxi IG3, Weizhong V40, Yaoyangguan VG3, Dachangshu V25 et les points Ashi.

-**Techniques :** 2 à 4 points choisis à chaque séance. Shuigou VG26 ou Houxi IG3 puncturés en premier et en dispersion. Piquer Shuigou obliquement vers le haut manipulation *nianzhuan*. Les aiguilles posées, on demande au patient de faire des mouvements du bassin. Weizhong V40 : saignée à l'aiguille triangulaire. Moxas sur les points locaux puis ventouses. Temps de pose des

2. 耳针疗法

处方： 腰骶椎，肾，神门，皮质下。

操作： 每次选用2～3穴，中强刺激，留针20～30分钟，或用王不留行籽压耳。

5.9.10 急性腰扭伤

急性腰扭伤是常见的腰部软组织损伤，多因用力姿势不当，或过度负重或跌扑闪挫等，使腰部肌肉、筋膜、韧带等软组织损伤，临床表现为猝然腰痛，活动受限。腰部活动则加剧疼痛，病人常用双手支撑腰部或髋关节，局部肌肉紧张。

属中医"腰痛"范畴。由于用力不当，或跌扑闪挫等原因，导致腰部筋脉受损，气血阻滞，发生腰痛。

【治疗】

1. 体针疗法

处方：

　　水沟，后溪，委中，腰阳关，大肠俞，阿是穴。

操作： 每次选用2～4穴，针用泻法。先刺水沟或后溪，水沟穴向上斜刺，行捻转法，留针时让患者活动腰部。委中穴可用三棱针点刺出血。腰部穴可并用灸法，也可配合拔火罐。留针20～30分钟，间歇行针。

aiguilles : 20-30 minutes, avec stimulations à intervalles réguliers.

2. Auriculo-puncture

-**Points** : Vertèbres lombo-sacrées (AH$_9$), points réactifs, Shenmen (TF$_4$) et Sous-cortex (AT$_4$).

-**Techniques** : stimulation forte. Temps de pose des aiguilles : une demi-heure à une heure avec stimulations à intervalles réguliers. On peut faire des pressions auriculaires avec Semen Vaccariae.

5.9.11 Entorses, foulures

Il y a entorse en cas de blessures des muscles, ligaments, tendons ou tissus mous qui entourent les articulations, en l'absence de fracture, luxation et lésions cutanées. Les articulations les plus concernées sont les épaules, les coudes, les poignets, les hanches, les genoux et les chevilles. Il y a foulure en cas de simple étirement des muscles.

Les principaux symptômes sont gonflements, douleurs et limitation fonctionnelle de l'articulation concernée.

En médecine chinoise, on parle de « blessures tendino-musculaires » *shang jin*. Faisant suite à des faux mouvements ou à un traumatisme, elles intéressent les tendons et les vaisseaux luo et se traduisent par une stagnation de l'Énergie et une stase du sang. On estimera la gravité du cas d'après l'importance de l'hématome, de l'inflammation et de l'impotence fonctionnelle.

Traitement

1. Acupuncture

-**Prescription type :**

→ Points Ashi. Auxquels on ajoute les points suivants selon les articulations :

-**Variantes :**

→ Epaules : Jianyu GI15, Jianliao TR14, Jianzhen IG9, Jianjing VB21.

2. 耳针疗法

处方：腰骶椎，反应点，神门，皮质下。

操作：强刺激，留针30～60分钟，间歇行针，或用王不留行籽压耳。

5.9.11 四肢软组织扭伤

四肢软组织损伤是指肩、肘、腕、髋、膝、踝关节周围的肌肉、筋膜、韧带等软组织，由于过度的扭曲或牵拉等原因引起的损伤，但无骨折、脱臼和皮肤破损。

临床主要表现为扭伤部位的肿胀、疼痛、关节活动障碍等。

四肢软组织扭伤属中医"伤筋"范畴，因用力不当或闪挫跌扑等，伤及筋肉脉络，气血瘀滞而致。扭伤的程度根据受伤部位的青紫、肿胀、关节活动功能来判断。

【治疗】

1. 体针疗法

处方：

局部阿是穴。

随证配穴：

肩部：肩髃，肩髎，肩贞，肩井。

- Coudes : Quchi GI11, Xiaohai IG8 et Tianjing TR10.

- Poignets : Yangchi TR4, Yangxi GI5, Yanggu IG5, Waiguan TR5.

- Hanches : Huantiao VB 30, Zhibian V54 et Chengfu V36.

- Genoux : Xiyan (PC-MI4), Liangqiu E34, Xiyangguan VB33, Yanglingquan VB34.

- Chevilles : Jiexi E41, Kunlun V60 et Qiuxu VB40.

-**Techniques :** Aiguilles en dispersion. Moxibustion ou application de ventouses aux points locaux.

2. Auriculo-puncture

-**Points:** points réactifs et Shenmen (TF_4).

-**Techniques :** Stimulation moyenne ou forte. Temps de pose des aiguilles : 20 à 30 minutes une fois par jour. Pour les entorses anciennes application de Semen Vaccariae (Wangbuliuxingzi).

肘部：加曲池，小海，天井。

腕部：加阳池，阳溪，阳谷，外关。

髋部：加环跳，秩边，承扶。

膝部：加膝眼，梁丘，膝阳关，阳陵泉。

踝部：加解溪，昆仑，丘墟。

操作： 针用泻法；局部穴可加灸，也可加拔火罐。

2. 耳针疗法

处方： 反应点，神门 。

操作： 中、强刺激，留针20 ~ 30分钟，每日1次，陈旧伤可用王不留行籽压耳。

5.10 Pathologie externe et dermatologie

5.10 外科、皮肤科疾病

5.10.1 Mamites aiguës

C'est une collection de pus entraînant une infection de la glande mammaire. L'abcès du sein touche des femmes qui allaitent 3 à 4 semaines après l'accouchement, souvent chez les primipares. Quand il s'agit d'un abcès survenant en début d'allaitement, il est le plus souvent dû à une infection bactérienne s'introduisant par une crevasse du mamelon. Il se caractérise par un sein rouge, dur, sensible, chaud, douloureux et le plus sou-

5.10.1 急性乳腺炎

是因细菌侵入乳腺和乳管组织而引起的乳房感染。病人多是产后哺乳期的妇女，尤以初产妇为多见，发病多在产后3 ~ 4周。临床表现为乳房局部红肿疼痛，触痛，硬块，伴有恶寒发热，患侧腋下淋巴结肿大等。有时伴有头痛、恶心、口渴和畏寒。

vent par une fièvre élevée, avec lymphangite, ces signes sont accompagnés parfois de céphalées, de nausées et de soif. La malade craint le froid.

En médecine chinoise on dit : infection du sein ou abcès du sein *ru yong*.

本病属中医"乳痈"范畴。

Étiopathogénie

Il s'agit d'une pénétration d'énergie perverse externe au sein et une accumulation de lait, elle peut être due à une dépression mentale qui entraîne une stagnation de l'énergie du Foie, ou encore à une alimentation trop riche provoquant une accumulation de chaleur dans le méridien de l'Estomac conduisant à une obstruction des vaisseaux et une stagnation de l'Énergie, du Sang et du lait.

【病因病机】

中医认为是由外邪乘虚而入或乳汁蓄积，而与血气相搏；或情志不舒，肝气郁结；或多食厚味，胃经积热等，致脉络阻塞，气血与积乳壅结而成痈。

Traitement

Acupuncture

-Prescription type :

◆ Zusanli E36, Shaoze IG1 et Jianjing VB21.

-Variantes :

◆ Céphalées dues au Froid-Chaleur : Hegu GI4, Fengchi VB20, Quchi GI11.

◆ Gonflement et douleur mammaire : Qimen F14 et Taichong F3.

◆ Oppression thoracique et hoquet : Neiguan MC6 et Danzhong VC17.

-Techniques : On emploie la technique de dispersion. Fengchi VB20 et les points locaux du thorax et du dos peuvent être manipulés en *nianzhuan*. On peut faire des saignées à Shaoze IG1. Jianjing VB21 puncture à 0,3-0,5 cun de profondeur. Qimen F14 puncturé obliquement à 0,5 cun orienté vers le sein. Danzhong VC17 puncturé horizontalement à 1 cun orienté vers la partie malade. On manipule les aiguilles à intervalles réguliers, temps de pose : 30 minutes.

【治疗】

体针疗法

处方：

足三里，少泽，肩井。

随证配穴：

寒热头痛：加合谷，曲池，风池。

乳房胀痛：加期门，太冲。

胸闷呕逆：加内关，膻中。

操作： 针用泻法；风池及胸背部穴行捻转法。少泽点刺出血。肩井直刺0.3～0.5寸，不可过深，以免伤及内脏。期门向乳房斜刺约0.5寸。膻中向患侧平刺约1寸。留针30分钟，间歇行针。

5.10.2 Hyperplasie des glandes mammaires

Il s'agit d'une hyperplasie kystique du sein. Elle est associée à un dysfonctionnement hormonal de l'ovaire, elle est fréquente chez la femme jeune. Elle peut être unilatérale ou bilatérale. L'hyperplasie des glandes mammaires peut être physiologique, d'origine hormonale : puberté et grossesse ou au cours du cycle menstruel. À l'examen, on peut trouver des nodules de différentes tailles d'un sein ou des deux seins, ces nodules peuvent devenir des kystes bénins sans adhérence à la peau et au thorax, le sein est gonflé avant les cycles menstruels, parfois on a des écoulements jaunâtres, verdâtres ou sanguinolents du mamelon. Ces signes sont accompagnés de lombalgies, de fatigue, d'irrégularité menstruelle, de dépression, de dysphorie et d'insomnies.

En médecine chinoise on appelle ces nodules mammaires *ru pi*.

Étiopathogénie

La maladie est due à une stagnation de l'énergie du Foie, à un entassement des glaires, ou à un vide de Foie et de Rein dû à l'âge, une dysfonction du méridien Chong Mai et une accumulation de glaires dans le méridien de l'Estomac remontant jusqu'au sein par les collatéraux.

Traitement

1. Acupuncture

-Prescription type :

◆ Danzhong VC17, Wuyi E15, Rugen E18, Jianjing VB21 et Sanyinjiao RT6.

-Variantes :

◆ Irrégularités du cycle menstruel : Qihai VC6, Zusanli E36 et Taichong F3.

◆ Dépression, dysphorie et insomnies : Hegu GI4, Neiguan MC6 et Taichong F3.

5.10.2 乳腺增生病

乳腺增生病又称乳腺囊性增生病。多认为其病变与卵巢功能紊乱有关。常见于青壮年妇女。临床表现主要以一侧或两侧乳房触及多个大小不一、质韧不硬的肿块。可被推动，乳房胀痛，经前期为甚。单侧或双侧乳房多靠近周边部位触及大小不一、圆形而质地较坚韧的肿块，肿块较大时呈囊性，边界不甚清楚，与皮肤及胸筋膜无粘连，局部胀痛，经前期为甚；有时乳头流出黄绿色、棕色、血性的浆液。可伴见腰酸乏力，月经不调，情志抑郁，心烦失眠等症。

本病属中医"乳癖"范畴。

【病因病机】

多由于长期肝气郁结，气聚痰凝；或因中年后肝肾亏虚，冲任失调，痰气交结于乳房胃络所致。

【治疗】

1. 体针疗法

处方：

膻中，屋翳，乳根，肩井，三阴交。

随证配穴：

月经不调：加气海，足三里，太冲。

情志抑郁，心烦失眠：加合谷，内关，太冲。

◆ Lombalgies : Shenshu V23 et Taixi RN3.

-Techniques : Puncture en dispersion *nianzhuan* de ces trois points :

Danzhong VC17, puncture à l'horizontale, l'aiguille orientée vers le sein malade.

Wuyi E15, puncture à l'horizontale au bord externe du sein.

Rugen E18, vers le haut ou bien horizontalement au bord externe, ou bien obliquement.

Shenshu V23, et Taixi RN 3 sont puncturés en tonification par la rotation.

On manipule ces aiguilles 2 à 3 fois pendant la séance.

2. Auriculo-puncture

-Points : Endocrines (CO_{18}), Foie (CO_{12}), Rein (CO_{10}).

-Technique : Stimulation forte ou bien modérée. On retire les aiguilles au bout d'une demi-heure, une fois par jour. Pour des blessures anciennes, on peut faire des pressions auriculaires avec Semen Vacacciae (Wangbuliuxingzi).

5.10.3 Hémorroïdes

Les hémorroïdes sont des dilatations anormales des veines du rectum ou de l'anus, elles peuvent être internes ou externes ou compliquées selon leur situation par rapport à l'anus.

Étiopathogénie

En médecine chinoise, elles correspondent à un relâchement des tendons et des vaisseaux par accumulation interne de l'Humidité-Chaleur, de stagnation de l'Énergie et du Sang dans la partie inférieure du corps. De multiples causes sont responsables de cet état : position assise prolongée, port de surcharge, longue marche, multiparité, accouchement difficile, nourriture piquante et grasse, diarrhées chroniques et constipation.

腰酸乏力：加肾俞，太溪。

操作： 以下三穴均用捻转泻法：

膻中向患侧乳房平刺。

屋翳向外平刺。

乳根向上或向外平刺或斜刺。

肾俞、太溪用捻转补法。

留针期间间歇行针2～3次。

2. 耳针疗法

处方： 内分泌，肝，肾。

操作： 中、强刺激，留针30分钟，每日1次，或用王不留行籽压耳。

5.10.3　痔疮

痔疮为直肠末端和肛管皮下的静脉丛扩大、曲张所形成的静脉团。根据发生部位的不同，分为内痔、外痔和混合痔。

【病因病机】

中医认为本病的发生主要由于久坐、负重、远行、妊娠多产、嗜食辛辣肥腻、久泄、便秘等多种因素，致筋脉松弛，湿热内蕴，气血瘀滞，结聚于下部而成。

Syndromes différentiels

1. Signes du syndrome de plénitude : Émission de sang rouge vif ou rouge foncé dans les selles, de quantité variable, hémorroïdes protrusives, sensation de gonflement ou douleur de l'anus, ou de brûlures, selles sèches ou défaites mêlées de mucus avec : dysphorie, bouche sèche, tension de l'abdomen, urines foncées, langue rouge, enduit jaunâtre ou jaune gras, pouls rapide et plein.

2. Signes du syndrome vide : Hémorroïdes pendantes, prolapsus rectal. Ou bien hémorroïdes protrusives avec émission de sang rouge clair ou foncé, avec vertiges, palpitations, teint sans éclat, esprit abattu, souffle court, manque d'appétit, langue pâle, pouls fin.

Traitement

1. Acupuncture

-Prescription type :

- ◆ Baihuanshu V30, Changqiang VG1, Chengshan V57 et Erbai (PC-MS2).

-Variantes :

- ◆ Signes du syndrome de plénitude : Ciliao V32, Huiyang V35 et Sanyinjiao RT6.

- ◆ Signes du syndrome vide : Baihui VG20, Pishu V20 et Zusanli E36.

-Techniques : Plénitude : disperser. Vide : tonifier. Baihuanshu V30 et ChangqiangVG1 puncture neutre, oblique à ras du coccyx. Baihui VG20 : moxas.

2. Auriculo-puncture

-Points : Rectum (HX$_2$), Gros Intestin (CO$_7$), Shenmen (TF$_4$), Sous-cortex (AT$_4$).

-Technique : on sélectionne 2 à 3 points. Stimulation forte ou bien modérée. On retire les aiguilles au bout d'une demi-heure, une fois par jour. On peut faire des pressions auriculaires avec Semen Vacaccariae (Wangbuliuxingzi).

【辨证】

1. **实证**，便时出血色鲜红或暗红，量或多或少，痔核脱出，肛门肿痛或剧痛，或灼热，大便燥结或黏滞不爽，伴心烦，口干，腹胀，尿黄，舌红，苔黄或黄腻，脉数实。

2. **虚证**，痔核脱出不能回纳，肛门有下坠感；或痔核脱出，出血色淡，或晦而不鲜，伴头晕心悸，面色少华，神疲气短，食少，舌淡，脉细。

【治疗】

1. 体针疗法

处方：

> 白环俞，长强，承山，二白。

随证配穴：

> 实证：加次髎，会阳，三阴交。

> 虚证：加百会，脾俞，足三里。

操作： 实证用泻法；虚证用补法。白环俞，长强予平补平泻法。长强穴须紧靠尾骨前面斜刺；百会施灸法。

2. 耳针疗法

处方： 直肠，大肠，神门，皮质下。

操作： 选2～3穴，中、强刺激，留针20～30分钟，每日1次，或用王不留行籽压耳。

5.10.4 Urticaires

L'urticaire est une dermatose allergique fréquente. Les agents allergènes sont souvent poissons, crevettes et crabes, mais on note aussi les piqûres d'insectes, le sérum d'animaux, les pollens, certains produits chimiques, enfin une réaction contre le froid ou l'air chaud. Les manifestations cliniques sont : une réaction inflammatoire de la peau qui se manifeste par une éruption papulo-œdémateuse prurigineuse, apparition brusque après contact avec l'allergène, elle peut durer quelques jours dans des cas aigus, elle peut aussi évoluer vers la chronicité.

En médecine chinoise elle correspond à syndrome de dermatose allergique ou urticaire *yin zhen* et *feng zhen kuai*.

Étiopathogénie

Elle est due à une rétention de Vent-Froid externe ou Vent-Chaleur sur la peau, ou bien une alimentation riche en graisse qui conduit à une accumulation endogène d'Humidité-Chaleur dans la peau.

Syndromes différentiels

1. Vent externe : apparition soudaine après attaque de Vent-Froid ou Vent-Chaleur, s'accompagne de crainte de froid, de fièvre, les membres sont douloureux, la langue avec enduit mince et blanc, pouls flottant.

2. Accumulation de Chaleur dans l'Estomac et les Intestins : L'urticaire est causée par l'ingestion de poisson, de crevette ou de boisson alcoolisée, les signes cliniques sont accompagnés de douleurs épigastriques et abdominales, de nausées de vomissements, de diarrhées ou constipation, langue enduit jaune et gras, pouls glissant et rapide.

5.10.4　荨麻疹

荨麻疹是常见的过敏性皮肤病。多因食鱼、虾、蟹等；或因蚊虫叮咬，注射动物血清；接触花粉及某些化学物质；或冷热空气刺激等而致病。临床表现以皮肤出现鲜红或苍白色风团，大小不等，瘙痒异常，皮疹的发生和消失都很快，此起彼落，消退后不留痕迹为特征。急性者数天内痊愈，慢性者可达数月、数年。

本病相当于中医"瘾疹"、"风疹块"的范畴。

【病因病机】

中医认为多因外感风寒或风热之邪，客于皮肤；也有因过食油腻荤腥，湿热内生，熏蒸肌肤引发本病。

【辨证】

1. **外感风邪**，起病急骤，遇风冷或受热后发作或加剧，伴见恶寒发热，肢体酸楚，苔薄白，脉浮。

2. **胃肠积热**，皮疹多因食鱼虾或饮酒而发，伴有脘腹疼痛，或恶心呕吐、泄泻或便结，苔黄腻，脉滑数。

Traitement

1. Acupuncture

-Prescription type :

- Hegu GI4, Quchi GI11, Xuehai RT10, Weizhong V40 et Sanyinjiao RT6.

-Variantes :

- Vent exogène : Dazhui VG14 et Fengchi VB20.
- Accumulation de Chaleur dans l'estomac et les intestins : Zhongwan VC12 et Zusanli E36.
- Nausées et vomissements : Neiguan MC6,
- Douleurs abdominales, diarrhées et constipation : Tianshu E25.

-Techniques : on utilise la technique de dispersion. On peut faire des saignées à Weizhong V40.

2. Auriculo-puncture

-Points : Fengxi ($SF_{1,2i}$), Poumon (CO_{14}), Shenmen (TF_4), Rate (CO_{13}), et Endocrines (CO_{18})

-Techniques : on sélectionne 2 à 3 points. Stimulation forte ou bien modérée. On retire les aiguilles au bout d'une demi-heure, une fois par jour.

5.10.5 Zona

Le zona se manifeste par des éruptions cutanées dessinant le dermatome du nerf atteint. Ces éruptions sont douloureuses à type de brûlure. L'agent responsable est le virus de la varicelle (herpès). Le zona touche le plus souvent le thorax, mais il peut également se manifester sur le dos, les fesses, un bras, une jambe et, parfois, sur le visage et sur le cuir chevelu.

En médecine chinoise on dit feu-rouge de la ceinture *chan yao huo dan*, ou bien rougeur qui serpente *she dan*.

【治疗】

1. 体针疗法

处方：

　　合谷，曲池，血海，委中，三阴交。

随证配穴：

　　外感风邪：配大椎，风池。

　　胃肠积热：配中脘，足三里。

　　恶心呕吐：加内关。

　　腹痛、泄泻或便结：加天枢。

操作：针用泻法；委中可点刺出血。

2. 耳针疗法

处方：风溪，肺，神门，脾，内分泌。

操作：每次选用2～3穴，中、强刺激，留针30分钟，每日1次。

5.10.5　带状疱疹

带状疱疹是由水痘-疱疹病毒侵犯神经、皮肤而引起的一种病毒性疾病。临床以沿周围神经分布区域皮肤出现数个簇集水疱群，成带状排列，局部有烧灼样疼痛为特征。好发于一侧的胸部、头面部、眼、腹部、股部等处。

本病相当于中医"缠腰火丹"、"蛇丹"的范畴。

Étiopathogénie

Le zona est causé par :

-Vent pathogène externe virulent, Humidité-Chaleur toxique.

-Stagnation de Feu dans le Foie et la Vésicule Biliaire associée à l'Humidité-Chaleur de la Rate provoquant une inflammation des méridiens et de la peau.

À long terme, sans traitement, la maladie s'oriente vers la chronicité, on a alors un blocage de la circulation de l'Énergie et du Sang dans les méridiens avec Stase de sang qui entretient les douleurs locales.

Syndromes différentiels

Au début de la maladie, on a rougeur de la peau, éruption de vésicules et de pustules, douleur importante et prurit, fièvre, malaise générale et perte d'appétit. Après quelques semaines, on a des lésions de grattage, des croûtes sur des placards érythémateux. Quelques cas deviennent chroniques, c'est la forme séquellaire[1].

Traitement

1. Acupuncture

-Prescription type :

- Points locaux, Hegu GI4, Quchi GI11, Xuehai RT10, Yanglingquan VB34, Zusanli E36, et Taichong F3.

-Variantes :

- Fièvre : Dazhui VG14.

- Atteintes intercostales : Zhigou TR6, Qimen F14, Geshu 17, Ganshu V18.

【病因病机】

多因外感风湿热毒，或肝胆郁火，挟脾经湿热熏蒸于经络皮肤而致。当邪阻经络日久，气血运行不畅，血瘀阻络，则局部疼痛迁延不愈。

【辨证】

病初起时患部先有刺痛，局部皮肤发红，继而出现集聚的丘疹，并迅速变为水疱。呈带状排列，疼痛较剧。可伴有轻度发热，全身不适，食欲不振。约2～3周后，疱疹逐渐结痂脱落，一般不留瘢痕。少数患者疼痛仍可持续较长时间。

【治疗】

1. 体针疗法

处方：

病变局部，合谷，曲池，血海，阳陵泉，足三里，太冲。

随证配穴：

发热：加大椎。

发于胸胁：加支沟，期门，膈俞，肝俞。

---

[1] Les douleurs post-zostériennes sont fréquentes chez les sujets âgés, elles sont difficiles à traiter et présentent un réel handicap pour la qualité de vie des personnes âgées.

-**Techniques :** puncture locale autour de la lésion. Moxa, ou dispersion des aiguilles.

2. Auriculo-puncture

-**Points :** Points réactifs, Shenmen (TF$_4$), Foie (CO$_{12}$), Poumon (CO$_{14}$), Sous-cortex (AT$_4$),

-**Techniques :** on sélectionne 2 à 4 points. Stimulation forte. Temps de pose 30 minutes.

5.10.6 Verrues

Les verrues sont des excroissances de la peau et des muqueuses. Elles sont généralement indolores et disparaissent d'elles-mêmes, elles atteignent surtout des sujets jeunes, se localisent souvent sur la face dorsale de la main, de la face.

En chinois on dit : *bian hou*

Étiopathogénie

En médecine chinoise il correspond à une accumulation du Vent-Chaleur sur la peau par une stagnation d'énergie du Foie et un vide de sang par ailleurs. On aboutit enfin à une stase de sang et d'énergie.

Syndromes différentiels

Les verrues sont en général de petites tailles comme une tête d'aiguille, un grain de sésame ou soja, les bords sont nets et de couleur plus claire, mais elles peuvent être très petites, un léger soulèvement de la peau, ou bien elles sont épaisses et de couleur foncée. Elles peuvent être uniques ou dispersées sur tout le corps, mais elles sont toujours indolores.

Traitement

1. Acupuncture

-**Prescription type :**

➤ Fengchi VB20, Hegu GI4, Quchi GI11 et Xuehai RT10.

操作：病变局部以多针围刺，也可用灸法，针用泻法。

2. 耳针疗法

处方： 相应区的反应点，神门，肝，肺，皮质下。

操作： 每次选用2～4穴，强刺激，留针20～30分钟。

5.10.6　扁平疣

扁平疣是发生于皮肤和黏膜浅表的小赘生物，通常无痛并可自行消失。好发于青少年的手背和颜面部。

中医称此为"扁瘊"。

【病因病机】

多因风热之邪郁于肌表，或肝郁血虚，气血瘀滞而成。

【辨证】

扁平疣大小通常如针头、芝麻或黄豆，边界清楚，略高于皮面，呈正常肤色或略带褐色，或单一或散在遍布全身，一般无感觉。

【治疗】

1. 体针疗法

处方：

　　风池，合谷，曲池，血海。

-Variantes :

◆ Verrues de la face : Taiyang (PC-TC5), Yangbai VB14, Quanliao IG18 et Jiache E6.

◆ Verrues de la face dorsale de la main : Zhongzhu TR3 et Waiguan TR5.

◆ Verrues dispersées à la tête avec dysphorie : Neiguan MC6 et Xingjian F2.

-Techniques : on sélectionne quelques points à chaque séance, on emploie la technique de dispersion, temps de pose : 15-30 minutes.

2. Auriculo-puncture

-Points : Endocrines (CO_{18}), Joues ($LO_{5,6i}$), Shenmen (TF_4).

-Techniques : Stimulation modérée. On retire les aiguilles au bout d'une demi-heure, une fois par jour. On peut faire des pressions auriculaires avec Semen Vaccariae (Wangbuliuxingzi). On conseille au malade de manipuler les points auriculaires 2 à 3 fois par jour.

随证配穴：

颜面多见：加太阳，阳白，颧髎，颊车。

手背多见：加中渚，外关。

头胀心烦者：配内关，行间。

操作： 每次选数穴，针用泻法，留针15～30分钟。

2. 耳针疗法

处方： 内分泌，面颊，神门。

操作： 中等刺激，留针15～30分钟，每日1次。或以王不留行籽压耳，嘱病人每日按压2～3次。

5.11 Ophtalmologie et otorhinolaryngologie

5.11 眼科、耳鼻喉科疾病

5.11.1 Conjonctivite aigüe

Maladie saisonnière, la conjonctivite apparaît au printemps et en été. C'est une inflammation de la conjonctive provoquée par un virus ou une bactérie, une allergie ou encore une irritation. La conjonctivite est une maladie très contagieuse. Elle est caractérisée par des rougeurs, de l'irritation de l'œil, des sensations de brûlures ou d'égratignures, ou des écoulements purulents qui peuvent favoriser la contagion.

5.11.1 急性结膜炎

急性结膜炎是临床常见的外眼病，由细菌或病毒感染而成，多发生于春夏两季，具有传染性和流行性。临床主要表现为显著的结膜充血，有黏液性或脓性分泌物，易造成暴发流行。

En médecine chinoise on dit : maladie des yeux rouges *hong yan*, vent et chaleur des yeux *feng re yan*, *huo yan*, vent violent maîtrisant le feu *bao feng ke re*, yeux rouges des maladies causées par le climat *tian xing chi yan* ou taie soudaine des yeux rouges causée par le climat *tian xing chi yan bao yi*.

本病属中医的风热眼范畴，有"红眼""风热眼""火眼"范畴，有"暴风客热""天行赤眼""天行赤眼暴翳"等名称。

Étiopathogénie

【病因病机】

Elle correspond à un envahissement de Vent-Chaleur toxique et des agents pathogènes viraux saisonniers dans les méridiens, il en résulte une stagnation de Feu. Elle peut être due à une attaque des yeux par un excès de Feu des méridiens Foie et Vésicule Biliaire.

多因外感风热及时气邪毒，阻滞经脉，火郁不宣；或肝胆火盛，循经上扰，积热交攻于目所致。

Syndromes différentiels

【辨证】

1. Vent-Chaleur : rougeur et gonflement des yeux, photophobie et épiphora (écoulement anormal des larmes), sensation de corps étranger, sécrétion excessive, gonflement, brûlure et douleur des paupières, hyperémie de la conjonctive bulbaire (conjonctive oculaire). Ces signes sont accompagnés de céphalées, fièvre, écoulements nasaux, douleurs de gorge, langue rouge avec enduit jaune, pouls rapide.

1. 风热邪毒，目赤肿痛，畏光流泪，有异物感，眵多黏结，甚则胞肿灼痛，白睛溢血；伴头痛发热，流涕咽痛等，舌红苔黄。脉数。

2. Plénitude de Feu-Foie et Feu-Vésicule Biliaire : photophobie, larmoiement, vision trouble, irritation des yeux, hyperémie conjonctivale ; ces signes oculaires sont accompagnés de céphalées, goût amer dans la bouche, gorge sèche, malaise et plénitude du thorax et de l'hypocondre, selles sèches, langue rouge avec enduit jaune, pouls tendu et rapide.

2. 肝胆火盛，病侵黑睛，畏光流泪，视物模糊，涩痛难睁，抱轮红赤，伴口苦咽干，胸胁苦满，大便干结，舌红苔黄。脉弦数。

Traitement

【治疗】

1. Acupuncture

1. 体针疗法

-Prescription type :

处方：

◆ Taiyang (PC-TC5), Jingming V1, Hegu GI4.

太阳，睛明，合谷。

-Variantes :

随证配穴：

◆ Vent-chaleur, on ajoute : Fengchi VB20,

风热邪毒：加风池，外关，曲池。

Waiguan TR5 et Quchi GI11.

- Plénitude de Feu-Foie et Feu-Vésicule biliaire : Taichong F3, Qimen F14 et Xiaxi VB43.

- Céphalées : Shangxing VG23.

- Douleurs de gorge : Shaoshang P11.

- Hyperémie conjonctivale : Geshu V17.

- Constipation : Zhigou TR6.

-**Techniques** : aiguilles fines, en dispersion. Pas de moxa. Micro-saignées à Taiyang (PC-TC5). Pour piquer Jingming V1, on demande au patient de fermer les yeux, on pousse le globe oculaire vers l'extérieur, on pique le point à 0,5-1cun de profondeur sans tourner l'aiguille, pas de *ticha* (va-et-vient de l'aiguille). Quand on enlève l'aiguille, on presse sur le point avec un doigt. On pique Fengchi VB20 obliquement à 0,8-1 cun de profondeur, aiguille orientée vers le nez. On pique Qimen F14 obliquement ou à l'horizontale à 0,8-1 cun de profondeur.

2. Auriculo-puncture

-**Points :** Yeux (LO$_5$), Foie (CO$_{12}$), Poumon (CO$_{14}$) et Gros Intestin (CO$_7$).

-**Techniques :** 2 à 3 points à chaque séance. Stimulation modérée. On retire les aiguilles au bout d'une demi-heure, on fait des micro-saignées au sommet de l'oreille, on traite une fois par jour. On peut faire des pressions auriculaires avec Semen Vaccariae (Wangbuliuxingzi). On conseille au malade de manipuler les points auriculaires 3 à 4 fois par jour pendant 2-3 minutes, en alternance des 2 oreilles.

5.11.2 Vertiges vestibulaires

Ces vertiges sont connus comme vertiges de Ménière, une affection non inflammatoire du vestibule avec rétention du liquide dans le labyrinthe. La principale manifestation clinique est le vertige avec métamorphopsie, instabilité à la station debout comme assis, nausées, vomissements, sueurs, surdité intermittente, acouphènes, nystagmus.

肝胆火盛：加太冲，期门，侠溪。

头痛：加上星。

咽喉肿痛：加少商。

白睛溢血：加膈俞。

便秘：加支沟。

操作： 毫针刺用泻法，不灸。太阳点刺出血。针睛明穴时嘱病人闭眼，医者左手轻推眼球向外侧固定，右手缓慢直刺0.5～1寸，少捻转，不提插，出针后按压针孔片刻。风池向鼻尖斜刺0.8～1寸。期门斜刺或平刺0.8～1寸。

2. 耳针疗法

处方： 眼，肝，肺，大肠。

操作： 每次取2～3穴，中等刺激，留针30分钟，耳尖点刺放血，每日1次。或用王不留行籽压耳，两耳交替使用，嘱病人每日自行按压3～4次，每次2～3分钟。

5.11.2　内耳性眩晕

内耳性眩晕又称梅尼埃病，是由于前庭功能障碍，内耳膜迷路积水所引起的一种非炎症性疾病。临床主要表现为头昏眼花，视物旋转翻覆，不能坐立，恶心呕吐，出汗，伴有一侧波动性耳聋与耳鸣，并有自发性、水平性的眼球震颤。

En médecine chinoise, elles font partie des vertiges *xuan yun*.

本病属中医的"眩晕"范畴。

Étiopathogénie

【病因病机】

Ils correspondent à :

-un vide de Rate et d'Estomac,

-une hyperactivité du yang du Foie,

-un excès de Vent, de Glaires ou de Feu attaquant les orifices supérieurs du corps,

- Vide de Rein (essence) et vide d'Énergie et de sang,

-un mauvais nourrissement des orifices.

多因脾胃虚弱，肝阳上亢，风阳内动，风、火、痰上扰清空或阴精气血不足，清窍失养所致。

Syndromes différentiels

【辨证】

1. Vide de l'Énergie et du Sang : vertiges, aggravation avec le mouvement, déclenchés par le surmenage, la fatigue intellectuelle et physique, teint pâle, palpitations, insomnies, langue décolorée, pouls fin.

1. 气血不足，头晕目眩，动则加剧，劳累即发，神疲乏力，面色苍白，心悸失眠，舌淡，脉细。

2. Hyperactivité du Foie yang : vertiges déclenchés par émotion forte, nausées fréquentes, joues rouges, yeux rouges, goût amer dans la bouche, gorge sèche, plénitude du thorax et de l'hypocondre, douleurs et faiblesse des lombes et des genoux, langue rouge enduit mince, pouls tendu, fin et rapide.

2. 肝阳上亢，头晕目眩，多因情志波动而诱发，泛泛欲吐，面红目赤，口苦咽干，胸胁苦满，腰膝酸软，舌红少苔，脉弦细数。

3. Vide de *jing* du Rein : vertiges, aggravation la nuit, fatigue intellectuelle, perte de mémoire, douleurs et faiblesses des lombes et des genoux, acouphène, surdité, hypoacousie, rêves abondants, pertes séminales, fièvre avec frissons et sueurs nocturnes, langue rouge avec enduit mince, pouls rapide et fin.

3. 肾精亏损，眩晕屡发，入夜尤甚，神疲健忘，腰膝酸软，耳鸣耳聋，听力减退，多梦遗精，潮热盗汗，舌红少苔，脉细数。

4. Accumulation d'Humidité-Glaires du Foyer moyen: vertiges, lourdeur de tête, oppression thoracique et nausées voire vomissements de glaires et de salive, somnolence, et fatigue, peu d'appétit, langue avec enduit blanc et gras, pouls mou et glissant.

4. 痰湿中阻，眩晕，头重如裹，胸闷泛恶，甚则呕吐痰涎，嗜睡乏力，食欲不振，苔白腻，脉濡滑。

Traitement

1. Acupuncture

-Prescription type :

- Baihui VG20 et Fengchi VB20.

-Variantes :

- Insuffisance de l'énergie et du sang : Pishu V20, Zusanli E36, Qihai VC6 et Guanyuan VC4.

- Hyperactivité du Foie yang : Ganshu V18, Shenshu V23, Xingjian F2 et Xiaxi VB43.

- Vide de *jing* du Rein : Shenshu V23, Taixi R3, Sanyinjiao RT6, Guanyuan VC4 et Xuanzhong VB39.

- Accumulation d'Humidité-glaires dans le Foyer moyen : Pishu V20, Weishu V21, Fenglong E40, Yinlingquan RT9 et Zhongwan VC12.

-Techniques :

Vide d'Énergie de Sang et vide de *jing* du Rein : puncture neutre pour Baihui VG20 et Fengchi VB20. Les autres points en tonification avec des rouleaux de moxa.

Hyperactivité du Foie yang : Fengchi VB20 est piqué en orientant l'aiguille vers le nez manipulation technique *nianzhuan*. Baihui VG20 est puncturé horizontalement technique *nianzhuan* en dispersion, Ganshu V18 et Shenshu V23 piqués obliquement vers la colonne vertébrale en tonification, Xingjian F2 et Xiaxi VB 43 en dispersion.

Accumulation d'Humidité et glaires dans le Foyer moyen : Pishu V20 et Weishu V21 sont piqués en tonification, le reste des aiguilles en dispersion.

2. Auriculo-puncture

-Points : Rein (CO_{10}), Shenmen (TF_4), Occiput (AT_3), Oreille interne (LO_6), Cerveau $(AT_{3,4i})$.

-Techniques : on sélectionne 2 à 3 points. Stimulation modérée ou forte. Temps de pose : 20-30 minutes avec manipulation des aiguilles à intervalles réguliers. On peut faire des pressions auriculaires avec Semen Vaccariae (Wangbuliuxingzi), on alterne d'une oreille à l'autre tous les

【治疗】

1. 体针疗法

处方：

百会，风池。

随证配穴：

气血不足：加脾俞，足三里，气海，关元。

肝阳上亢：加肝俞，肾俞，行间，侠溪。

肾精亏损：加肾俞，太溪，三阴交，关元，悬钟。

痰湿中阻：加脾俞，胃俞，丰隆，阴陵泉，中脘。

操作：

气血虚弱，肾精亏损证，百会，风池用平补平泻法，余穴针用补法，加温针灸或艾条灸。

肝阳上亢症，风池刺向鼻尖，行捻转泻法；百会平刺行捻转泻法；肝俞，肾俞向脊柱斜刺，针用补法；行间，侠溪针用泻法。

痰湿中阻症，脾俞，胃俞针用补法，余穴针用泻法。

2. 耳针疗法

选穴：肾，神门，枕，内耳，脑。

操作：每次取2～3穴，中强刺激，留针20～30分钟，间歇运针，每日1次。或用王不留行籽压耳，两耳交替使用，每3～4日1次。

3-4 jours.

3. Crâniopuncture

-On choisit la zone de vertiges et d'audition.

-Techniques : on pique en bilatéral, une fois par jour avec une stimulation moyenne ou forte, on laisse les aiguilles plus longtemps.

5.11.3 Sinusites

En ORL, c'est une maladie fréquente. Il s'agit de l'inflammation d'une ou de plusieurs des quatre paires de cavités muqueuses, appelées sinus qui communiquent avec les fosses nasales. Cette inflammation est habituellement causée par une infection virale ou bactérienne. Il y a congestion des muqueuses nasales, ce qui risque d'obstruer les sinus et provoque des céphalées, vertiges et la perte de l'odorat

En médecine chinoise, les sinusites font partie des rhinorrhées *bi yuan*.

Étiopathogénie

Cette maladie est causée par une accumulation des facteurs pathologiques dans la cavité nasale, cette accumulation est due à une faiblesse du Qi de Poumon qui ne peut plus disperser suite à l'attaque de ces facteurs pathologiques exogènes tels que le Froid et la Chaleur. Elle est due aussi à un vide de Poumon et de Rate responsable d'une insuffisance de Qi et de Sang qui ne peut plus nourrir le nez.

Syndromes différentiels

1. Syndrome de plénitude

a) Plénitude de Chaleur dans le méridien du Poumon : congestion nasale avec sécrétions épaisses, jaunâtres, sentant mauvais, anosmie, fièvre, toux, céphalées, pouls rapide.

b) Stagnation de Chaleur dans le méridien de la Vésicule Biliaire : céphalées, goût amer dans la bouche, gorge sèche, dysphorie, coléreux, langue rouge avec enduit jaune, pouls tendu et rapide.

3. 头针疗法

选穴： 双侧晕听区。

操作： 每日1次，中强刺激，长时间留针。

5.11.3　鼻窦炎

鼻窦炎是鼻窦黏膜因感染而产生炎症的五官科常见疾病之一，分急性与慢性两类，以慢性多见。临床主要表现为鼻流浊涕量多、鼻塞、头痛或昏，嗅觉减退。

本病属中医"鼻渊"范畴。

【病因病机】

由外感寒热邪毒袭表犯肺，致使肺气失宣，邪气上扰，壅于鼻窍；或脾肺虚弱，气血不能上荣于鼻所致。

【辨证】

1. 实证

a）鼻流浊涕，色黄腥秽，鼻塞不闻香臭，若肺经热盛可兼有发热咳嗽，头痛脉数。

b）若胆经郁热可兼头痛，口苦咽干，烦躁易怒，舌红苔黄，脉弦数。

c) Humidité-Chaleur dans le méridien de la Rate : lourdeur de tête, fatigue générale, distension et oppression thoracique et épigastrique, pas d'appétit, langue rouge avec enduit jaune et gras, pouls mou.

2. Syndrome de vide

Vide-froid de l'énergie du Poumon : obstruction nasale avec sécrétions épaisses, blanchâtres, perte de l'odorat, vertiges, membres et corps froids, souffle court et faible, langue pâle enduit mince, pouls faible et lent. Vide de la Rate : fatigue des membres, teint cireux, peu d'appétit, abdomen gonflé, selles molles, urines claires, langue pâle enduit blanc, pouls lent et faible.

Traitement

1. Acupuncture

-Prescription type:

➡ Yingxiang GI20, Hegu GI4 et Yintang (PC-TC3).

-Variantes :

1) Syndrome plénitude : Taiyang (PC-TC5).

➡ Chaleur dans le méridien du Poumon : Dazhui VG14 et Lieque P7.

➡ Chaleur stagnante dans le méridien de la Vésicule Biliaire : Fengchi VB20 et Xingjian F2.

➡ Humidité-chaleur dans le méridien de la Rate : Zusanli E36 et Yinlingquan RT 9.

2) Pour syndrome de vide : Zusanli E36.

➡ Vide-froid de l'énergie du Poumon : Feishu V13 et Taiyuan P9.

➡ Vide de l'énergie de la Rate : Pishu V20 et Weishu V21.

-Techniques :

Syndrome de plénitude : en dispersion, sans moxibustion. Yingxiang GI20 est piqué obliquement vers l'intérieur, Yintang (PC-TC3) piqué horizontalement, aiguille orientée vers le bas en dispersion *nianzhuan*. Micro-saignées à Taiyang (PC-

c）若脾经湿热可兼头重体倦，脘腹胀闷，纳呆，舌红苔黄腻，脉濡。

2. 虚证

鼻塞流涕，涕白黏稠，嗅觉减退，若肺气虚寒可兼头晕，形寒肢冷，气短乏力，舌淡苔薄，脉缓弱；若脾气虚弱可兼肢困乏力，面色萎黄，食少腹胀，便溏溲清，舌淡苔白，脉缓弱。

【治疗】

1. 体针疗法

迎香，合谷，印堂。

随证配穴：

1）实证：加太阳。

肺经热甚：加大椎，列缺。

胆经郁热：加风池，行间。

脾经湿热：加足三里，阴陵泉。

2）虚证：加足三里。

肺气虚寒：加肺俞，太渊。

脾气虚弱：加脾俞，胃俞。

操作：

实证：针用泻法，不灸；迎香针向内斜刺，印堂向下平刺，均用捻转泻法，太阳点刺出血。

TC5).

Syndrome de vide : Yingxiang GI 20 et Yintang (PC-TC3) en puncture neutre, le reste des aiguilles en tonification, on chauffe les aiguilles ou on fait des moxas.

2. Auriculo-puncture

-**Points** : Nez interne (TG$_4$), Poumon (CO$_{14}$), Front (AT$_1$), Bas du Tragus (TG$_2$).

-**Techniques** : on sélectionne 3 à 4 points. Stimulation moyenne. On retire les aiguilles au bout d'une demi-heure. 2 ou 3 points sont choisis pour laisser à demeure unilatéralement. On peut faire des pressions auriculaires avec Semen Vaccariae (Wangbuliuxingzi). On alterne d'une oreille à l'autre tous les 3-4 jours.

5.11.4 Rhinites allergiques

Ces rhinites se caractérisent par une sensibilisation anormale et excessive envers un allergène. Elles sont durables ou saisonnières. Les signes cliniques sont : des éternuements à répétition, des chatouillements dans le nez, congestion nasale et rhinorrhée.[1]

En médecine chinoise, on parle de nez bouché, *bi qiu.*

Étiopathogénie

Elle est causée par :

-une insuffisance d'énergie yang du Poumon, de la Rate et du Rein, qui provoque une baisse de l'énergie défensive ;

-une invasion de Vent-Froid pervers dans le nez entraînant un blocage de l'énergie du Poumon, d'où obstruction nasale.

虚证：迎香，印堂针用平补平泻法，余穴针用补法，加温针灸或艾条灸。

2. 耳针疗法

选穴： 内鼻，肺，额，下屏。

操作： 每次取3～4穴，中等刺激，留针30分钟，或单侧2～3穴埋针或埋王不留行籽，两耳交替使用，每3～4日1次。

5.11.4　过敏性鼻炎

过敏性鼻炎又名变态反应性鼻炎，是身体对某些变应原敏感性增高所致的鼻黏膜的过敏反应。有常年性发作和季节性发作两型。临床主要表现为喷嚏连作、发作性鼻痒、鼻塞、鼻流清涕。

本病属中医"鼻鼽"范畴。

【病因病机】

由于肺、脾、肾三脏阳气不足，卫表不固，风寒之邪侵及鼻窍，邪正相持，肺气不得通调，鼻窍不利而发为本病。

---

[1] On peut ajouter larmoiements et irritation des yeux.

Syndromes différentiels

1. Vide de Poumon : chatouillements dans le nez, éternuements continus, sécrétions nasales abondantes et claires, nez bouché fréquemment, toux, fatigue, parole rare, souffle court, voix basse, sueurs spontanées, langue pâle enduit mince, pouls faible.

2. Vide de Rate : passage à la chronicité des signes précédents, aggravation des symptômes par surmenage, pas d'appétit, distension abdominale, lourdeur des membres, selles molles, langue pâle avec empreinte dentaire sur les bords, enduit blanc ou blanc et gras, pouls mou et faible.

3. Vide de Rein : passage à la chronicité des signes de vide de Poumon, avec anosmie, crainte de froid, membres froids, douleurs et faiblesses des lombes, pertes séminales, éjaculation précoce, selles molles, langue pâle enduit blanc, pouls profond et fin.

Traitement

1. Acupuncture

-Prescription type :

◆ Yingxiang GI20, Hegu GI4, Taiyuan P9, Zusanli E36.

-Variantes :

◆ Vide de Poumon : Feishu V13 et Fengmen V12.

◆ Vide de Rate : Pishu V20 et Weishu V21.

◆ Vide de Rein : Shenshu V23 et Mingmen VG4.

◆ Obstruction nasale : Yintang (PC-TC3).

◆ Crachats abondants : Fenglong E40.

◆ Acouphène :Tinggong IG19.

-Techniques : on puncture Yingxiang GI20 obliquement vers l'intérieur en *nianzhuan* dispersion, les autres points en tonification avec des aiguilles chauffées et moxas : 3-5 cônes de moxas après l'acupuncture. Taiyuan P9 à 0,3-0,5 cun de profondeur en *nianzhuan* tonification, on prendra

【辨证】

1. **肺虚**，鼻痒，喷嚏频作，鼻流清涕量多，鼻塞，发病迅速，消失亦快；兼有咳嗽，倦怠懒言，气短音低，自汗，舌淡苔薄，脉虚弱。

2. **脾虚**，发病时间长，反复发作鼻痒、喷嚏，鼻流清涕量多，鼻塞，每在疲劳后发作或症状加重；兼有纳呆腹胀，肢体困重，大便溏薄，舌淡边有齿印，苔白或白腻，脉濡弱。

3. **肾虚**，发病时间长，发作鼻痒、喷嚏，鼻流清涕，鼻塞失嗅，伴畏寒肢冷，腰膝酸软，遗精早泄，大便溏薄，舌淡苔白，脉沉细。

【治疗】

1. **体针疗法**

处方：

迎香，合谷，太渊，足三里。

随证配穴：

肺虚：加肺俞，风门。

脾虚：加脾俞，胃俞。

肾虚：加肾俞，命门。

鼻塞甚者：加印堂。

痰多：加丰隆。

耳鸣：加听宫。

操作： 迎香向内斜刺，针用捻转泻法，余穴均用补法，温针灸或艾条灸，或针后加艾炷灸3～5壮。太渊避开桡动脉直刺0.3～0.5寸，针用捻转补法。

soin d'éviter de piquer l'artère radiale.

2. Auriculo-puncture

-**Points :** Nez interne (TG$_4$), Poumon (CO$_{14}$), Endocrines (CO$_{18}$), Sous-cortex (AT$_4$), Ping-chuan, Surrénales (TG$_{2p}$) et Rein (CO$_{10}$).

-**Techniques :** on sélectionne 2 à 3 points. Stimulation modérée ou forte. Temps de pose des aiguilles : 20 minutes. On peut faire des pressions auriculaires avec Semen Vaccariae (Wangbuliuxingzi). On alterne d'une oreille à l'autre tous les 3-4 jours.

3. Injection aux points d'acupuncture

-**Points :** Fengchi VB20, Yingxiang GI20, Feishu V13 (ou Pishu V20, ou Shenshu V23).

-**Produits injectables :** vitamines B12, solution placentaire, angélique…etc.

-**Technique :** à chaque séance on injecte 0,5ml de produit par point d'acupuncture, une fois tous les 2 jours pendant le traitement.

5.11.5 Pharyngites aiguës et chroniques

Ces maladies correspondent à une inflammation de la gorge, d'origine souvent infectieuse. La forme aiguë, apparaissant souvent en hiver et au printemps, commence avec une sensation de douleurs à type de brûlure dans la gorge, œdème laryngé avec sensation de corps étranger dans la gorge.

Dans la forme chronique, l'inflammation envahit les ganglions, elle devient paroxystique et chronique, elle survient chez les sujets adultes, en période de crises, elle se manifeste par les mêmes signes que la forme aiguë.

En médecine chinoise, la forme aiguë s'appelle *ji hou bi* ou *feng re hou bi* (syndrome *bi* de la gorge dû au Vent-Chaleur) ; et la forme chronique, *man hou bi* ou *xu huo hou bi* (syndrome *bi* de la gorge dû au Feu vide).

2. 耳针疗法

选穴： 内鼻，内分泌，皮质下，平喘，肾上腺，肺，肾。

操作： 每次取2～3穴，中强刺激，间歇捻转，留针20分钟，或用王不留行籽压耳，两耳交替使用，每3～4日1次。

3. 水针疗法

选穴： 风池，迎香，肺俞（或脾俞或肾俞）。

药物： 维生素B12，胎盘组织液，当归注射液等。

操作： 每穴注射0.5毫升，隔日1次。

5.11.5　急、慢性咽喉炎

急性咽喉炎是咽喉部的急性炎症，多发于冬春季节，主要临床特点为咽痛，咽部灼热感，咽部黏膜红肿有异物感。

慢性咽喉炎主要是咽黏膜及淋巴组织的慢性炎症，常由急性咽喉炎反复发作演变而来，多发于中年人。主要临床特点为咽部干燥，灼热，有异物感。

急性咽喉炎相当于中医的"急喉痹"范畴，又称"风热喉痹"；慢性咽喉炎属中医的"慢喉痹"，又称"虚火喉痹"。

Étiopathogénie

Pour la forme aiguë, elle correspond à un changement brutal de saison entraînant un blocage de l'énergie défensive du Poumon et une attaque du méridien de Poumon par les énergies perverses Vent-Chaleur, ces énergies perverses montent le long du méridien et s'accumulent dans la gorge.

Pour la forme chronique, elle présente un syndrome de Chaleur dû à une déficience du Yin véritable (vrai yin) observé à la phase tardive des maladies fébriles. Ce Feu-Vide causé par les énergies perverses s'installe durablement dans la gorge, à long terme on aura un vide de Poumon et de Rein, une mauvaise circulation du fluide pour nourrir la gorge et une hyperactivité du Feu.

Syndromes différentiels

1. Syndrome de plénitude : rougeur et œdème de la gorge, douleur à type de brûlure, soif, sueurs, céphalées, toux avec crachats épais et jaunes, constipation, urines rares et foncées, langue rouge avec enduit jaune, pouls rapide.

2. Syndrome de vide : maux de gorge, avec sécheresse et douleurs modérées de la gorge, aime boire de petites quantités d'eau, toux sèche pas ou peu de crachat, joues rouges dans l'après-midi, sensation de chaleur dans les paumes de mains et les plantes de pieds, douleurs et faiblesses des lombes et des genoux, insomnies, dysphorie de type vide[1], vertiges, acouphène, langue rouge avec peu d'enduit, pouls fin et rapide.

Traitement

1. Acupuncture

-Prescription type :

◆ Shaoshang P11, Hegu GI4 et Lianquan VC23.

【病因病机】

急性咽喉炎常因气候急剧变化，肺卫失固，风热邪毒乘虚侵犯肺经，循经上逆搏结于咽而成。

慢性咽喉炎多由久病余邪未清，肺肾两虚，阴液不能上润咽喉，虚火上炎而成。

【辨证】

1. **实证**，咽部红肿，灼热疼痛，咽喉有堵塞感，伴发热口渴，汗出头痛，咳嗽有痰，痰黄黏稠，大便秘结，小便短赤，舌红苔黄，脉数。

2. **虚证**，咽中不适，干燥微痛，不喜多饮，干咳无痰或痰少而黏，午后颧红，手足心热，腰膝酸软，虚烦失眠，头晕眼花，耳鸣，舌红苔少，脉细数。

【治疗】

1. 体针疗法

处方：

少商，合谷，廉泉。

---

[1] *Xu fan* : dysphorie de type vide. Anxiété et malaise causées par la chaleur apparue à la phase tardive de la maladie fébrile. Cf. Dictionnaire médical Chinois-Français, éditions You Feng. 2008

-Variantes:

- Syndrome de plénitude : Fengchi VB20, Neiting E44 et Quchi GI11.

- Syndrome de vide : Taiyuan P9, Yuji P10, Zhaohai R6 et Taixi R3.

- Toux sévère : Chize P5.

- Expectoration abondante : Fenglong E40.

- Fièvre vespérale et sueurs nocturnes : Yinxi C6 et Fuliu R7.

- Douleurs et courbatures des lombes et des genoux : Zhishi V52 et Weizhong V40.

实证：加风池，曲池，内庭。

虚证：加太渊，鱼际，照海，太溪。

咳嗽甚：加尺泽。

痰多：加丰隆。

潮热盗汗：加阴郄，复溜。

腰膝酸软：加志室，委中。

-Techniques :

Syndrome de plénitude : en dispersion. Micro-saignées avec des aiguilles triangulaires à Shaoshang P11. Fengchi VB20 et Hegu GI4 en dispersion *nianzhuan*.

Syndromes de vide : puncture neutre pour les points principaux, pour les points secondaires en tonification. Pas de moxibustion.

操作：

实证：针用泻法，少商用三棱针点刺出血；风池，合谷用捻转泻法。

虚证：主穴用平补平泻法，配穴针用补法，不灸。

2. Auriculo-puncture

-**Points** : Gorge (TG$_3$), Poumon (CO$_{14}$), Bas du Tragus (TG$_2$), Rein (CO$_{10}$).

-**Technique :** dans la forme aiguë, on stimule les aiguilles d'une façon modérée ou forte ; dans la forme chronique, la stimulation doit être douce. On sélectionne 2-3 points à chaque séance. On peut faire des pressions auriculaires avec Semen Vaccariae (Wangbuliuxingzi). On alterne d'une oreille à l'autre tous les 3-4 jours.

2. 耳针疗法

选穴：咽喉，肺，肾，下屏。

操作：急性咽喉炎采用中强刺激，慢性咽喉炎用轻刺激，每次取2～3穴，或用王不留行籽压耳，两耳交替使用，每3～4日1次。

5.12 Gynécologie

5.12.1 Dysménorrhées

On fait référence aux douleurs pelviennes des femmes avant, après ou pendant les règles. Ces douleurs affectent leur travail et leur vie quotidienne. On appelle dysménorrhée primaire ou dysménorrhée fonctionnelle lorsqu'il n'y a aucune anomalie évidente au niveau des organes génitaux et dysménorrhée secondaire lorsqu'il y a atteinte des organes génitaux suite à une pathologie. Les manifestations cliniques sont : douleurs pelviennes avant, pendant et après les règles ; ces douleurs sont intenses, insupportables accompagnées parfois de douleurs du bas du dos.

En médecine chinoise ces troubles font partie des douleurs du ventre pendant les règles *jing xing fu tong.*

Étiopathogénie

On attibue les causes de la maladie soit à un blocage de l'énergie du Foie qui entrave le flux sanguin, soit à un coup de froid qui dérègle la circulation du Qi et du Sang. Il peut s'agir aussi d'un vide du Qi et du Sang, d'un épuisement du Foie et du Rein qui génèrent une insuffisance de nutrition de l'utérus.

Syndromes différentiels

1. Obstruction par Froid-Humidité : douleurs de type froid dans le bas-ventre avant ou pendant les règles, aggravation par la pression, amélioration par la chaleur, écoulements irréguliers, de faibles quantités, sang noirâtre avec caillots de sang, les membres et le corps froids, courbatures et douleurs articulaires, langue avec enduit blanchâtre gras, pouls profond et serré.

2. Stagnation du Qi et stase de Sang : douleurs tensives du bas-ventre avant ou pendant les règles,

5.12 妇科疾病

5.12.1 痛经

痛经是指妇女在行经前后或经期腹部疼痛，以致影响工作与日常生活者。生殖器官无明显异常者称原发性痛经或功能性痛经；因生殖器官的器质性病变而致者，称继发性痛经。临床主要表现有行经前后或经期小腹及腰部疼痛，甚至剧痛难忍，并随月经周期发作。

本病属中医"经行腹痛"范畴。

【病因病机】

多由肝气郁结，血行受阻或经期受寒，气血运行不畅所致；也可因气血虚弱，肝肾亏损而使胞脉失养引起本病。

【辨证】

1. **寒湿凝滞**，经前或经期小腹冷痛，拒按喜热，经行不畅，量少，色紫黑有块，伴形寒肢冷，关节酸痛，苔白腻，脉沉紧。

2. **气滞血瘀**，经前或经期小腹胀痛，经行不畅，量少，色紫黑有块，伴胸胁乳房作

écoulements irréguliers et de faibles quantités avec caillots de sang noir, sensation de distension du thorax, des côtés, des seins, langue violacée avec ecchymose, pouls profond et tendu.

3. Vide du Qi et du Sang : douleurs diffuses du bas-ventre pendant les règles ou après les règles, amélioration par pression, sang pâle et fluide, visage sans éclat, sensation d'épuisement, vertiges et éblouissement, langue pâle, pouls fin et faible.

4. Vide de Foie et de Rein : douleurs diffuses du bas-ventre après les règles, cycles irréguliers, sang très abondant ou de faibles quantités, sang rouge clair, pas de caillots accompagnés de courbatures et faiblesse des lombes et des genoux, sommeil agité, vertiges, acouphènes, langue rouge peu d'enduit, pouls fin.

Traitement

1. Acupuncture

-Prescription type :

◆ Zhongji VC3, Ciliao V32, Diji RT8 et Sanyinjiao RT6.

-Variantes :

◆ Obstruction Froid-Humidité : Guanyuan VC4 et Shuidao E28, moxibustions répétées et fortes.

◆ Stagnation du Qi et stase de Sang : Taichong F3 et Xuehai RT10.

◆ Vide du Qi et du Sang : Pishu V20, Zusanli E 36.

◆ Vide de Foie et de Rein : Ganshu V18, Shenshu V23, Taixi R3.

◆ Nausées et vomissements : Neiguan MC6, et Zhongwan VC12.

-Techniques : le traitement commence 3 à 5 jours avant les règles. Ciliao V32 est puncturé obliquement à 1,5 cun dans le trou sacré orienté vers la colonne vertébrale, on le disperse et on le manipule jusqu'à l'obtention de sensation de chaleur dans le bas-ventre ; pour les douleurs

胀，舌质紫或有瘀点，脉沉弦。

3. **气血不足**，经期或经后小腹隐隐作痛，喜按，月经色淡质清稀，伴面色少华，倦怠无力，头晕眼花，舌淡，脉细弱。

4. **肝肾两虚**，经后小腹隐隐作痛，月经先后不定期，经量或多或少，色淡红无血块，伴腰膝酸软，夜卧不宁，头晕耳鸣，舌红少苔，脉细。

【治疗】

1. **体针疗法**

处方：

　　中极，次髎，地机，三阴交。

随证配穴：

　　寒湿凝滞：加关元，水道，宜多灸重灸。

　　气滞血瘀：加太冲，血海。

　　气血不足：加脾俞，足三里。

　　肝肾两虚：加肝俞，肾俞，太溪。

　　恶心呕吐：加内关，中脘。

操作： 经前3～5天开始治疗，次髎用泻法，应稍斜向脊柱，沿骶后孔刺入1.5寸，反复行针，使温热感传入小腹，疼痛甚者可加电针；中极穴，先排空小便，向下斜刺，使针感向下传导；地机用泻法；三阴交向上斜刺使针感上传。寒湿凝滞证，针

sévères on ajoute l'électro-acupuncture. Zhongji VC3 (demander au malade d'uriner avant) est piqué obliquement vers le bas jusqu'à l'obtention de sensation canalaire descendante. Diji RT8 en dispersion. Sanyinjiao RT6 obliquement vers le haut jusqu'à l'obtention de sensation irradiant vers le haut. Pour le traitement du blocage Froid-Humidité, aiguilles en dispersion, points locaux avec aiguilles chauffées ou rouleaux de moxa, stagnation du Qi et de Sang, méthode dispersion et pas de moxibustion ; pour vide de Foie, de Rein, et du Qi et du Sang, méthode tonification et moxa.

2. Auriculo-puncture

-**Points** : Organes génitaux internes (TF$_2$), Sous-cortex (AT$_4$), Sympathique (AH$_{6a}$), Endocrines (CO$_{18}$), Foie (CO$_{12}$), et Rein (CO$_{10}$).

-**Techniques** : on sélectionne 2 à 4 points chaque fois avec une stimulation forte ou bien modérée. On peut faire des pressions auriculaires avec Semen Vaccariae (Wangbuliuxingzi) alternant droite et gauche une à deux fois par semaine. Commencer le traitement 3 jours avant les règles.

5.12.2 Règles irrégulières

Ce sont des cycles de menstruations perturbés avec volumes et couleurs des règles anormaux, accompagnés d'autres symptômes. Il s'agit souvent de désordres endocriniens. Les règles apparaissant 7 jours plus tôt, on les appelle les règles précoces, ou bien 2 fois dans le mois, les règles apparaissant 7 jours plus tard ou même des cycles de 40 à 50 jours, on les appelle cycles de menstruations longs. Il existe des règles anarchiques qui arrivent sans aucune périodicité.

Étiopathogénie

Selon la médecine chinoise ces troubles sont causés soit par le Froid-Chaleur (attaques externes) soit par émotions fortes ou excès d'activités sexuelles, ou grossesses répétées (atteintes internes) qui conduisent aux désordres de l'Énergie et du Sang entraînant l'affaiblissement les Vaisseaux curieux Chong Mai et Ren Mai.

用泻法，局部穴温针灸或艾条灸；气滞血瘀证，针用泻法，不灸；气血不足、肝肾两虚均针用补法，加灸。

2. 耳针疗法

选穴：内生殖器，皮质下，交感，内分泌，肝，肾。

操作：每次取2～4穴，毫针中强刺激，亦可用王不留行籽压耳，两耳交替使用，每3～4日1次。为防止复发，每于月经来潮前3天开始治疗。

5.12.2　月经不调

是指月经周期、经量、经色等发生异常，并伴有其他症状。多由内分泌功能失调所致。若月经周期提前7天以上，甚至一月两至，为月经先期，亦称经早；若月经周期推迟7天以上，甚至四五十天一次为月经后期，亦称经迟。若月经不按周期来潮，或先或后，为月经先后不定期，亦称经乱。

【病因病机】

中医认为本病主要由外感寒热或内伤七情、房劳多产等导致气血失调，冲任损伤而致。

Syndromes différentiels

1. Les règles précoces :

-Syndrome de Plénitude-Chaleur : règles abondantes, sang de couleur rouge vif, visqueux, dysphorie avec sensation d'étouffement, bouche sèche, soif, préférence pour les boissons fraîches, langue avec enduit jaunâtre, pouls rapide.

-Syndrome de vide Chaleur : règles peu abondantes, sang rouge et visqueux, chaleur vespérale, sueurs nocturnes, sensation de chaleur aux paumes de mains et plantes de pieds, langue rouge peu d'enduit, pouls fin et rapide.

-Syndrome de vide d'Énergie : règles peu abondantes et sang rouge clair et fluide, fatigue mentale, palpitations, souffle court, langue pâle avec enduit mince, pouls faible.

2. Les règles à cycles retardés ou longs :

-Syndrome vide de Sang : sang rouge clair, teint blafard, vertiges, éblouissements, langue rouge pâle peu d'enduit, pouls vide et faible.

-Syndrome Froid-Plénitude : sang foncé, douleur et sensation de froid dans le bas-ventre, soulagement de la douleur avec la chaleur, langue enduit blanc et mince, pouls profond et lent.

-Syndrome de stagnation d'Énergie : sang foncé, oppression thoracique, sensation de distension de côtés (hypocondres), seins gonflés, langue enduit blanc et mince, pouls tendu.

3. Cycles anarchiques

Elles peuvent être abondantes ou peu abondantes.

-Un syndrome d'obstruction de l'Énergie du Foie : règles de sang violacé, visqueux, écoulements irréguliers, tension douloureuse du bas-ventre, langue enduit blanc mince, pouls tendu.

-Un syndrome de vide de Rein : règles de sang rouge clair, fluide, vertiges, acouphène, courbatures et faiblesses des lombes et des genoux, langue pâle, pouls profond et faible.

【辨证】

1. 经早

月经先期而至，甚至经行一月两次。若月经量多，经色鲜红，质黏稠，烦热，口干渴，喜冷饮，舌红苔黄，脉数者为实热证；

若月经量少色红，经质黏稠，潮热盗汗，手足心热，舌红少苔，脉细数者为虚热证；

若月经量多色淡，质清稀，精神疲倦，心悸气短，舌淡苔薄，脉弱者为气虚证。

2. 经迟

月经期推迟，量少。若经色淡，面色萎黄，头昏眼花，舌淡红少苔，脉虚细者为血虚证；

若经色黯，小腹冷痛，得热痛减，苔薄白，脉沉迟者为寒实证；

若经色黯，胸痞不舒，胁肋乳房作胀，苔薄白，脉弦者为气滞证。

3. 乱经

经期先后不定期，经量或多或少。

若经色紫，质黏稠，经行不畅，少腹胀痛，苔薄白，脉弦者为肝郁证；

若经色淡，质清稀，头晕耳鸣，腰膝酸软，舌淡，脉沉弱者为肾虚证。

Traitement

1. Acupuncture

-Prescription type :

 Qihai VC6 et Sanyinjiao RT6

-Variantes :

1) Régles précoces

 Plénitude Chaleur : Quchi GI11 et Xuehai RT10.

 Vide Chaleur : Taichong F3 et Taixi R3.

 Vide d'Énergie : Zusanli E36 et Pishu V20.

2) Régles à cycles retardés ou longs

 Vide de Sang : Zusanli E36, Pishu V20 et Weishu V21.

 Plénitude Froid : Guanyuan VC4 et Mingmen VG4.

 Stagnation d'Énergie : Qimen F14 et Taichong F3.

3) Règles anarchiques

 Obstruction du Foie : Taichong F3 et Ganshu V18.

 Vide de Rein : Shenshu V23 et Taixi R3.

-Techniques : le traitement doit commencer 3-5 jours avant les règles. Pour les syndromes de Plénitude on emploie la méthode de dispersion, quant aux syndromes de vide on tonifie. On pique Qihai obliquement, orienté en bas. Sanyinjiao oblique vers le haut, recherche d'une sensation canalaire jusqu'au bas-ventre. On disperse Quchi GI11, Xuehai RT10, Taichong F3 et Qimen F14, le reste des points en tonification. Pour le syndrome Plénitude-Froid et vide de l'Énergie, vide de Sang, vide de Rein, on utilisera les aiguilles chauffées ou la moxibustion.

2. Auriculo-puncture

-Points : Organes génitaux internes (TF$_2$), Sous-cortex (AT$_4$), Rein (CO$_{10}$), Foie (CO$_{12}$) et

【治疗】

1. 体针疗法

处方：

气海，三阴交。

随证配穴：

1）经早

实热证：加曲池，血海。

虚热证：加太冲，太溪。

气虚证：加足三里，脾俞。

2）经迟

血虚证：加足三里，脾俞，胃俞。

寒实证：加关元，命门。

气滞证：加期门，太冲。

3）乱经

肝郁证：加太冲，肝俞。

肾虚证：加肾俞，太溪。

操作： 经前3～5天开使治疗，实证用泻法，虚证用补法。气海向下斜刺，三阴交向上斜刺，使针感传至下腹。曲池、血海、太冲、期门针用泻法，余穴针用补法，寒实证、气虚证、血虚证、肾虚证均可加温针灸或艾条灸。

2. 耳针疗法

选穴： 内生殖器，皮质下，内分泌，肾，肝，内分泌。

Endocrines (CO_{18}).

-**Techniques** : on sélectionne 2 à 3 points chaque fois avec une stimulation modérée. On retire les aiguilles au bout de 20 minutes. On peut faire des pressions auriculaires avec Wangbuliuxingzi (Semen Vaccariae) alternativement à chaque oreille. On conseille au malade de faire des auto pressions fréquentes.

操作：每次取2～3穴，中等刺激，留针20分钟，亦可用王不留行籽压耳，两耳交替使用，每3～4日更换。

5.12.3 Aménorrhées

Les aménorrhées correspondent à l'absence de règles chez toutes les femmes âgées de plus de 18 ans, ou absence de règles pendant 3 mois chez les femmes jeunes ayant déjà eu ses règles. Dans le premier cas, il s'agit d'aménorrhées primaires et dans le second cas d'aménorrhées secondaires.

Dans les Classiques, ces troubles sont traités aux chapitres *jing bi, jing bi bu li* ou encore *xie jing*, c'est-à-dire blocage des règles.

5.12.3 闭经

凡女子超过18岁，月经尚未来潮或曾来过月经，但又连续停经3个月以上者称为闭经。前者为原发性闭经，后者为继发性闭经。

本病属中医"经闭"范畴，又称"经闭不利"，"歇经"。

Étiopathogénie

On leur reconnaît comme causes :

-Une insuffisance de Rate-Estomac, source de production de l'Énergie et du Sang, ou bien un épuisement qui entraîne des aménorrhées par tarissement du sang, une aménorrhée par assèchement (*xue ku jing bi*).

-Coup de froid ou ingestion de boissons froides, le froid pervers « s'invite » à l'utérus, ou bien facteurs émotionnels qui dérèglent les mouvements d'Énergie, ces deux causes entraînent une stagnation du Sang, un blocage des méridiens et une aménorrhée par stase du Sang.

【病因病机】

由脾胃气血生化乏源，阴血亏耗过甚，血源枯竭，无血以下而成血枯经闭。

或因受寒饮冷，邪气客于胞宫或情志抑郁气机不畅，瘀血凝结，经脉阻滞成为血滞经闭。

Syndromes différentiels

1. Syndrome de vide

Le principal signe est la réduction progressive des règles jusqu'à leur arrêt complet.

Si le visage est jaunâtre émacié, avec amaigrissement, asthénie mentale, sensations vertigineuses

【辨证】

1. 虚证

经量逐渐减少以致经闭。

若兼面色萎黄，形体消瘦，精神不振，头晕心悸，舌淡脉细者为气血虚弱。

et palpitations, langue pâle et pouls fin, il s'agit d'un vide de l'Énergie et du Sang.

S'il y a sensations vertigineuses et acouphènes, courbatures et faiblesse des lombes et des genoux, mains, pieds et thorax chauds avec agitation, chaleur vespérale et sueurs nocturnes, langue sombre pâle, pouls tendu en corde et fin, il s'agit d'une insuffisance de Foie et Reins.

若兼头晕耳鸣，腰膝酸软，五心烦热，潮热盗汗，舌暗淡脉弦细者为肝肾不足。

2. Syndrome de plénitude

2. 实证

Le principal signe est l'arrêt brutal des règles depuis plusieurs mois.

月经闭阻，数月不行。

Si on a un bas-ventre distendu aggravation par pression, agitation, anxiété, colères, sensation de distension et plénitude du thorax et des côtés, langue violette avec ecchymoses, pouls profond et tendu, il s'agit d'une stagnation d'Énergie et une stase de Sang.

若兼少腹胀痛，拒按，烦躁易怒，胸胁胀满，舌紫黯或有瘀点，脉沉弦为气滞血瘀。

Si on a des membres et corps froids, douleur de type froid du bas-ventre, langue foncée avec ecchymoses, pouls profond et tendu, il s'agit d'aménorrhées par blocage de froid et obstruction du Sang

若兼形寒肢冷，小腹冷痛，舌暗有瘀，脉沉弦者为寒凝血滞。

Si on a plénitude et oppression du thorax et des côtés, abattement mental, pas d'appétit et abondance de glaires, leucorrhée profuse, langue avec enduit gras, pouls glissant, l'aménorrhée est due à l'Humidité-Glaires.

若兼形体肥胖，胸胁满闷，神疲倦怠，纳少痰多，白带量多，苔腻脉滑者，为痰湿阻滞。

Traitement

【治疗】

1. Acupuncture

1. 体针疗法

1) Syndrome de vide

1）虚证

-Prescription type :

处方：

● Qihai VC6, Zusanli E36 et Sanyinjiao RT6.

气海，足三里，三阴交。

-Variantes :

随证配穴：

● Vide de Sang : Pishu V20 et Geshu V17.

气血虚弱：加脾俞，膈俞。

● Vide de Foie et de Rein : Ganshu V18, Shenshu V23 et Guanyuan VC4.

肝肾不足：加肝俞，肾俞，关元。

● Courbatures et faiblesse des lombes et des ge-

腰膝酸软：加命门，志室。

noux : Mingmen VG4 et Zhishi V52.

- Chaleur et sueurs nocturnes : Fuliu R7 et Taixi R3.

- Palpitation : Neiguan MC6 et Shenmen C7.

-Techniques :

Syndrome de vide, on utilise la méthode de tonification. On puncture Qihai VC6 oblique en bas en tonifiant, technique *nianzhuan*, Sanyinjiao RT6 est piqué oblique vers le haut jusqu'à l'obtention d'une sensation ascendante ; pour vide d'Énergie et de Sang on peut ajouter de la moxibustion.

2) Syndrome de plénitude

-Prescription type :

- Zhongji VC3, Xuehai ST10 et Sanyinjiao RT6.

-Variantes :

- Stagnation de l'Énergie et stase de Sang : Hegu GI4, Taichong F3 et Diji RT8.

- Accumulation de froid et stase de Sang : Guanyuan VC4.

- Accumulation d'Humidité-Glaires du Réchauffeur Moyen : Zhongwan VC12 et Fenglong E40.

-Technique : aiguilles fines, en dispersion. Zhongji VC3 est puncturé (après avoir demandé au patient d'uriner) obliquement en bas technique *nianzhuan* en dispersion. Guanyuan VC4 en moxibustion par rouleau ou cône. Pour le reste des points, on emploie la méthode de dispersion.

2. Électro-acupuncture

-Points : Guilai E29 est combiné avec Sanyinjiao RT6, Zhongji VC3 avec Diji RT8 et Qugu VC2 avec Xuehai RT10.

-Techniques : à chaque séance un couple de points est choisi, ou des couples de points choisis alternativement. Après la saisie du Qi, on stimule par l'électricité et on garde les aiguilles pendant 10-15 minutes. Le traitement peut se faire une fois

潮热盗汗：加复溜，太溪。

心悸：加内关，神门。

操作：针用补法。气海向下斜刺，施捻转补法。三阴交向上斜刺使针感上传。气血虚弱可加用灸法。

2）实证

处方：

中极，血海，三阴交。

随证配穴：

气滞血瘀：加合谷，太冲，地机。

寒凝血滞：加关元。

痰湿中阻：加中脘，丰隆。

操作：毫针刺用泻法。中极穴，排空小便后向下斜刺行捻转泻法，关元加艾条灸或艾炷灸，余穴用泻法。

2. 电针疗法

选穴：归来配三阴交，中极配地机，曲骨配血海。

操作：每次选其中1对穴，或各对穴位交替使用，针刺得气后，通以脉冲电流10～15分钟，每日或隔日1次。

par jour ou une fois tous les deux jours.

5.12.4 Syndrome prémenstruel

Ce syndrome s'appelle « changement d'humeur prémenstruel » : les manifestations cliniques du syndrome sont : nervosités, tristesse et pleurs, dépression, insomnies. Ces signes disparaissent progressivement quand les règles sont terminées.

En médecine chinoise, cet état est rendu par l'expression troubles émotionnels avant les règles : *jing xing qing zhi yi chang*.

Étiopathogénie

Ce syndrome est dû à :

-Stagnation de l'Énergie du Foie qui attaque la Rate, la Rate en vide ne produit plus le sang, qui ne nourrit plus le Cœur (esprit).

-Émotions réprimées donnent naissance à un syndrome feu, les liquides se transforment en glaires qui agissent sur le mental.

Syndromes différentiels

1. Stagnation de l'Énergie du Foie : mental déprimé et irritable, humeur variable, sensation d'oppression et distension thoracique et des côtés, manque d'appétit, langue avec enduit mince et gras, pouls tendu et fin.

2. Dérèglement Glaires-Feu : agitation, irritabilité, nervosités, manies, céphalées, insomnies, visage rouge et yeux rouges, agitation et oppression médio-thoracique et dysphorie, langue rouge ou écarlate avec enduit jaune et épais ou gras, pouls tendu et rapide.

Traitement
-Prescription type :

➧ Shenmen C7, Neiguan MC6, Taichong F3.

5.12.4　经期前紧张综合征

经前期紧张综合征是指妇女每值行经之前出现的情志异常。临床主要表现为行经前的烦躁不安，悲伤啼哭，或情志抑郁，喃喃自语，彻夜不眠，经净后情志逐渐恢复正常。

中医称之为"经行情志异常"。

【病因病机】

多由肝气郁结，木郁克土，脾虚不能生血，心神失养；或情志郁结化火，炼液成痰，扰乱神明而成。

【辨证】

1. 肝气郁结
精神抑郁不乐，情绪不宁，胸闷胁胀，不思饮食，苔薄腻，脉弦细。

2. 痰火上扰
狂躁不安，头痛失眠，面红目赤，心胸烦闷，舌红或绛，苔黄厚或腻，脉弦数。

【治疗】

体针疗法处方：

　　神门，内关，太冲。

-Variantes :

- ◆ Stagnation de l'Énergie du Foie : Qimen F14, Zhongwan VC12, Zusanli E36.

- ◆ Dérèglement Feu-Glaires : Daling MC7, Fenglong E40 et Neiting E44.

-**Techniques :** aiguilles fines, on emploie la méthode de dispersion pour tous les points. Shenmen C7, Taichong F3, Daling MC7 et Neiting E44 sont piqués perpendiculairement à 0,3-0,5 cun *nianzhuan* en dispersion, Qimen F14 est puncturé en oblique vers l'intérieur technique *nianzhuan* dispersion.

5.12.5 Syndrome de la périménopause

Le syndrome de la périménopause correspond à l'apparition d'un ensemble de symptômes avant et après la ménopause dus à un dérèglement du système nerveux. Ces signes sont : irrégularités menstruelles, bouffées de chaleur, agitation, irritabilité, vertiges et acouphènes, pertes de mémoire et hésitations, dysesthésies. Ces signes sont dus à une hypofonction ovarienne, une hyperfonction de la thyroïde et des surrénales et autres désordres endocriniens.

En médecine chinoise, ce syndrome fait partie des chapitres : périménopause *jue jing qian hou zhu zheng* et hystérie *zang zao*.

Étiopathogénie

Ce syndrome est dû à un affaiblissement progressif de l'énergie du Rein, épuisement hormonal, insuffisance du *jing* et du Sang, vide des Méridiens Extraordinaires Chong Mai et Ren Mai, déséquilibre yin-yang du Rein et dysfonctionnement des zang fu.

Syndromes différentiels

1. Vide du yin de Foie et de Rein : vertiges et acouphènes, bouffées de chaleur, chaleur vespérale, nervosités, courbatures et douleurs des lombes et des genoux, règles irrégulières de sang rouge, abondantes ou peu abondantes, langue

随证配穴：

肝气郁结：加期门，中脘，足三里。

痰火上扰：加大陵，丰隆，内庭。

操作：毫针刺，所有穴位均用泻法。神门，太冲，大陵，内庭直刺0.3～0.5寸，行捻转泻法，期门向内斜刺，捻转泻法。

5.12.5　围绝经期综合征

围绝经期综合征是指妇女在绝经前后出现的以自主神经功能失调为主的症候群。临床主要表现为月经紊乱，潮热，烦躁易怒，头晕耳鸣，健忘多疑，感觉异常。由卵巢功能减退，甲状腺、肾上腺功能亢进，内分泌失调而致。

相当于中医："绝经前后诸证""脏躁"等证的范畴。

【病因病机】

由于肾气日衰，天癸将竭，精血不足，冲任亏虚，肾之阴阳失衡，脏腑功能失常而成。

【辨证】

1. 肝肾阴虚
头晕耳鸣，面部潮红，盗汗烦热，腰膝酸痛，月经不调，经色鲜红，量或多或少，舌红少苔，脉细数。

rouge avec peu d'enduit, pouls fin et rapide.

2. Vide de yang de Rate et de Rein : teint pâle, abattement moral, frilosité, membres froids, œdème des membres inférieurs, leucorrhées filantes et abondantes, selles molles et manque d'appétit, polyurie nocturne, pouls profond et faible.

3. Déséquilibre entre Cœur et Rein : palpitation et insomnies, agitation inquiétudes, beaucoup de rêves, frayeur facile, goût amer dans la bouche et gorge sèche, langue rouge peu d'enduit, pouls fin et rapide.

4. Stagnation de Glaires et d'Énergie : obésité, oppression thoracique, glaires abondantes, douleurs épigastriques, plénitude et distension abdominales, éructations et remontées acides, œdème, selles molles, langue avec enduit épais, pouls glissant.

Traitement

1. Acupuncture

-Prescription type :

◆ Sanyinjiao RT6, Qihai VC6, Fengchi VB20, Shenmen C7 et Baihui VG20.

-Variantes :

◆ Vide du yin de Foie et de Rein : Taixi R3, Taichong F3 et Ganshu V18.

◆ Vide de yang de Rate et de Rein : Pishu V20, Zusanli E36, Yinlingquan RT9 et Zhongwan VC12.

◆ Déséquilibre entre Cœur et Rein : Tongli C5, Xinshu V15, Shenshu V23 et Zhishi V52.

◆ Stagnation de Glaires et d'Énergie : Fenglong E40 et Danzhong VC17.

-Techniques : on choisit 5-6 points selon les syndromes. Sanyinjiao RT6, Qihai VC6 et Shenmen C7 en tonification, Fengchi VB20 et Baihui VG20 en dispersion. Pour le traitement de vide yin de Foie et de Rein, Taixi RN3 et Ganshu V18 en tonification, alors que Taichong F3 est en disper-

2. 脾肾阳虚

面色㿠白，精神萎靡，形寒肢冷，下肢浮肿，带下清稀量多，纳呆便溏，夜尿频，脉沉弱。

3. 心肾不交

心悸失眠，烦躁不安，多梦易惊，口苦咽干，舌红少苔，脉细数。

4. 痰气郁结

形体肥胖，胸闷痰多，脘腹胀满，嗳气吞酸，浮肿便溏，苔腻，脉滑。

【治疗】

1. 体针疗法

处方：

三阴交，气海，风池，神门，百会。

随证配穴：

肝肾阴虚：加太溪，太冲，肝俞。

脾肾阳虚：加脾俞，足三里，阴陵泉，中脘。

心肾不交：加通里，心俞，肾俞，志室。

痰气郁结：加丰隆，膻中。

操作： 每次选用5～6穴。三阴交，气海，神门针用补法；风池，百会针用泻法；肝肾阴虚，太溪、肝俞针用补法，太冲针用泻法；脾肾阳虚证，针用补法，温针灸或艾条灸；心肾不交证，通里针用泻法，余穴均用补法，痰气郁结证，针用泻法。

sion. Pour le traitement de vide yang de Rate et de Rein, on tonifie, on utilise des aiguilles chauffées, de la moxibustion au rouleau. Pour le traitement du déséquilibre Cœur-Rein, on disperse Tongli C5, mais les autres points seront tonifiés. Pour la stagnation de Glaires et d'Énergie, on disperse les points.

2. Auriculo-puncture

-Points : Endocrines (CO_{18}), Organes génitaux internes (TF_2), Sympathique (AH_{6a}), Sous-cortex (AT_4), Rein (CO_{10}) et Foie (CO_{12}).

-Technique : on sélectionne 2 à 3 points à chaque oreille. On peut faire des pressions auriculaires avec Wangbuliuxingzi (Semen Vaccariae) alternativement. On conseille au malade de faire lui-même les pressions Vaccariae sur l'oreille plusieurs fois par jour et d'en changer tous les 3-4 jours. 5 à 10 séances constituent une cure.

5.12.6 Stérilité

La stérilité se définit comme une impossibilité de concevoir un enfant après trois ans de mariage avec une pratique sexuelle normale, sans contraception, ou bien une impossibilité d'avoir d'autres enfants deux ans après avoir eu un premier enfant ou après un avortement. La cause est habituellement un mauvais fonctionnement des sécrétions ovariennes et de la formation des ovules, ou une malformation congénitale.

En médecine chinoise, ces troubles sont traités aux chapitres absence d'enfant *wu zi*, stérilité *jue chan*.

Étiopathogénie

La stérilité correspond à une déficience du *jing* du Rein, une stagnation de l'Énergie du Foie, une obstruction de l'utérus par Glaires-Humidité, une stase du Sang et accumulation de Froid qui entraînent un vide de Rein et un mauvais fonctionnement de Chong Mai et de Ren Mai.

2. 耳针疗法

选穴： 内分泌，内生殖器，交感，皮质下，肾，肝。

操作： 选单侧2～3穴，用王不留行籽压耳，两耳交替使用，嘱病人每日按压3次，每3～4日更换，5～10次为1个疗程。

5.12.6　不孕症

凡育龄妇女，婚后夫妇同居3年以上，配偶生殖功能正常，未避孕而未能怀孕者；或曾生育或流产后，无避孕而又两年以上不再受孕称为不孕症。主要由卵巢分泌及卵子生成障碍，生殖道畸形等所致。

相当于中医"无子"，"绝产"等的范畴。

【病因病机】

因肾精亏损，肝郁气滞，痰湿阻胞，血瘀寒凝致肾虚不养，冲任失调而致不孕。

Syndromes différentiels

1. Vide de Rein : stérilité longtemps après mariage, courbatures et faiblesse des lombes et des genoux. Si le cycle est long, les règles peu abondantes, le sang pâle, voire aménorrhée, les urines sont claires, selles mal formées, langue pâle blanchâtre, pouls profond et fin ou ralenti, c'est un vide de yang de Rein. Si le cycle est court, les règles peu abondantes, le sang rouge sans caillot, avec amaigrissement, vertiges éblouissements, palpitations, insomnies, bouche sèche, accès de chaleur, langue rouge peu d'enduit, pouls fin et rapide, c'est un vide de yin de Rein.

2. Obstruction du Qi du Foie : problème de stérilité existant depuis de longues années. Cycles longs ou courts, sans périodicité, douleurs abdominales pendant les règles, flux intermittent, peu abondant, sang de couleur foncée, avec caillots, seins gonflés et douloureux avant les règles, dysphorie, agitation, irritabilité, colères, langue rouge, pouls tendu.

3. Glaires-Humidité : stérilité avérée, tendance à l'obésité, retards de règles, voire aménorrhée, leucorrhées abondantes et collantes, palpitations, vertiges, sensation d'oppression thoracique, nausées, langue enduit blanchâtre et gras, pouls glissant.

4. Stase du Sang : stérilité ancienne, cycle long, règles peu abondantes de couleur violet foncé avec caillots, dysménorrhée, douleurs aggravées à la pression, langue foncée avec ecchymoses, pouls tendu et rugueux.

Traitement

1. Acupuncture

-Prescription type :

➥ Zhongji VC3, Sanyinjiao RT6, Qixue RN13, Zigong (PC-TA1).

-Variantes :

➥ Vide de Rein : Shenshu V23 et Rangu R2.

➥ En cas de Vide de yang : Mingmen VG4 et

【辨证】

1. 肾虚型

婚久不孕，腰膝酸软，若月经后期，量少色淡，甚则闭经，小便清长，大便不实，舌淡苔白，脉沉细或迟者，为肾阳虚；若月经先期，量少色红，无血块，形体消瘦，头昏眼花，心悸失眠，口干烦热，舌红少苔，脉细数者，为肾阴虚。

2. 肝郁型

多年不孕，经期先后不定，经不腹痛，行而不畅，量少色黯，有块，经前乳房胀痛，精神抑郁，烦躁易怒，舌红，脉弦。

3. 痰湿型

婚后久不受孕，形体肥胖，经行延后，甚则闭经，带下量多黏稠，心悸头晕，胸闷呕恶，苔白腻，脉滑。

4. 血瘀型

婚久不孕，月经延期量少，色紫暗有块，痛经，痛时拒按，舌暗有瘀斑，脉弦涩。

【治疗】

1. 体针疗法

处方：

中极，三阴交，气穴，子宫。

随证配穴：

肾虚：加肾俞，然谷。

肾阳虚：加命门，关元。

Guanyuan VC4.

- En cas de Vide de yin : Taixi R3.

- Obstruction du Qi du Foie : Ganshu V18, Taichong F3 et Yanglingquan VB34.

- Glaires-Humidité : Yinlingquan RT9, Fenglong E40, Zusanli E36 et Zhongwan VC12.

- Stase du Sang : Geshu V17 et Xuehai RT10.

-**Techniques :** Les séances commencent le 12e jour du cycle menstruel. Pour traiter le vide de Rein, on tonifie les points Mingmen VG4 et Guanyuan VC4 avec aiguilles chauffées ou moxibustion au rouleau ou cônes d'armoise. Pour traiter l'obstruction du Qi du Foie : puncture neutre, mais tonification pour Ganshu V18, dispersion pour Taichong F3 et Yanglingquan VB34. Pour Glaires-Humidité, Zusanli E36 en tonification. Pour stase de Sang, puncture en dispersion. Pour Geshu V17 et Xuehai RT10, on picote la peau avec le marteau de fleur de prunier et on applique les ventouses après.

2. Auriculo-puncture

-**Points :** Endocrines (CO$_{18}$), Organes génitaux internes (TF$_2$), Rein (CO$_{10}$), Foie (CO$_{12}$), Sous-cortex (AT$_4$), et Apex de l'antitragus (AT$_{1,2,4i}$).

-**Techniques :** on sélectionne 2 à 3 points à chaque séance. On stimule modérément, aiguilles laissées pendant 30 minutes. On peut faire des pressions auriculaires avec Wangbuliuxingzi (Semen Vaccariae) alternativement à chaque oreille. On conseille au malade de stimuler lui-même les graines sur l'oreille plusieurs fois par jour et d'en changer tous les 3-4 jours.

5.12.7 Malposition du fœtus

C'est une mauvaise position du fœtus après 30 semaines de grossesse sans autres signes particuliers, le diagnostic se fait lors des examens prénataux. La position anormale se voit souvent chez la multipare par relâchement de la paroi de l'abdomen. Si elle n'est pas corrigée en temps voulu, on aura une

肾阴虚：加太溪。

肝郁：加肝俞，太冲，阳陵泉。

痰湿：加阴陵泉，丰隆，足三里，中脘。

血瘀：加膈俞，血海。

操作：在月经周期第12天开始针刺。肾虚证，针用补法，命门、关元温针灸或艾条灸或大艾炷灸；肝郁证，针用平补平泻法，肝俞补法，太冲、阳陵泉泻法；痰湿证，针用泻法，足三里补法，余穴用泻法；血瘀证，针用泻法，膈俞、血海皮肤针叩刺后拔罐。

2. 耳针疗法

选穴：内分泌，内生殖器，肾，肝，皮质下，对屏尖。

操作：每次取2～3穴，中等刺激，留针30分钟，亦可用王不留行籽压耳，两耳交替，每日按压3～4次，每3～4日更换1次。

5.12.7 胎位不正

胎位不正是指妊娠30周后，胎儿在子宫体内的位置不正而言。孕妇本身无自觉症状，经产前检查才能明确诊断，常见于经产妇或腹壁松弛的孕妇，如不及时纠正，分娩时可造成难产。

dystocie.

En médecine chinoise, on parle de *tai bu zheng* (position fœtale incorrecte).

中医称为"胎不正"。

Étiopathogénie

Elle est causée soit par vide d'Énergie et Sang ; soit par insuffisance d'Énergie du fœtus ; soit par un développement anormal du fœtus ; faiblesse utérine ou bien obstruction Énergético-Sanguine qui retentit sur la dynamique de placement utéro-foetale.

【病因病机】

由于气血亏虚，胎气不足或胎儿发育异常，子宫收缩无力，或气血阻滞影响胞胎运转而成。

Traitement

-Prescription :

◆ Zhiyin V67

-Techniques : Ventre bien libre, l'accouchée peut être assise dans un fauteuil ou couchée sur le dos. On fait la moxibustion au rouleau de Zhiyin V67 pendant 15-20 minutes, deux fois par jour jusqu'au moment où le fœtus reprend une position normale. Cette correction est très possible pendant le 7e mois de la grossesse, elle est plus difficile après le 8e mois. Quelquefois on pratique de l'électro-acupuncture, mais le plus souvent, on utilise la moxibustion.

【治疗】

处方：

　　至阴

操作： 解松腰带，坐在靠背椅或仰卧床上，以艾条灸两侧至阴穴15～20分钟，每日1～2次，至胎位转正为止。以妊娠7个月者成功率最高，8个月以上者次之。也有采用针刺或电针者，但多数用灸法。

5.13.1 Les convulsions de l'enfant[①]

Les convulsions sont fréquentes chez l'enfant. Les signes cliniques sont des mouvements brusques et involontaires de la musculature striée, dont l'origine est cérébrale. Elles peuvent être généralisées ou n'intéressent qu'une partie du corps, voire des parties successives du corps : débuter dans une partie du corps pour s'étendre secondairement au corps entier. On distingue deux types de convulsion : aiguë ou chronique.

En médecine chinoise *jing feng*, convulsion de l'enfant.

Étiopathogénie

Les convulsions aiguës débutent brusquement par une forte fièvre avec perte de connaissance. Elles correspondent à une pénétration de l'énergie perverse saisonnière ou bien à une peur soudaine et l'accumulation des glaires provoquant un excès de Chaleur qui donne ensuite un Vent interne. Les organes les plus touchés sont Cœur et Foie.

Les convulsions répétées deviennent chroniques, elles accompagnent souvent des pathologies périnatales graves. Le vide de Rate, l'hyperactivité du Foie et l'attaque prolongée du Vent pervers sont responsables du vide de Foie et du yin de Rein. Les organes les plus touchés sont Foie, Rate et Rein.

5.13.1　小儿惊厥

惊厥是小儿时期常见的中枢神经系统病证，临床表现为突然的肌肉不自主的全身或局部抽搐，或由局部蔓延至全身，可分为急惊风和慢惊风。

本病属中医"惊风"范畴。

【病因病机】

急惊风因外感时邪，暴受惊恐，内蕴痰热，邪郁化热，热极生风生痰生惊而致，其病位在心肝。

慢惊风多见于大病久病之后，或先天禀赋不足，或急惊风经治不愈等，脾虚肝旺，或肝肾阴虚而生风，病位在肝脾肾。

---

① Cette nosologie chinoise concerne avant tout les convulsions fébriles de l'enfant, affection fréquente, les convulsions fébriles sont des crises déclenchées par la fièvre en l'absence de toute atteinte du système nerveux. Elles sont la plupart du temps bénignes et surviennent habituellement chez les enfants entre 9 mois et 5 ans. En revanche, les convulsions non fébriles, plus rares, peuvent être dues à un dysfonctionnement cérébral.

Syndromes différentiels

1. Convulsions aigües : l'enfant perd connaissance, son corps se raidit et ses yeux se révulsent, son corps est secoué de spasmes plus ou moins violents, durant quelques secondes ou quelques minutes, la fièvre est élevée, pas de sueurs. On observe aussi des prodromes comme la perte d'appétit, les vomissements, des régurgitations ou bien une agitation anormale, un mauvais sommeil, le pouls est tendu et rapide.

2. Convulsions chroniques : les symptômes de la convulsion reviennent fréquemment, avec somnolence ou perte de connaissance, on observe chez l'enfant une trémulation dans les mains et les pieds, une contracture des membres qui sont froids, une torpeur, pas d'appétit, un teint cireux, amaigrissement, une digestion lente, des urines claires et abondantes, le pouls est profond et faible.

Traitement

1. Acupuncture

1) Convulsions aiguës

-Prescription type :

- Yintang (PC-TC3), Shuigou VG26, Shixuan (PC-MS11) et Taichong F3.

-Variantes :

- Fièvre élevée : Dazhui VG14 et Quchi GI11.
- Expectorations abondantes : Fenglong E40 et Zhongwan VC12.
- Trismus : Jiache E6 et Hegu GI4.

-Techniques : on emploie la méthode de dispersion, pas de moxibustion. On pique Shixuan (PC-MS11) et Yintang (PC-TC3) avec une aiguille triangulaire, et on fait des micro-saignées. On pique Shuigou VG26 obliquement aiguille orientée vers le haut en dispersion *nianzhuan*.

【辨证】

1. 急惊风

神志昏迷，两目上视，牙关紧闭，颈项强直，角弓反张，四肢抽搐，或高热无汗，烦躁不安；或纳呆呕吐，喉间痰鸣；或惊恐不安，夜卧不宁，脉弦数。

2. 慢惊风

嗜睡或昏迷，时有抽搐，或手足蠕动，或肢体拘挛，四肢厥冷，精神委顿，不思饮食，面黄肌瘦，大便溏薄或完谷不化，小便清长，脉沉弱无力。

【治疗】

1. 体针疗法

1）急惊风

处方：

印堂，水沟，十宣，太冲。

随证配穴：

高热：加大椎，曲池。

痰多：加丰隆，中脘。

口噤不开：加颊车，合谷。

操作： 毫针刺用泻法，不灸。印堂，十宣用三棱针点刺出血，水沟向上斜刺行大幅度捻转泻法。

2) Convulsions chroniques

-Prescription type :

- Ganshu V18, Pishu V20, Shenshu V23, Zusanli E36, Qihai VC6, Baihui VG20 et Yintang (PC-TC3).

-Variantes :

- Selles molles ou selles avec des aliments non digérés : Shenque VC8 en moxibustion.

- Manque d'appétit : Zhongwan VC12.

-Techniques : tonification, cependant Baihui VG20 et Yintang (PC-TC3) avec puncture neutre, le reste des points en tonification avec des aiguilles chauffées ou bien moxa au rouleau.

2. Auriculo-puncture

-Points : Sympathique (AH$_{6a}$), Sous-cortex (AT$_4$), Shenmen (TF4), Cœur (CO15), Foie (CO12), Rate (CO13), et Rein (CO$_{10}$).

-Techniques : on sélectionne 3 à 4 points chaque fois. Formes aiguës : stimulation forte pendant une heure ; formes chroniques : stimulation modérée pendant 30 minutes. On peut faire des pressions auriculaires avec Semen Vaccariae alternativement à chaque oreille. On conseille au malade de presser sur l'oreille 3 à 4 fois par jour.

5.13.2 Diarrhées de l'enfant

La diarrhée de l'enfant est un symptôme fréquent en pédiatrie. Elle est due habituellement à une alimentation inappropriée, une cause virale, bactérienne qui déclenchent une intolérance et une infection intestinales. La diarrhée se définit par des selles liquides fréquentes, un ballonnement abdominal, des borborygmes.

En médecine chinoise : *xie xie*, diarrhées.

Étiopathogénie

Elles sont dues à des agents pathogènes externes ou à une mauvaise alimentation entraînant une

---

2）慢惊风

处方：

肝俞，脾俞，肾俞，足三里，气海，百会，印堂。

随证配穴：

大便溏薄或完谷不化：加灸神阙。

不思饮食：加中脘。

操作：毫针刺用补法，百会、印堂施平补平泻法，余穴均用补法，温针灸或艾条灸。

2. 耳针疗法

选穴：交感，神门，皮质下，心，肝，脾，肾。

操作：选取3～4穴，急惊风用强刺激，留针60分钟，慢惊风用中等刺激，留针30分钟，亦可用王不留行籽压耳，两耳交替使用，每日按压3～4次。

5.13.2 婴幼儿腹泻

婴幼儿腹泻是儿科常见病之一，多由饮食不当和肠道细菌，病毒感染引起，临床主要表现为大便次数增多，腹胀肠鸣，粪质稀薄如水样。

本病属中医"泄泻"范畴。

【病因病机】

多因感受外邪，饮食内伤，脾胃虚弱，脾胃运化失常，清浊相干，并走大肠而成。

insuffisance de Rate et d'Estomac, leur dysfonctionnement provoque une mauvaise transformation du bol alimentaire puis une mauvaise séparation du clair et du trouble dans les intestins. Cette maladie implique la Rate et l'Estomac. Sans traitement et à long terme, le Rein peut être atteint.

病变脏腑主要在脾胃，久病可及肾。

Syndromes différentiels

1. Humidité-Chaleur : selles molles jaunes, odeurs fétides, douleurs abdominales, fièvre, soif, sensation de brûlure à l'anus, urines rares et foncées, langue rouge avec enduit gras et jaune, pouls glissant et rapide.

2. Diarrhée causée par une mauvaise alimentation : selles avec caillots de lait et d'aliments, odeur d'œuf pourri, pleurs, l'enfant refuse la nourriture, ventre ballonné et douloureux, rot, vomissements, langue rouge, enduit épais et gras ou jaune et sale.

3. Syndrome de Vide de yang : à long terme, selles avec aliments non digérés, prolapsus anal, sensation de froid dans les membres et le corps, teint pâle, torpeur, membres froids, langue décolorée avec enduit blanchâtre, pouls profond et fin.

【辨证】

1. 湿热泻，泻下稀薄，色黄而秽臭，腹部疼痛，发热口渴，肛门灼热，小便短赤，舌红苔黄腻，脉滑数。

2. 伤食泻，大便稀烂夹有乳片或食物残渣，大便腐臭，状如败卵，吵闹，不思乳食，腹痛拒按，嗳气或呕吐，舌淡红，苔厚腻或黄垢。

3. 阳虚泻，久泻不愈，大便清稀，或完谷不化，或伴脱肛，形寒肢冷，面色苍白，精神萎靡，甚则四肢厥冷，舌淡，苔白，脉沉细。

Traitement

1. Acupuncture

-Prescription type :

➤ Tianshu E25 et Zusanli E36.

-Variantes :

➤ Humidité-Chaleur : Quchi GI11 et Neiting E44.

➤ Fièvre élevée : Dazhui VG14 et Hegu GI4.

➤ Atteinte sévère par Humidité : Yinlingquan RT9.

➤ Diarrhée causée par une mauvaise alimentation : Zhongwan VC12, Neiting E44 et Sifeng (PC-MS10).

➤ Diarrhée par Vide de yang : Pishu V20, Shenshu

【治疗】

1. 体针疗法

处方：

　　天枢，足三里。

随证配穴：

　　湿热泻：加曲池，内庭。

　　热重：加大椎，合谷。

　　湿重：加阴陵泉。

　　伤食泻：加中脘，里内庭，四缝。

　　阳虚泻：加脾俞，肾俞，关元。

V23 et Guanyuan VC4.

-**Techniques** : Piquer sans laisser l'aiguille sur place (sans pose) pour les enfants en dessous de 4 ans. Pour Humidité-Chaleur et dyspepsie : dispersion. Piquer Sifeng (PC-MS10) avec des aiguilles triangulaires jusqu'à l'obtention d'un liquide jaune. Pour vide de yang : tonification avec moxas au rouleau ou aiguilles chauffées, Guanyuan VC4 en tonification avec des cônes d'armoise.

操作：小于4周岁幼儿针刺不留针。湿热、伤食泻针用泻法；四缝用三棱针点刺放出少量黄水；阳虚泻用补法，温针灸或艾条灸或关元穴大艾炷灸。

2. Moxibustion

-**Points** : Shenque VC8, Guanyuan VC4 et Changqiang VG1.

-**Techniques** : on fait de la moxibustion à Shenque VC8 avec interposition de sel ; Guanyuan VC4 et Changqiang VG1 avec des cônes d'armoise ou des rouleaux d'armoise une fois par jour. C'est un traitement pour les diarrhées par vide de yang.

2. 艾灸疗法

选穴：神阙，关元，长强。

操作：神阙隔盐灸，关元、长强艾条灸或艾炷灸，每日1次，适用于阳虚泻患者。

5.13.3 Énurésie

L'énurésie nocturne désigne des mictions involontaires pendant la nuit par un enfant de plus de 3 ans. Elle est accompagnée par de la fatigue et de l'amaigrissement.

En médecine chinoise on dit : *yi ni,* urines nocturnes ou énurésie.

5.13.3　小儿遗尿

遗尿是指3岁以上的小儿睡中小便自遗，醒后方知，并反复出现的一种儿科常见病。伴倦怠，形体消瘦。

属中医的"遗溺"范畴。

Étiopathogénie

Elle est causée par :

-une insuffisance de l'Énergie du Rein entraînant son dysfonctionnement.

-un vide de l'Énergie du Poumon et de la Rate qui ne peut plus commander l'Énergie du Réchauffeur inférieur.

- une accumulation de chaleur dans le méridien du Foie qui perturbe la Vessie dans son rôle de la transformation de l'énergie (*qi hua*).

Cette maladie implique principalement Rein et Vessie.

【病因病机】

多因肾气不足，下元不能固摄；

或肺脾气虚，不能约束下焦；

或肝经郁热，膀胱气化失常所致。

病变脏腑主要为肾与膀胱。

Syndromes différentiels

1. Insuffisance du yang de Rein : mictions nocturnes plusieurs fois pendant la nuit, urines claires et abondantes, fatigue, lassitude, teint blanchâtre, membres froids, douleurs des lombes et des genoux, somnolence et baisse intellectuelle, langue pâle, pouls fin.

2. Vide de l'Énergie du Poumon et de la Rate : mictions nocturnes fréquentes, urines peu abondantes, aggravation par la fatigue, sueurs spontanées, peu d'appétit, souffle court, personne peu bavarde, faiblesse des membres, selles molles, langue pâle, pouls fin.

Traitement

1. Acupuncture

-Prescription type :

- ☞ Guanyuan VC4, Zhongji VC3, Sanyinjiao RT6 et Pangguangshu V28.

-Variantes :

- ☞ Insuffisance de l'Énergie yang de Rein : Shenshu V23 et Mingmen VG4.
- ☞ Vide de l'Énergie du Poumon et de la Rate : Pishu V20, Feishu V13, Qihai VC6 et Zusanli E36.

-Techniques : Tonification par aiguilles chauffées, ou moxas aux rouleaux. Guanyuan VC4 et Zhongji VC3 sont puncturés (après la miction) obliquement en bas, *nianzhuan* en tonification. Sanyinjiao RT36 est piqué obliquement en haut jusqu'à l'obtention d'une sensation vers le haut.

2. Crâniopuncture

-Points : Zone Sensitivo-motrice du pied, zone Uro-Génitale.

-Techniques : les aiguilles sont puncturées en *nianzhuan* rapidement en vrille. On peut faire de l'électro-acupuncture. Temps de pose des aiguilles : 30 minutes.

【辨证】

1. 肾阳不足，睡中遗尿，甚者一夜数次，尿清而长，神疲乏力，面白肢冷，腰膝酸软，记忆力减退，或智力较差，舌淡，脉细。

2. 脾肺气虚，睡中遗尿，一经劳累，尿床加重，尿频量少，常自汗出，食欲不振，少气懒言，四肢乏力，大便溏薄，舌淡，脉细。

【治疗】

1. 体针疗法

处方：

关元，中极，三阴交，膀胱俞。

随证配穴：

肾阳不足：加肾俞，命门。

脾肺气虚：加脾俞，肺俞，气海，足三里。

操作： 毫针刺用补法。温针灸或艾条灸。关元，中极，于排空小便后向下斜刺，行捻转补法；三阴交向上斜刺，使针感上传。

2. 头针疗法

选穴：足运感区，生殖区。

操作： 沿皮刺，快速捻转，或用电针，留针30分钟。

5.14 Autres pathologies

5.14 其他

5.14.1 Hyperthermie et Fièvre[1]

On parle de fièvre élevée quand la température corporelle dépasse 39°, elle résulte souvent d'une infection, d'un coup de chaleur, elle est accompagnée parfois de coma et de convulsion.

Selon la médecine chinoise, on parle de fièvre élevée *zhuang re* ou chaleur plénitude *shi re*.

5.14.1 高热

一般以体温超过39℃的称为高热，常见于急性感染、急性传染病、中暑等多种疾病中，常伴有昏迷、痉挛等症。

本病属中医"壮热""实热"范畴。

Étiopathogénie

Signe clinique très fréquent en médecine, on aborde ici seulement les causes externes de la maladie (hyperthermie) :

-Vent-chaleur exogène qui entraîne un dysfonctionnement de l'Énergie du Poumon qui ne peut plus faire son travail d'épuration, de dispersion.

- Résultant d'une lutte interne entre les énergies perverses et l'énergie vitale. La fièvre peut être d'origine externe quand l'organisme est envahi par les agents pathogènes responsables des maladies fébriles. L'Énergie, le Sang et le Maître du Cœur sont attaqués par les agents pathogènes.

【病因病机】

引起高热的原因很多，本节仅介绍外感引起的高热。

由外感风热，肺失清肃，卫失宣散；

或温邪在表不解，内入气分，内陷营血，内犯心包，邪正相争而成。

Syndromes différentiels

1. Attaque du Poumon par Vent-chaleur : fièvre, toux, aversion du vent du froid, sueurs, céphalées,

【辨证】

1. 风热犯肺，发热咳嗽，微恶风寒，汗出头痛，咽喉肿痛，口干而渴，或吐黄色黏液，苔薄，脉浮数。

---

[1] À noter la différence entre fièvre et hyperthermie. L'hyperthermie qui est une élévation locale ou générale de la température du corps par accumulation d'une chaleur issue de l'environnement du sujet (insolation, coup de chaleur classique, coup de chaleur d'exercice). La fièvre est issue d'un dérèglement du "thermostat" central (l'élévation de la température corporelle est produite par le corps lui-même), alors que l'hyperthermie résulte de l'accumulation de chaleur exogène (issue de l'environnement et non pas produite par le corps). Bien que les deux mots soient souvent pris comme synonymes, utiliser hyperthermie au lieu de fièvre est impropre et doit être autant que possible évité. Cette nosologie occidentale n'est pas prise en compte ici, « fièvre » désigne toute élévation de la température, quelle que soit son origine.

douleurs de gorge, bouche sèche et soif, vomissements jaunes et visqueux, langue avec enduit mince, pouls flottant et rapide.

2. Attaque sévère de la couche de l'Énergie par Chaleur : hyperthermie, pas d'aversion au froid, craint la chaleur, joues et yeux rouges, soif et préférence pour les boissons froides, toux et douleur thoracique, constipation, ballonnements, langue avec enduit sec et jaune, pouls rapide et plein.

3. Attaque du Sang par Chaleur : hyperthermie s'aggravant avec la nuit, agitation voire délire, soif sans désir de boisson, éruption cutanée, épistaxis, hématémèse, selles sanglantes, langue rouge vif et sèche, pouls rapide et fin.

4. Attaque du Cœur par chaleur d'été : dysphorie, soif, boit abondamment, bouche et lèvres sèches, sensation de brûlures musculaires, parfois délire voire coma et convulsion, langue rouge pourpre et sèche, pouls ample et rapide.

Traitement

Acupuncture

-Prescription type :

◆ Dazhui VG14 et Quchi GI11.

-Variantes :

◆ Attaque du Poumon par Vent-chaleur : Chize P5, Yuji P10 et Waiguan TR5.

◆ Attaque de la couche de l'Énergie par chaleur sévère : Hegu GI4, Neiting E44 et Guanchong TR1.

◆ Attaque du Sang par chaleur : Quze MC3, Laogong MC8 et Weizhong V40.

◆ Attaque du Cœur par chaleur d'été : 12 points *Jing*-puits des méridiens.

-Techniques : stimulation en dispersion, pas de moxibustion. Dazhui VG 14 en dispersion *nianzhuan*. Micro-saignées de Guanchong TR1 et des 12 points *jing*-puits par des aiguilles triangulaires. Dans les cas d'hyperthermie sévères : saignées des

2. **气分热甚**，高热，不恶寒反恶热，面目红赤，口渴饮冷，咳嗽胸痛，或大便秘结，腹部胀痛拒按，苔黄燥，脉洪数。

3. **热入营血**，高热夜甚，烦躁不安，甚则神昏谵语，口燥而不渴，或斑疹隐隐，或见衄血、吐血、便血，舌红绛而干，脉细数。

4. **暑热蒙心**，壮热，心烦不安，口渴引饮，口唇干燥，肌肤灼热，时有谵语，甚则神昏痉厥，舌红绛而干，脉洪数。

【治疗】

体针疗法

处方：

　　大椎，曲池。

随证配穴：

　　风热犯肺：加尺泽，鱼际，外关。

　　气分热甚：加合谷，内庭，关冲。

　　热入营血：加曲泽，劳宫，委中。

　　暑热蒙心：加十二井穴。

操作： 毫针刺用泻法，不灸。大椎行捻转泻法，关冲、十二井穴用三棱针点刺出血；热甚则曲泽、委中穴用三棱针点刺出血。

points Quze MC3 et Weizhong V40.

5.14.2 Syncope[1]

Le syncope est une brève perte de connaissance causée par une irrigation sanguine insuffisante du cerveau. Le plus souvent, il ne laisse pas de séquelles, parfois il y a des difficultés à se réveiller, l'issue peut aussi être fatale. Les manifestations cliniques sont : perte de connaissance soudaine, membres froids.

Selon la médecine chinoise, on dit syndrome de collapsus *jue zheng* .

Étiopathogénie

Il est la conséquence d'un vide d'Énergie et de Sang, une perturbation du yin et du yang, un reflux de l'Énergie, une déconnexion entre l'Énergie nutritive et l'Énergie défensive, une obstruction des orifices supérieurs due à l'attaque du vent, du feu et des glaires.

Syndromes différentiels

1. Syndrome de vide : perte de connaissance brusque, membres froids, respiration difficile, bouche ouverte, sueurs, teint pâle, pouls profond et fin.

2. Syndrome de plénitude : perte de connaissance brusque, membres froids, dyspnées, mâchoires bloquées, pouls profond et plein.

Traitement

Acupuncture

-Prescription type :

- ➤ Shuigou VG26, les 12 points *Jing*-puits, Baihui VG20.

---

① Le coma est une abolition de la conscience et de la vigilance non réversible par la stimulation, consécutif à une lésion cérébrale traumatique ou pathologique. Il se distingue de la syncope qui n'est qu'une brève perte de connaissance, on peut parler aussi de lipothymie.

5.14.2　昏厥

昏厥是指一过性脑血流量不足引起突然而短暂的意识丧失，一般昏厥时间较短，醒后无后遗症，但也有一厥不复，而导致死亡者。临床主要表现为突然昏倒，不省人事，四肢厥冷等。

相当于中医"厥证"范畴。

【病因病机】

气血亏虚或风火痰致阴阳失调，气机逆乱，营卫之气不能顺接，清窍受扰所致。

【辨证】

1. **虚证**，突然昏倒，不省人事，四肢厥冷，气息微弱，张口自汗，面色苍白，脉沉细。

2. **实证**，突然昏倒，不省人事，四肢厥冷，气壅息粗，四肢僵直，牙关紧闭，脉沉实。

【治疗】

体针疗法

处方：

　　水沟，十二井穴，百会。

-**Variantes :**

 * Syndrome de vide : Neiguan MC6, Qihai VC6 et Zusanli E36.

 * Syndrome de plénitude : Zhongchong MC9, Taichong F3, Laogong MC8 et Yongquan RN1.

-**Techniques :** pour le traitement du syndrome vide, on tonifie les points. Shuigou VG26 et les 12 points *jing*-puits, Bahui VG20 et Neiguan MC6 en puncture neutre. Qihai VC6 et Zusanli E36 en tonification avec des aiguilles chauffées ou moxibustion ; pour syndrome de plénitude, on emploie la dispersion, on fait des micro-saignées aux 12 points *jing*-puits, Zhongchong MC9 en micro-saignées avec des aiguilles triangulaires, quant à Shuigou VG26, Laogong MC8 et Yongquan RN1 *nianzhuan* en dispersion.

5.14.3 Hoquet incoercible

Le hoquet incoercible correspond à un spasme du diaphragme provoqué par stimulation du nerf phrénique pour de multiples causes. Les signes cliniques sont une succession de contractions involontaires et répétées du diaphragme, empêchant le malade de parler, de mastiquer, de respirer, de dormir.

Selon la médecine chinoise, on dit : *yue* ou *e ni*, populairement on dit : *da e*.

Étiopathogénie

Il est causé par un reflux de l'énergie de l'Estomac (qui doit descendre normalement). Il peut être la conséquence d'une mauvaise alimentation, une stagnation de l'Énergie du Foie ou un vide de yang de Rate.

Syndromes différentiels

1. Dyspepsie : hoquets sonore, poitrine et abdomen distendus, éructation, pas d'appétit, langue avec enduit épais et gras, pouls glissant et plein.

随证配穴：

虚证：加内关，气海，足三里。

实证：加中冲，太冲，劳宫，涌泉。

操作： 虚证用补法，水沟、十二井穴、百会、内关针用平补平泻；气海、足三里针用补法，温针灸或艾条灸；实证针用泻法，十二井穴、中冲用三棱针点刺出血，水沟、劳宫、涌泉行捻转泻法。

5.14.3　顽固性呃逆

顽固性呃逆是多种原因造成膈神经受刺激而引起的膈肌痉挛。临床主要表现为喉间呃呃连声，不能自止，并妨碍谈话、咀嚼、呼吸、睡眠等的一种疾病。

中医称"哕""呃逆"，俗称"打呃"。

【病因病机】

多由饮食不节，或肝郁气滞，或脾阳虚弱，等致胃气不降，上逆胸膈，气机逆乱而引起。

【辨证】

1. 食积证， 呃声洪亮，脘腹胀痛，嗳气厌食，苔厚腻，脉滑实。

2. Syndrome de stagnation d'Énergie : hoquet continuel, douleur et distension de poitrine et de l'hypocondre, dysphorie, langue avec enduit mince, pouls tendu en corde et puissant.

3. Syndrome de froid de l'Estomac : hoquet important et profond, soulagement par la chaleur, aggravation par le froid, malaise épigastrique, retour au goût normal dans la bouche, langue blanchâtre et glissante, pouls lent.

Traitement

1. Acupuncture

-Prescription type :

◆ Geshu V17, Neiguan MC6 et Zhongwan VC12.

-Variantes :

◆ Dyspepsie : Lineiting (point extraordinaire situé à la face plantaire, dans une dépression antérieure entre les 2e et 3e articulations métatarso-phalangiennes) et Zusanli E36.

◆ Stagnation d'Énergie : Danzhong VC17 et Taichong F3.

◆ Froid-Estomac : Weishu V21, Liangmen E21 et Guanyuan VC4.

-Techniques : dispersion. Pour le Froid de l'Estomac, on utilise les aiguilles chauffées ou rouleau de moxa.

2. Auriculo-puncture

-Points : Milieu de l'oreille (HX_1), Sympatique (AH_{6a}), Estomac (CO_4), Foie (CO_{12}) et Rate (CO_{13}).

-Techniques : Les points sont puncturés avec une forte stimulation, temps de pose : 30 minutes, ou appliquer des aiguilles à demeure, en alternance des deux oreilles. Une fois tous les 3-4 jours.

2. 气滞证，呃呃连声，胸胁胀满，烦闷不舒，苔薄，脉弦有力。

3. 胃寒证，呃声沉缓有力，得热则减，得寒则愈甚，胃脘不舒，口中和，苔白润，脉迟缓。

【治疗】

1. 体针疗法：

处方：

膈俞，内关，中脘。

随证配穴：

食积证：加里内庭，足三里。

气滞证：加膻中，太冲。

胃寒证：加胃俞，梁门，关元。

操作：毫针刺用泻法。胃寒者行温针灸或艾条灸。

2. 耳针疗法

选穴：耳中，交感，胃，肝，脾。

操作：强刺激，留针30分钟，或埋皮内针，两耳交替，每3～4日1次。

5.14.4 Sevrage tabagique

Le tabagisme est un problème d'addiction au tabac.

Étiopathogénie

Selon la médecine chinoise, fumer les cigarettes affecte les fonctions du Cœur, Maître du Cœur, Poumon, Rate et Estomac. Tout cela conduit aux perturbations de l'Énergie du Poumon.

Syndromes différentiels

L'addiction au tabac est possible quand on fume plusieurs cigarettes par jour ou bien plusieurs paquets par jour pendant 6 mois à un an. L'arrêt du tabac pose des problèmes aux fumeurs. Les symptômes sont : faiblesse générale, agitation, malaise dans la gorge, bâillements fréquents, vision floue, hypoesthésie.

Traitement

1. Acupuncture

-Prescription type :

- Hegu GI4, Lieque P7, Zusanli E36 et Kongzui P6.

-Variantes :

- Agitation : Shenmen C7 et Sanyinjiao RT6.
- Maux de gorge : Jiache E6.
- Vision floue : Jingming V1 et Fengchi VB20.
- Vertiges : Yintang (PC-TC3) et Baihui VG20.

-Techniques : dispersion. Pour Hegu GI4 et Lieque P7 *nianzhuan* en dispersion. On stimule très fortement quand l'envie de fumer est intense.

2. Auriculo-puncture

-Points : Shenmen (AH_{6a}), Poumon (CO_{14}), Trachée (CO_{16}), Sous-cortex (AT_4), Estomac (CO_4), Foie (CO_{12}).

5.14.4　戒烟

戒烟是指消除吸烟患者对烟叶制品的瘾癖。

【病因病机】

中医认为吸烟能影响心、心包、肺、脾、胃等脏腑功能，尤其是导致肺气失调。

【辨证】

吸烟成瘾，由每日少则几支多达几包，一般有半年至一年以上的吸烟史。停吸后可出现软弱无力，烦躁不安，咽喉不适，呵欠连作，视觉朦胧，感觉迟钝等一系列临床表现。

【治疗】

1. 体针疗法

处方：

合谷，列缺，足三里，孔最。

随证配穴：

烦躁不安：加神门，三阴交。

咽喉不适：加颊车。

视觉朦胧：加睛明，风池。

头昏：加印堂，百会。

操作： 毫针刺用泻法。合谷，列缺行捻转泻法，瘾发时加大刺激量。

2. 耳针疗法

选穴：神门，交感，肺，气管，皮质下，肝，胃。

-**Techniques :** on sélectionne 2 à 3 points chaque fois. Les points sont puncturés avec une forte ou moyenne stimulation. On peut les laisser à demeure. On peut faire des pressions auriculaires alternativement à chaque oreille Semen Vaccariae. On conseille au malade de presser lui-même sur les points 3 à 4 fois par jour pour résister à l'envie de fumer.

操作：每次选2 ~ 3穴，中强刺激。埋皮内针或王不留行籽压耳，左右交替，每3 ~ 4日更换1次；嘱病人自行按压3 ~ 4次，以控制烟瘾发作。

版权所有，侵权必究！

本书由人民卫生出版社和国际传统医学文化与
健康管理研究院（瑞士）合作出版

图书在版编目（CIP）数据

中国针灸：汉法对照 / 赵京生主编；（法）柯罗德
（Jean-Claude DUBOIS），（法）阿妮塔·布依
（Anita BUI），张伟翻译. —北京：人民卫生出版社，
2021.1

ISBN 978-7-117-29742-4

Ⅰ. ①中⋯　Ⅱ. ①赵⋯②柯⋯③阿⋯④张⋯　Ⅲ.
①针灸学–汉、法　Ⅳ. ①R245

中国版本图书馆 CIP 数据核字（2020）第 159287 号

人卫智网	www.ipmph.com	医学教育、学术、考试、健康，购书智慧智能综合服务平台
人卫官网	www.pmph.com	人卫官方资讯发布平台

中国针灸（汉法对照）
Titre de l'ouvrage : Traité d'Acupuncture et Moxibustion
(version bilingue sino-française)

主　　编：ZHAO Jingsheng　赵京生
翻　　译：Jean-Claude DUBOIS 柯罗德　　Anita BUI 阿妮塔·布依
　　　　　ZHANG Wei 张　伟
出版发行：人民卫生出版社（中继线 010-59780011）
地　　址：中国北京市朝阳区潘家园南里 19 号
邮　　编：100021
网　　址：http://www.pmph.com
E – mail：pmph @ pmph.com
购书热线：010-59787592　　010-59787584　　010-65264830
印　　刷：三河市宏达印刷有限公司（胜利）
经　　销：新华书店
开　　本：787 × 1092　1/16　　印张：23
字　　数：680 千字
版　　次：2021 年 1 月第 1 版
印　　次：2021 年 2 月第 1 次印刷
标准书号：ISBN 978-7-117-29742-4
定　　价：260.00 元

打击盗版举报电话：010-59787491　　E-mail：WQ @ pmph.com
质量问题联系电话：010-59787234　　E-mail：zhiliang @ pmph.com

06